权威·前沿·原创

皮书系列为
"十二五""十三五"国家重点图书出版规划项目

U0351043

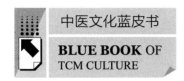

中医文化蓝皮书

BLUE BOOK OF
TCM CULTURE

中国中医药发展报告
（2019）

REPORT ON TCM DEVELOPMENT OF CHINA
(2019)

主　编／毛嘉陵
副主编／侯胜田　高新军　李瑞锋　王　晨　李婧昳

社会科学文献出版社
SOCIAL SCIENCES ACADEMIC PRESS（CHINA）

图书在版编目（CIP）数据

中国中医药发展报告 . 2019 / 毛嘉陵主编 . −− 北京：
社会科学文献出版社，2019.9
（中医文化蓝皮书）
ISBN 978 − 7 − 5201 − 5575 − 5

Ⅰ . ①中… Ⅱ . ①毛… Ⅲ . ①中国医药学 − 文化传播
− 研究报告 − 中国 − 2019②中国医药学 − 产业发展 − 研究
报告 − 中国 − 2019 Ⅳ . ①R2 − 05②F426.77

中国版本图书馆 CIP 数据核字（2019）第 197659 号

中医文化蓝皮书
中国中医药发展报告（2019）

主　　编／毛嘉陵
副 主 编／侯胜田　高新军　李瑞锋　王　晨　李婧昳

出 版 人／谢寿光
项目统筹／陈　颖
责任编辑／陈　颖　薛铭洁　陈晴钰

出　　版／社会科学文献出版社·皮书出版分社（010）59367127
　　　　　　地址：北京市北三环中路甲29号院华龙大厦　邮编：100029
　　　　　　网址：www.ssap.com.cn
发　　行／市场营销中心（010）59367081　59367083
印　　装／天津千鹤文化传播有限公司

规　　格／开本：787mm×1092mm　1/16
　　　　　　印 张：23.75　字 数：355 千字
版　　次／2019 年 9 月第 1 版　2019 年 9 月第 1 次印刷
书　　号／ISBN 978 − 7 − 5201 − 5575 − 5
定　　价／158.00 元

《中国中医药发展报告（2019）》
编 委 会

《中国中医药发展报告（2019）》
课 题 组

组　　　长　　毛嘉陵

副 组 长　　侯胜田　　高新军　　李瑞锋　　王　晨　　李婧昳

成　　　员　　陈珞珈　　毛莎莎　　康赛赛　　杨　明　　刘晴晴

　　　　　　　祝文静　　陈远红　　宋盼盼　　刘娜娜　　杨思秋

　　　　　　　张若楠　　李　享　　郑秋莹　　吴　鑫　　郑格琳

　　　　　　　杨永生　　肖梦熊　　刘晓欣　　崔文庚

秘 书 长　　李婧昳

副秘书长　　毛莎莎

《中国中医药发展报告（2019）》
发展委员会

中医文化蓝皮书版权信息

策划 北京中医药大学中医药文化研究与传播中心
研发 北京中医药文化传播重点研究室
出品 北京金匮中医药文化发展基金会

公益阅读

本书由金匮中医药文化发展基金会以公益性方式，提供给国家及各省市中医药、卫生、药品监督等政府主管部门作为决策参考，提供给部分中医药院校、中医医疗机构、中医药研究机构的图书馆收藏与公共阅读。

主编简介

　　毛嘉陵　北京中医药文化传播重点研究室主任，北京中医药大学中医药文化研究与传播中心主任，成都中医药大学中医药智库研究中心特邀首席专家、国家中医药管理局中医药文化科普巡讲团专家，中华中医药学会国际部学术顾问，北京金匮中医药文化发展基金会理事长。成都中医药大学毕业，曾在中医药信息报社、中国中医药报社长期从事中医药新闻传播工作。主要研究方向为中医药传播学、中医药发展战略与智库建设、中医文化入学教育、中国书法养生文化等。

前　言

　　"中医文化蓝皮书"是我国中医药发展战略与政策咨询的第一本智库年度报告。该报告强调用事实和数据说话，深入分析中医药文化发展中存在的问题及其产生的原因，提出权威性的行业评论和解决方案，探索发展战略思路，为政府和企事业单位的决策，提供具有学术价值的强有力的依据。特别注重反映最前沿的中医药文化新思潮，预测中医药文化发展新趋势。

　　"中医文化蓝皮书"由北京中医药文化传播重点研究室和北京中医药大学中医药文化研究与传播中心承担策划研发任务，由北京金匮中医药文化发展基金会"中医药智库专项基金"支持出版。在其发展过程中自始至终得到了北京市中医管理局和北京中医药大学等单位领导的重视与支持。北京中医药大学还将研发"中医文化蓝皮书"列为 2018 年学校的重点工作。

　　为了进一步支持"中医文化蓝皮书"学术公益活动的开展，由北京中医药大学部分专家发起创办了由北京市中医管理局主管的"北京金匮中医药文化发展基金会"。2017 年 1 月，北京市民政局批准金匮基金会成立。同年 11 月 25 日，"金匮中医智库基金"启动暨"中医文化蓝皮书"顾问委员会和发展委员会成立仪式在成都举行，旨在引领和筹集社会公益基金来支持"中医文化蓝皮书"等中医药文化与学术公益事业发展，建设中医药文化传播的数据平台、思想平台和智库平台，促进中医药话语体系建设。

　　经过三本"中医文化蓝皮书"的研发，结合行业现实情况，将进一步强调对知识和智慧价值的尊重，我们从 2019 版"中医文化蓝皮书"开始实行三个转变：

　　一是将从提供多种思想观点解决方案为主，转变为以提供数据产品

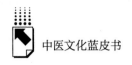

为主；

二是将从学术性数据研发，转变为学术研究与传播平台同步建设；

三是将从非营利的学术性研究，转变为能够创造一定赢利的文化产业，以使此项中医药学术和文化公益事业能够可持续性发展。

根据近年来皮书工作的总体要求，"皮书要智库化，智库成果要进行皮书发布"，以及皮书研创要为中国话语体系建设做贡献，皮书研创出版已经成为中国特色新型智库建设的重要抓手，以及智库成果重要的发布平台。2019版"中医文化蓝皮书"重点进行了以下调研。

一 用数据展示中医药要进入世界主流医学体系必须集中优势

2019年5月25日，第72届世界卫生大会正式审议通过了《国际疾病分类》（第11次修订本），首次将以中医药为代表的传统医学纳入其中，此举被称为中医走向世界具有里程碑意义的事件。世界卫生组织发言人塔里克·亚沙雷维奇在接受新华社记者采访时说："此举有助于包括中医在内的传统医学融入主流医学。"这标志着中医药正式从法理上开始全球化，让中医药人看到了实现"21世纪中医梦"的新希望。针对中医药新的形势变化，2019版"中医文化蓝皮书"提出了"中医药进入世界主流医学体系的发展战略"，重点研讨了如何集中优势促进中医药的全球化发展。

二 用数据展示我国中医药领军人物的年度网络学术影响力

学术影响力是衡量一个学者学术成就的重要指标之一，包括对人和对该学术专业的理论和实践等的影响。作为国家级中医药工作者最高殊荣的获得者——国医大师、全国名中医以及代表中医药最高科研水平的岐黄学者，可谓站在我国中医行业顶峰，引领中医药事业发展、学术研究和临床治疗的领军人物，他们的学术影响力如何呢？本报告通过网络数据展示了90位国医大师、100 位全国名中医、99 位岐黄学者的学术成就，并进行了排名和分析。同时，数据也显示了中医药行业的这些领军人物相互之间的学术影响力还存在着巨大的差距，这也值得学术界深思。

三 用数据展示我国中医药健康旅游发展的新态势

最近十来年，医疗健康旅游在全球范围内取得了快速发展，已成为一个潜力巨大的朝阳产业。中医药健康旅游是具有中国特色的医疗健康旅游新兴业态，它的发展不仅能满足人民群众日益增长的健康和休闲旅游服务需求，丰富中医药产业发展业态，而且在扩大服务消费、创新经济增长点、推动供给侧改革等方面也能发挥积极作用。作为中医药和旅游休闲产业融合发展的新业态，中医药健康旅游最近几年发展态势良好。中医药健康旅游目的地创建工作是推动产业发展的重要推手。本报告系统分析了 15 家中医药健康旅游目的地在资源、产品、服务、自然环境、社会环境、人文环境和管理 6 个维度的情况，同时分析了目的地存在的主要问题，并提出了针对性的对策和建议，以期为中医药健康旅游目的地的后续发展以及其他目的地的建设和发展提供参考。

四 用数据展示我国中医药行业正积极 利用新兴媒体传播中医药文化

随着媒体形式不断出现和变化，信息发布不再局限于传统媒体，新兴媒体在信息传播中发挥着越来越重要的作用。本报告运用统计分析法，对全国中医药政务、中医医院（含民族医医院、中西医结合医院、中医专科医院）、中医药院校和中药企业开通微信、微博、头条号、短视频等新兴媒体账号情况进行统计分析，呈现当前全国中医药行业新媒体账号运营情况。

信息时代的中医医院正通过积极开展"互联网＋"服务，提升患者就医体验。本报告分别从医疗机构"互联网＋"建设视角和患者对"互联网＋"

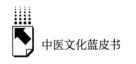

服务感知视角，采取点面结合的方式，对北京市三级中医医院（含中医医院、中西医结合医院、中医专科医院、针灸医院，共 24 家）"互联网＋"服务情况展开调查，分析了北京市中医医院"互联网＋"服务的发展趋势。通过对广安门医院"互联网＋"服务的现场调研，以患者视角探寻中医医院"互联网＋"医疗服务体验的发展现状。调查结果显示，不同中医医院"互联网＋"服务情况存在显著差异，中医医院"互联网＋"服务的主要平台正在从微博端向微信端发展，中医医院"互联网＋"就医体验存在可提升空间。

五　用数据展示我国中医医疗服务五年来的发展变化

为了更好地促进中医医疗服务的发展，本报告对中国中医医疗服务现状进行调研，以期客观地反映中国中医医疗服务条件、服务能力以及年度发展趋势，并通过这些变化的数据来展示已取得的最新成就。同时，也从中发现存在的问题，以寻找解决方案。由此不断地促进中医医疗服务水平的提升，让广大民众从更加优质的中医医疗服务中享受到健康实惠。本报告对 2014年以来的五年间，中医医疗各项数据的采集和变化趋势进行展示，希望能够有助于中医药行业管理者和决策者更加清晰地了解中医药发展中的数据变化，并结合自己的实际工作，提出解决方案，更好地促进中医药发展。

2019 版"中医文化蓝皮书"选择了国医大师、全国名中医、岐黄学者的网络学术影响力，我国中医药健康旅游发展的新态势，中医医疗服务正积极地拥抱新技术，利用新兴媒体传播中医药文化，我国中医医疗服务五年来的发展变化等方面话题进行调研，采集到大量的数据和证据，然后进行深入分析，寻找解决问题的途径，最后提出专家的独家观点、具有可操作性的解决方案和发展规划，以供决策者选用。

在此需要特别指出的是，智库与蓝皮书的性质决定了各子报告除了总结成绩以外，更重要的意义在于发现问题和解决问题。从某种程度上看，蓝皮书可以说就是为寻找问题而生，以解决问题为目的。同理，"中医文化蓝皮书"的价值也在于不断寻找中医药发展中存在的问题、不足和错误，然后有针对性地研究和提供解决方案，从一个特殊的角度为中医药发展献计献策。

我们期望，2019 版"中医文化蓝皮书"的研发，不仅能够展现给大家一本更加成熟的中医文化蓝皮书，而且能够为大家集中展示一批中医药智库最新成果。同时，通过研发"中医文化蓝皮书"，希望能够改变中医药行业只愿听赞扬而排斥正常批评和学术争鸣的不良习气。在面对中医药工作中存在的一些问题或不足时，如果总是采取回避、消极甚至抵触的情绪，是不利于中医药健康发展的。事实上，只有能够及时自我纠错的体系，才是最具有生命力的体系。因此，更期望大家通过对"中医文化蓝皮书"逐渐加深认识和理解，从而使中医药管理决策者、中医药行业专业人士，树立起更宽广的胸怀和更大的包容心，坦然地面对问题和分歧，勇于弥补自身存在的不足和纠正各种失误与错误，共同促进中医药科学文化事业的大发展大繁荣。

2019 版"中医文化蓝皮书"的研发是在北京市中医管理局和北京中医药大学领导的大力支持下进行的。邀请了北京中医药大学、中国中医药报社等机构的专家参加。该书在策划、调研和编写等组织工作中，一直得到北京市中医管理局、北京中医药大学、中国中医科学院、中国中医药报社、中国社会科学院、社会科学文献出版社、太极集团、四川天祥骨科医院、深圳唐蜂科技公司、泰合健康药业有限公司等单位有关领导的指导和支持，北京金匮中医药文化发展基金会"中医药智库专项基金"提供了全部研发和出版的费用，太极集团承办了发布会，在此一并致谢！

"中医文化蓝皮书"课题组

2019 年 7 月 8 日

摘　要

"中医文化蓝皮书"是我国中医药发展战略与政策咨询的第一本智库年度报告。该报告从现代智库的角度，通过实地调查、问卷调研、统计分析、数据比较、文献整理等社科研究方法，发布中医药文化传播方面的最新数据，对全国中医药事业发展中与中医药文化传播有关的行业管理、医疗、教育、研究、中医药企业、文化企业和大众传媒等资源的年度状况进行系统的调研和分析，以掌握中医药文化传播的基本情况。特别强调用事实和数据说话，深入分析中医药文化发展中存在的问题及其产生的原因，提出权威性的行业评论和解决方案，探索发展战略思路，为政府和企事业单位的决策，提供具有学术价值的强有力的依据。注重反映最前沿的中医药文化新思潮，预测中医药文化发展新趋势。

2019 年 5 月 25 日，第 72 届世界卫生大会正式审议通过了《国际疾病分类》（第 11 次修订本），首次将以中医药为代表的传统医学纳入其中，此举被称为中医走向世界具有里程碑意义的事件。世界卫生组织发言人塔里克·亚沙雷维奇在接受新华社记者采访时说："此举有助于包括中医在内的传统医学融入主流医学。"融入主流医学体系并非仅仅获得医学研究领域的一个学术地位和进入世界医疗服务市场的一个资格，而是具有一个合法的身份，这标志着中医药正式从法理上开始实现全球化，让中医药人看到了实现"21 世纪中医梦"的新希望。同时，本书对国医大师等中医药权威专家的网络学术影响力、我国中医药健康旅游发展的新态势、中医医疗服务正积极地拥抱新技术、利用新兴媒体传播中医药文化、我国中医医疗服务五年来的发展变化等话题进行了数据发布和学术研讨。

本报告的出版，必将有力地促进中医药文化传播事业和中医药文化创意

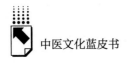

产业的健康发展，正确引导大众就医选择和养生文化消费，为人类健康事业
的发展做出贡献。

关键词： 中医文化　主流医学体系　中医药文化创意　中医梦

目　录

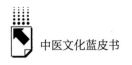

皮书数据库阅读**使用指南**

总 报 告

General Report

B.1

2019年中医药发展的新态势

毛嘉陵*

摘　要：　中医药最大的服务市场虽然在中国，但已在全世界大部分国家中为民众提供健康服务。随着世界卫生组织在2019年正式将传统医药纳入《国际疾病分类》进行统计管理，中医药迎来了进入世界主流医学体系的难得机会。未来中医药将在全球医疗服务体系中扮演更加重要的角色，将推动中医院服务理念、服务方式、服务体系的革命性变化。同时，更多的现代高科技成果将在中医领域应用，以提升中医的临床诊疗水平，极有可能实现学术上的创新和突破。

* 毛嘉陵，大学本科，北京中医药大学中医药文化研究与传播中心主任、北京中医药文化传播重点研究室主任、北京金匮中医药文化发展基金会理事长，研究方向：中医药文化传播、中医药智库建设、中医药发展战略。

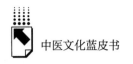

关键词： 中医药文化　中医药全球化　未来中医药

2019 年是中医药开启全球合法化进程的第一年，具有非常重要的里程碑意义。5 月 25 日，第 72 届世界卫生大会正式审议通过了《国际疾病分类》（第 11 次修订本），首次将传统医学纳入其中。这就意味着传统医药将与国际医学管理标准及统计体系进行接轨，全球各国政府在医疗、教学、科研、管理的政策制定以及医疗保险中，已不可避免会涉及传统医药，这势必将有助于极大地推动传统医药在全球的发展。

传统医学首次进入《国际疾病分类》，为以中医药为代表的传统医学带来了全球化发展的新机遇，让中医药人看到了实现"21 世纪中医梦"的新希望。中医药要借此东风，积极融入世界主流医学体系。为此，中医药必须整合自身的优势资源，提供优质的医疗服务，才可能在世界医疗服务市场的竞争中获得生存和发展的机会。也就是说，中医药在进入世界主流医疗服务市场后，关键是能否集中中医药的诊疗优势，不断提高中医药在国际医疗服务市场上的竞争力。

一　中医药服务健康新需求

百年来，西医药在西方现代科学文化和市场经济双重动力的推动下，在疾病的预防、诊断、治疗等方面取得了惊人的成就，特别是最近数十年的医学发展，最直观的表现是医院的诊断治疗仪器和设备越来越复杂，电镜、内镜、超声、CT、磁共振成像等诊断技术具有精确化、动态化的特点，透析机、起搏器、人工脏器等显示了新技术和新材料在临床治疗中的作用。外科手术不再仅仅是切除与缝合，而是向着越来越微创、精细的方向发展，器官移植的成熟在理论上已经可以"再造一个人"。现代医学的突飞猛进，明显提高了人类的生存质量，挽救了无数人的生命，为人类健康事业的发展做出了巨大贡献，不仅全面实现了现代化、全球化，而且一跃成为世界主流医疗体系。

　　然而，现代医学的治疗方式也是一把双刃剑。西医主张的对抗治疗常常破坏了人体内环境的平衡和谐，有些疗法或药物针对某种疾病虽然有较好的疗效，却对其他部位或功能带来新的伤害，产生一系列可怕的不良反应和毒副作用。20世纪曾出现过多次严重的药物副作用事件，给患者带来新的麻烦和痛苦，等到发现时往往已为时太晚。现代医药公司出于商业利益不断推出新药，虽然会进行很严格的药理和毒理试验，但实验室的检测未必就能做到绝对的万无一失，也不可能据此预测到服药以后可能造成的一些危害。有专家分析，从1835年以来有万余种西药进入中国，但大部分都被淘汰了。值得我们思考的是，那些西药都曾经做过西方科学的严格检验和双盲试验，为何还是被淘汰了？无疑这给了我们一个启示，人类社会的发展需要创新，也必须创新，但所有创新的东西未必都是对人类有好处的，所以需要客观公正地评价创新，而不能过分夸大创新的价值。即使是经世界上最权威的美国FDA批准的、被认为绝对安全有效的，并且经过"双盲试验"的西药，在使用一段时间后仍然有不少药被发现在疗效、不良反应上存在着很多问题。持续使用西药还易产生赖药性，导致药源性疾病，目前医源性和药源性疾病已成为第三大疾病致死原因。

　　西医虽然已十分发达，但仍然不能解决人类所有的健康问题，也不可能治疗人类的所有疾病。西医学在高速发展的同时，还有许多难题尚未得到有效的解决，如对恶性肿瘤、艾滋病、系统性红斑狼疮等疑难病症缺乏行之有效的治法；在传染性、细菌性疾病减少的同时，高血压、高脂血症、肥胖病、糖尿病等非传染性疾病增多，仍缺乏针对性强的治疗措施；化学合成药物的疗效显著，却能产生出严重的毒副作用。

　　随着经济文化科技的全球一体化发展，无论是西方国家还是东方国家的现代城市生活和工作，都同样受到快节奏、高压力的影响，精神心理性因素引发疾病的情况越来越多，常常从慢性疲劳逐渐诱发出心血管疾病、呼吸疾病、精神疾病、肌肉骨关节疾病、生殖疾病、癌症等现代疑难病，这些疾病很多是多病因所致的身心疾病。西药针对人体的一些单靶点、单因素采用单个化学成分进行对抗性治疗，具有见效快、效果明显的特点，但对一些多病

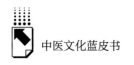

因导致的疾病仍然束手无策，没有太多较好的治疗手段。可见，仅依靠单一的治疗方式难以解决由复杂的社会、环境、心理、饮食、生活习惯等综合因素所致的身心疾病。

从20世纪70年代开始，世界医疗健康消费市场上更兴起了回归自然、绿色医疗的呼声。世界医学界也在重新思考传统医学观念的现代价值，并出现向传统回归的潮流。以上背景为中医在现代科技文明背景下的存在和发展，提供了机会与可能。

中医药学是我国人民经过几千年的实践总结出来的认识健康和疾病发生发展规律的一个知识体系，具有较为完善的系统理论和确切的临床疗效。历经几千年发展的中医药，积累了丰富的临床经验，深受我国民众的喜爱。中医药在治疗一些疾病上虽然没有西医药以化学药和手术等治疗方式那样快捷，治病机理也未能用现代科学知识清晰地阐释，但只要接受过中医药治疗的人都对其疗效深信无疑。事实上，中医药不仅对很多常见病和疑难疾病有确切的疗效，而且对一些现代医学束手无策的疾病具有疗效，甚至是很好的疗效。中药复方通过中药复杂的多样化学成分，针对多靶点、多因素和多环节进行综合性的调节，所以它的疗效不一定像西药那样专一明确，却可以更持久、更稳定和更全面。也可以说在很多方面，西医的弱项，正好是中医的强项，这也是中医可望满足人类健康新需求之所在。

18世纪华工移民美洲后美国就有使用针灸疗法的记载，但只局限于华人社区，美国主流社会对针灸几乎一无所知。中医药进入现代国际社会的一个标志性事件，是1971年尼克松总统访华前，《纽约时报》的资深记者詹姆斯·罗斯顿在北京患阑尾炎进行了手术，术后因腹部胀痛体验针灸治疗。他在病床上将其详细经历写成纪实报道，于1971年7月26日在《纽约时报》上发表，引起美国民众的极大兴趣。随后美国的医学刊物和报纸开始介绍中医和针灸，由此引发了美国的"针灸热"，中医药在美国得到了迅速发展和推广。1977年12月，美国国家卫生研究所首次肯定了针灸疗法；1996年，美国FDA解除了对针刺的限制，随后针刺治疗逐渐进入医疗保险；在美国有识之士及部分政府官员支持下，1973年马萨诸塞州首先承认了中医针灸的合法地位，至1986年在全美51个州陆续确立了中医针灸合法地位。美国国立卫生研究院在1992年设立了研究室，1998年又升级为国家补充替代医学研究中心，并出版了《替代医学与补充医学》杂志。西方社会中越来越多的人选择一种或多种补充医学治疗疾病，医疗保险公司也开始将它们纳入保险范围。补充和替代医学也进入了西方医学教育课程和住院医生培训计划，美国的加利福尼亚大学、哈佛大学、斯坦福大学、哥伦比亚大学、马里兰大学等多所有影响力的大学医学院或附属医院相继成立补充替代医学中心。

中药逐步进入国际医药体系。2000年5月9日，澳大利亚维多利亚州议会通过了一项法案——2000年维多利亚州中医注册法。这表明作为西方国家的澳大利亚首次认可中医是一门独立的医学，享有与西医同等的法律地位。2004年6月8日，英国成立了中医管理委员会（chinese medicine council），英国中医开始走向"法制化"。在越南、新加坡、俄罗斯、古巴和阿联酋等国已允许中药以药品形式注册。世界上已开办了数百所中医药院校，遍布于30多个国家和地区。

世界卫生组织、国家中医药管理局等机构发布的数据显示，到目前为止，183个国家和地区在使用中医药，这意味着中医药已为世界上绝大部分国家的民众提供了健康服务。已有103个会员国认可使用针灸，设立与传统医学相关法律法规的会员国有29个，其中有18个国家已将针灸纳入医疗保险体系。近年来，我国卫生部门与70多个国家卫生部签订的卫生协议中涉及中医药的内容，我国国家中医药管理局与20多个国家的政府直接签订了中医药合作协议。中医药已成为中国与"一带一路"国家以及东盟、欧盟等国家、地区和国际组织进行卫生经贸合作的重要项目，在促进东西方文明交流、中外人文交流、建设人类命运共同体中发挥着重要作用。

世界卫生组织（WHO）从20世纪70年代以来不断促进以中医药为代表的传统医药在世界上的发展。

1975年成立国际针灸培训中心。

1976年将传统医学事业列为世界卫生组织主要工作之一。

1977年世界卫生组织第三十届大会通过"促进和发展各国传统医学的

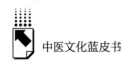

训练和研究工作"的决议并设置传统医学专家委员会,敦促各国政府"充分重视利用它们的传统医学,以合适的章程满足全国的卫生需要"。

1977 年 11 月在日内瓦召开的"促进和发展传统医学"会议上肯定了"传统医学"。1978 年成立传统医学规划署。

1981 年成立国际传统医学合作中心。

1979 年世界卫生组织刊物《世界卫生》发表针灸专刊,宣传介绍针灸,并建议针灸可用来治疗 43 种疾病。

1986 年《世界卫生组织纪事》以社论的形式介绍"针灸在现代保健中的应用",积极推动针灸在各国的发展。世界卫生组织西太平洋区特别制订国际所接受的标准针灸穴名方案。

1996 年在意大利米兰提出 63 种针灸治疗适应病症。

2001 年世界卫生组织西太平洋地区办事处制订了一个地区性的传统医药发展战略。

2003 年世界卫生组织制订传统医学战略。

2008 年世界卫生组织在中国北京举办的首届传统医学大会上发布《北京宣言》,主张发展传统医学。

2009 年和 2014 年世界卫生组织敦促成员国实施《世界卫生组织传统医学战略(2014~2023 年)》,并在其主办的 62 届和 67 届世界卫生大会两次通过《传统医学决议》。

2019 年 5 月 25 日第 72 届世界卫生大会正式审议通过了《国际疾病分类》(第 11 次修订本),首次将以中医药为代表的传统医学纳入其中。

二 中医药年度发展呈现新形势

(一)在健康服务方面

1. 传统医药开始进入法理上的全球化

2019 年 5 月 25 日,第 72 届世界卫生大会正式审议通过了《国际疾病分类》（第11次修订本），首次将以中医药为代表的传统医学纳入其中，此举被称为中医走向世界具有里程碑意义的事件。世界卫生组织发言人塔里克·亚沙雷维奇在接受新华社记者采访时说："此举有助于包括中医在内的传统医学融入主流医学。"融入主流医学体系并非仅仅获得医学研究领域的一个学术地位和进入世界医疗服务市场的一个资格，而是具有一个合法的身份，这标志着传统医药正式从法理上开始全球化。

与此同时，我们还必须清醒地认识到，虽然已迈出了重要的第一步，但要实现全面的传统医药国际化，还需要在标准化、国际合作等多方面完成大量基础工作。

2. 中医药全球化必须突出特色和集中优势

面对世界卫生组织将传统医药纳入《国际疾病分类》管理的新形势，我国应借此东风尽快做好在更多国家合法化的战略规划，以推动中医药全面进入世界医疗市场。中医药要进入世界主流医学体系就必须突出特色集中优势。从2007年以来，国家中医药管理局组织各专业协作组对中医优势病种进行了整体梳理，先后多批次公布了406个中医优势病种的中医临床路径和中医诊疗方案。

为了更好地突出中医药的特色和集中中医药的优势，我们提出了中医药全球化的系列发展战略思路，首先要推动中医药文化价值观的国际认同，消除各国民众刚接触中医医疗时的疑问，因此必须尽快创建一个面向全球的中医药话语平台。同时要不断完善我国的中医药法规，为各国在制定传统医药法规时提供可借鉴的范本，以促进各国建立健全传统医药政策法规管理制度。而最核心的工作是必须努力创新中医药学术知识体系，还要设计出具有市场竞争力的中医药运行模式。

3. 我国中医医疗服务的发展变化纵向大横向小

为了更好地促进中医医疗服务的发展，本报告对中国中医医疗服务现状进行调研，以期客观地反映中国中医医疗服务条件和服务能力以及年度发展趋势，并通过这些变化的数据来展示已取得的最新成就。同时，也从中发现存在的问题，以寻找解决方案。由此不断促进中医医疗服务水平的提升，让

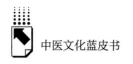

广大民众从更加优质的中医医疗服务中享受到健康实惠。

从 2014 年到 2018 年的五年间，中医医疗各项数据都有不同程度的明显增长。中医医疗机构床位数的增幅最高，达 40.69%。中医医疗机构数也有较大增长，增幅达 39.20%。中医类医疗卫生机构人员数逐年增加，增幅达 36.73%。增幅较小的是村卫生室中医诊疗人次，仅微弱增长，为 2.97%。以上数据，从纵向来看，中医医疗各项数据都有不同程度的增长，甚至是明显的增长。但从横向来看，中医药在医疗市场上占有率等多种数据，仅为小幅增长，长期在 15% 以下徘徊，甚至有些数据还在 10% 以下。

从 2019 版"中医文化蓝皮书"开始，尝试设计"中国中医就医环境指数"，希望客观地反映全国和各大中城市中医医疗服务条件和服务能力，从而促进各地中医医疗服务水平的不断提升，让广大民众从更加优质的中医医疗服务中享受到健康实惠。通过五大维度的数据采集和根据本课题组设计的数据抽取方法，最后得到 2018 年度"中国中医就医环境指数"为 145.33。

（二）在市场发展方面

1. 中医药健康旅游目的地发展迅速

最近十来年，医疗健康旅游在全球范围内取得了快速发展，已成为一个潜力巨大的朝阳产业。中医药健康旅游是具有中国特色的医疗健康旅游新兴业态，它的发展不仅能满足人民群众日益增长的健康和休闲旅游服务需求，丰富中医药产业发展业态，而且在扩大服务消费、创新经济增长点、推动供给侧改革等方面也能发挥积极作用。作为中医药和旅游休闲产业融合发展的新业态，中医药健康旅游最近几年发展态势良好。中医药健康旅游目的地创建工作是推动产业发展的重要推手。2019 版"中医文化蓝皮书"系统分析了 15 家中医药健康旅游目的地在资源、产品、服务、自然环境、社会环境、管理 6 个维度的情况，同时分析了目的地存在的主要问题，并提出了针对性的对策和建议，以期为中医药健康旅游目的地的后续发展以及其他目的地的建设和发展提供参考。

调查发现，消费者认为综合情况较好的中医药健康旅游目的地前10名，分别为北京东城国家中医药健康旅游示范区（61.71%）、安徽亳州国家中医药健康旅游示范区（49.05%）、河北安国国家中医药健康旅游示范区（47.68%）、贵州黔东南国家中医药健康旅游示范区（38.82%）、四川都江堰国家中医药健康旅游示范区（35.23%）、广西南宁国家中医药健康旅游示范区（33.86%）、上海浦东国家中医药健康旅游示范区（33.44%）、山东日照国家中医药健康旅游示范区（31.65%）、重庆南川国家中医药健康旅游示范区（29.85%）和江苏泰州国家中医药健康旅游示范区（21.31%），具体见图1。

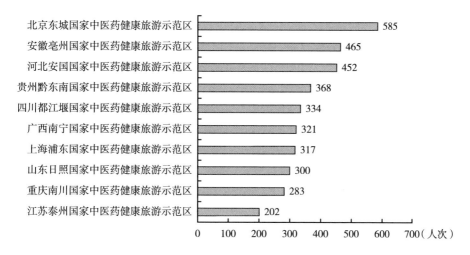

图1 中医药健康旅游目的地综合情况排名

2. 社会办中医机构数量大规模小

到目前为止，社会办中医医疗机构数量占全国中医类医疗机构数的94.78%、诊疗量占全国中医类医疗机构总诊疗量的24.7%。其中中医类门诊部、诊所机构数占全国中医类医疗机构数的91.4%，但是诊疗量占全国中医类医疗机构总诊疗量的比重只有20.1%。据了解，全国部分省市已经有了一些初具规模的连锁国医堂、中医馆，其注册医疗机构的类别基本上都

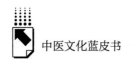

为中医门诊部，如广东的和顺堂（超过 60 家）、昆明的圣爱堂（37 家）、北京的御生堂（37 家）、北京的仁医堂（6 家）、山西的广誉远国医堂（6家）、福建的瑞来春堂（9 家）、重庆的渝和堂（7 家）、青海的久美藏医门诊（42 家）等。

目前，社会办中医医疗机构虽然已初具规模，但仍然存在很多问题和困难。医疗机构的设置标准仍不能适应社会办医的要求，审批中医医疗机构的程序存在复杂、效率低等问题，医疗机构诊疗科目的限定阻碍了多样化医疗服务的发展，社会办医缺乏成熟的中医师团队，医师注册审核缺乏人性化管理，医保准入是社会办中医的巨大障碍，院内制剂的相关规定影响社会办中医的特色发挥，部分医疗相关政策未将社会办医纳入，医疗机构多头监管进而导致政策执行矛盾。

（三）在文化传播方面

1. 中医药传播正积极利用新兴媒体

随着媒体形式不断出现和变化，信息发布不再局限于传统媒体，新兴媒体在信息传播中发挥着越来越重要的作用。运用统计分析法，对全国中医药政务、中医医院（含民族医医院、中西医结合医院、中医专科医院）、中医药院校和中药企业开通微信、微博、头条号、短视频等新兴媒体账号情况进行统计分析，呈现当前全国中医药行业新媒体账号运营情况。

信息时代的中医医院正通过积极开展"互联网＋"服务，提升患者就医体验。课题组分别从医疗机构"互联网＋"建设视角和患者对"互联网＋"服务感知视角，采取点面结合的方式，对北京市三级中医医院（含中医医院、中西医结合医院、中医专科医院、针灸医院，共24 家）"互联网＋"服务情况展开调查，分析了北京市中医医院"互联网＋"服务的发展趋势。通过对广安门医院"互联网＋"服务的现场调研，以患者视角探寻中医医院"互联网＋"医疗服务体验的发展现状。调查结果显示，不同中医医院"互联网＋"服务情况存在显著差异，中医医院"互联网＋"服务的主要平台正在从微博端向微信端发展，中医医院"互联网＋"就医体验存在可提升空间。

2. 中医药领军人物年度网络学术影响力差异明显

学术影响力是衡量一个学者学术成就的重要指标之一，包括对人和对该学术专业的理论和实践等的影响。作为国家级中医药工作者最高殊荣的获得者——国医大师、全国名中医和岐黄学者等领军人物的网络学术影响力如何呢？课题组对90位国医大师、100位全国名中医、99位岐黄学者的网络学术影响力数据进行了采集、分析和排名，客观地反映了目前我国中医药的最高学术水平。在此仅介绍论文被引量前50名的排名。

表1　论文被引量汇总排名（前50名）

序号	姓名	被引量	所获殊荣
1	李平	52075	岐黄学者
2	王华	46238	岐黄学者
3	王阶	37596	岐黄学者
4	王峥涛	24670	岐黄学者
5	陈士林	20099	岐黄学者
6	陈可冀	19224	国医大师
7	果德安	17906	岐黄学者
8	屠鹏飞	16091	岐黄学者
9	肖小河	15575	岐黄学者
10	王琦	15098	国医大师
11	段金廒	14970	岐黄学者
12	张伯礼	12600	岐黄学者
13	危北海	12559	全国名中医
14	李建生	11655	岐黄学者
15	王喜军	10078	岐黄学者
16	高颖	9279	岐黄学者
17	史大卓	8728	岐黄学者
18	刘保延	8539	岐黄学者

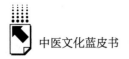

序号	姓名	被引量	所获殊荣
19	沈自尹	8380	全国名中医
20	高秀梅	8315	岐黄学者
21	彭成	8223	岐黄学者
22	凌昌全	8016	岐黄学者
23	刘建勋	7444	岐黄学者
24	石学敏	7178	国医大师
25	高月	6846	岐黄学者
26	张冰	6834	岐黄学者
27	吴焕淦	6774	岐黄学者
28	王庆国	6626	全国名中医
29	梁繁荣	6152	岐黄学者
30	郭兰萍	5868	岐黄学者
31	汪受传	5556	全国名中医
32	乔延江	5319	岐黄学者
33	李素云	5308	岐黄学者
34	蔡定芳	5127	岐黄学者
35	匡海学	4850	岐黄学者
36	季光	4791	岐黄学者
37	李义凯	4727	岐黄学者
38	吴咸中	4591	国医大师
39	姚希贤	4562	全国名中医
40	沈洪	4251	岐黄学者
41	吕仁和	4185	国医大师
42	李冀	4140	岐黄学者
43	仝小林	3860	岐黄学者
44	房敏	3704	岐黄学者
45	韩明向	3608	全国名中医
46	周仲瑛	3604	国医大师
47	田金洲	3591	岐黄学者
48	董竞成	3540	岐黄学者
49	许能贵	3467	岐黄学者
50	孙晓波	3452	岐黄学者

三 中医药未来发展充满新希望

随着现代社会生活水平的不断提高，大众对高品质健康生活的需求越来越大，对医疗健康服务质量的要求也越来越高。2016年1月1日联合国正式启动《2030年可持续发展议程》，提出了今后15年将实现17项可持续发展目标。新议程范围广泛，主要包含社会、经济和环境等三个层面，其中与人类健康有关的有：改善营养状况，确保健康的生活方式，为所有人提供水和环境卫生并对其进行可持续管理。2016年11月21~24日，国家卫生计生委和世界卫生组织在上海联合主办的第九届全球健康促进大会上发表了《2030可持续发展中的健康促进上海宣言》。特别是2019年5月，世界卫生大会正式将传统医药纳入《国际疾病分类》（第11次修订本），此举有助于传统医学融入世界主流医学体系，从而在各国获得合法行医的资格，这就预示着传统医药正式从法理上开始全球化。

在此大好形势下，我们大胆地做一个预测：再过30~50年，即2050~2070年前后，中医药将在全球医疗服务体系中扮演更加重要的角色，而且将推动中医院服务理念、服务方式、服务体系的革命性变化。同时，更多的现代高科技成果将在中医领域应用，以提升中医的临床诊疗水平，极有可能实现学术上的创新和突破。以下是我们的部分预测，详细内容见相关专题论述。

1. 中医医疗服务将从治病转化为"整体健康方案提供方"

为了更全面地认识生命、健康、疾病和死亡，人类必将从科学文化角度对人体身心灵进行具有科学依据和学术价值的探索。未来的中医院不再是一个单纯的治病机构，将从单一的医疗服务分化为"医疗、养生、康复"三足鼎立的新型中医医疗健康服务体系。人们到中医院不再有患病后的恐惧感，无论是患者还是健康人，到中医院去都是进行"调养"，只是他们调养的方式有所不同而已。中医院将分化成"疾病调养部"和"养生部"。中医师开出的处方，既有药方，也有药膳食疗方，还可能提出建议患者或调养者

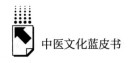

进行一些针对性强的养生活动。

2. 中医优势病种将不断扩大"中医疾病谱"

中西医优势互补必将实现有机地整合，患者从就医开始就能够获得指导，能够更加理性地选择中医或西医。对医疗方式的评价，必将更加人性化和更注重治疗方法的性价比评价。中西医的优势是在比较中显示出来的，中医的优势病种一般都是西医疗效不好、西医治疗虽有疗效但也有不良反应、西医没有治疗措施的病种，主要有慢性疑难疾病、心因性疾病和功能性疾病，西医临床检查正常但患者又自我感觉不适的亚健康之类。中医对以上病种都具有相当的疗效。

中医针灸在国内治疗的病种有所减少，却在国外得到了发扬光大，可以治疗包括痛症、不孕症、肿瘤等内科、外科、妇科、儿科和皮肤科的多种病症。由于受到处方权的限制，国外的中医师不能开西药处方，也就逼着他们只能使用中医、针灸治病，这样反而使他们提高了运用纯中医手段治病的临床水平，也扩大了中医的疾病谱。

因此，未来中医治疗的优势病种数量还会大幅度增加，而其增加病种的方式极有可能是"出口转内销"。

3. 中药服用更加方便和舒适

在中药房购买的中药都将有数据记录，包括中药产地、规格、主要成分含量等信息。中药饮片加工将实现机械化、电脑化和标准化的生产加工控制。煎药机的煎药程序和质量都将显著提升，不会再像现在这样的"千药一色"，而且可以将煎好的汤药，进行快速浓缩制成便于服用的药片、胶囊等剂型。

4. 中医医疗将全面实现"信息化管理"

中医诊疗过程以及远程诊疗的信息管理，将在未来全面实现数据化、网络化、规范化，使中医临床诊疗过程实现工业化生产流程的质量控制，以不断提高临床诊疗水平和尽量减少误诊的发生。中医专家通过网络对国内外疑难病例进行远程视频会诊，将有效解决请知名中医专家看病难的问题。

5. 现代信息技术将催生"中医数字检查室"

未来中医将突破难以量化表达临床现象的瓶颈，使以前很难用量化表达的精神心理现象逐渐实现量化。中医"望闻问切"四诊信息的收集处理实现电脑化后，将设立专门的中医数字检查科室，由中医检查师负责收集和数字化处理，包括在标准光源下对舌象图片和面容图片的拍摄、可分辨寸关尺三部脉象的脉象仪的脉象数据采集、口述病情的视频拍摄以及电脑数据记录等。这些数据采集后，将进行智能分析和概率运算，并提出初步报告。中医师将直接利用已信息化处理的四诊数据，并依据这些信息进行辨证施治，最后形成一份用于指导临床治疗的可供网络查询的"电子病历"。

6. 人工智能技术将创造出"辨证施治设备"

大数据时代必将深刻影响中医诊疗过程，将出现以象信息为中心进行采样、分析和评价的"中医数字检查室"，将全面实现人工智能控制下的辨证施治。"人工智能中医"将中医医疗服务的全过程进行数字化，全面实现临床信息资源的交换、共享、互联、互通和互分析，从而创造出用于辨证施治的人工智能中医医疗设备。这对中医学术研究和临床诊疗具有以下重要意义。

一是促进临床信息采集的"规范化"。如果信息采集缺乏标准，同一个信息采取了多样性的表述，无疑会导致诊断结论的混乱，严重影响治疗效果。"人工智能中医"可有效地促进中医望、闻、问、切等临床信息采集的标准化、精确化和量化，从信息采集的可靠性上保证临床诊断的正确性。

二是促进诊疗决策咨询的"适时化"。"人工智能中医"则可以在临床诊疗中提供适时动态的、经智能筛选的多种名老中医的临床经验、解决方案、预计治愈率及其分析，而非逐一手动检索，使中医师进行诊疗决策时能够掌握更多的有价值的参考信息，相当于一次名老中医的集体大会诊。同时还可提醒可能出现的不良反应和副作用，最大限度地避免引发医疗事故。

三是促进中医思维训练的"高速化"。"人工智能中医"可以通过模仿名老中医的认知思维，为年轻中医师提供系统的或有针对性的中医思维训练，也可以随时帮助他们进行思维调整和矫正。即使已具有中医思维甚至已

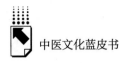

具有相当临床经验的中医专家，无论在其个人头脑中储存的信息量，还是运用信息的思维能力都是极其有限的，仍然难以掌握和充分利用一切更有效的中医思维成果，这仍然需要"人工智能中医"来发挥诊疗辅助作用。整个过程不仅有助于迅速提高中医师的临床诊疗水平，而且能使"人工智能中医"不断学习提高，可谓一举多得。

分 报 告

Sub – Reports

B.2

中国中医医疗资源变化趋势的数据报告

王 晨 毛嘉陵*

摘 要： 本报告对2014年以来的五年间，中医医疗各项数据变化的采
集和变化趋势进行展示，希望能够有助于中医药行业管理者
和决策者更加清晰地了解中医药发展中的数据变化，并结合
自己的实际工作，提出解决方案，以更好地促进中医药发展。

关键词： 中医药发展 行业数据 数据分析

为了更好地促进中医医疗服务的发展，本报告对中国中医医疗服务现状

---

* 王晨，硕士研究生，执业药师，助理研究员，北京中医药大学中医药文化研究与传播中心，北京金
匮中医药文化发展基金会秘书长，研究方向：中医药文化。毛嘉陵，大学本科，北京中医药大学中
医药文化研究与传播中心主任、北京中医药文化传播重点研究室主任、北京金匮中医药文化发展基
金会理事长，研究方向：中医药文化传播、中医药智库建设、中医药发展战略。

进行调研，以期客观地反映中国中医医疗服务条件、服务能力以及年度发展趋势，并通过这些变化的数据来展示已取得的最新成就。同时，也从中发现存在的问题，以寻找解决方案，由此不断促进中医医疗服务水平的提升，让广大民众从更加优质的中医医疗服务中享受到健康实惠。[①]

一 2018年中医师资源

1. 执业中医师基本情况

表1 执业中医师基本情况

分类		执业（助理）中医师	执业中医师	执业中药师
按性别分	男	61.1	61.0	52.5
	女	38.9	39.0	47.5
按年龄分	25 岁以下	0.1	0.0	0.9
	25 ~ 34 岁	22.2	20.5	17.8
	35 ~ 44 岁	29.5	29.2	24.5
	45 ~ 54 岁	22.0	22.1	24.6
	55 ~ 59 岁	8.2	8.6	10.0
	60 岁及以上	18.0	19.6	22.3
按工作年限分	5 年以下	12.2	11.3	14.2
	5 ~ 9 年	19.4	18.8	17.1
	10 ~ 19 年	23.8	23.4	19.6
	20 ~ 29 年	19.6	19.8	20.7
	30 年及以上	25.0	26.7	28.4
按学历分	研究生	14.1	16.0	2.0
	大学本科	36.6	40.6	18.7
	大专	29.7	26.9	37.4
	中专	16.1	13.2	34.8
	高中及以下	3.6	3.3	7.1
按职称分	正高级	4.3	4.9	0.8
	副高级	11.5	13.2	4.0
	中级	28.0	31.8	20.0
	师级/助理	45.6	45.0	40.9
	士级	7.4	2.3	28.3
	待聘	3.2	2.8	6.8

① 本报告数据均来自国家卫生健康委员会统计中心。

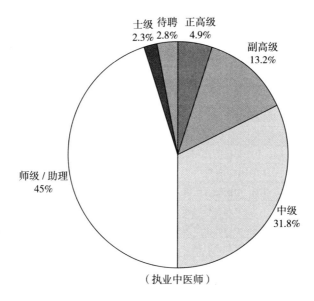

（执业中医师）

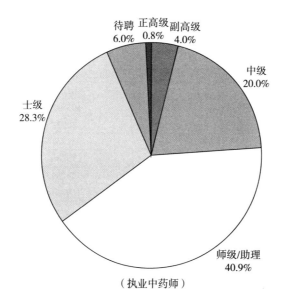

（执业中药师）

图1　执业中医（药）师职称占比

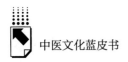

2. 医疗机构中医药专业人员情况

表2 医疗机构中医药专业人员情况

单位：人

维度层（D）	指标层（F）		
	机构类别	中医类执业（助理）医师/人	中药师（士）/人
中医类医疗机构中的中医技术人员总数	总计	241281	49538
	1. 中医类医院	174596	36338
	1.1. 中医医院	153148	32162
	1.2. 中医综合医院	144684	30645
	1.3. 中医专科医院	8464	1517
	1.4. 中西医结合医院	13557	2350
	1.5. 民族医医院	7891	1826
	2. 中医类门诊	14054	2731
	2.1 中医门诊部	13139	2562
	2.2. 中西医结合门诊部	849	164
	2.3. 民族医门诊部	66	5
	3. 中医类诊所	52631	10469
	3.1 中医诊所	46214	9678
	3.2. 中西医结合诊所	5963	714
	3.3. 民族医诊所	454	77
其他医疗卫生机构中医类人员数	机构类别	中医类执业（助理）医师	中药师（士）
	总计	302219	74297
	综合医院	105817	30921
	专科医院	20528	5314
	社区卫生服务中心	31737	8137
	社区卫生服务站	13286	1698
	乡镇卫生院	78229	19434
	门诊部	9933	1814
	诊所	23078	2581
	妇幼保健机构	6957	2043
	专科疾病防治机构	1023	401
	其他医疗卫生机构	11631	1954
合计	—	543500	123835

根据以上统计，中医类医疗机构中有中医执业（助理）医师241281人、中药师（士）49538人，其他医疗卫生机构有中医类执业（助理）医师

302219 人、中药师（士）74297 人。即有中医执业（助理）医师 543500 人，中药师（士）123835 人，共有中医药专业人员 667335 人。按我国现有 1396984787 人（13.97 亿人）计算，相当于每 2093 人中有一位中医执业（助理）医师，每千人中仅有 0.478 位中医师。据国家卫健委规划发展与信息化司网站公布的《2018 年我国卫生健康事业发展统计公报》的信息，我国现有执业（助理）医师 360.7 万人，每千人口有 2.59 位医师。

3. 中医类医疗卫生机构人员数及其变化趋势

表3　中医类医疗卫生机构人员数及其变化趋势

单位：人

年份	2014	2015	2016	2017	2018
总计	966786	1044242	1129167	1226170	1321902
1. 中医类医院	869814	940387	1015919	1094773	1169359
1.1. 中医医院	769166	824022	884394	943444	998777
1.2. 中医综合医院	733007	781741	839306	892497	944007
1.3. 中医专科医院	36159	42281	45088	50947	54770
1.4. 中西医结合医院	81144	93209	105358	118230	130085
1.5. 民族医医院	19404	23156	26167	33099	40497
2. 中医类门诊部	18597	21434	25277	32731	40468
2.1 中医门诊部	15144	17848	21015	27845	34588
2.2. 中西医结合门诊部	3361	3482	4125	4692	5697
2.3. 民族医门诊部	92	104	137	194	183
3. 中医类诊所	75153	79314	85006	96111	109662
3.1 中医诊所	56674	60344	65409	75072	86846
3.2. 中西医结合诊所	17752	18185	18818	20110	21821
3.3. 民族医诊所	727	785	779	929	995
4. 中医类研究机构	3322	3107	2965	2555	2413
4.1. 中医(药)研究院所	2639	2616	2634	2355	2239
4.2. 中西医结合研究所	87	87	88	89	84
4.3. 民族医(药)研究所	596	404	243	111	90

从 2014 年以来的五年间，中医类医疗卫生机构人员数逐年增加，从 2014 年的 966786 人，增加到 2018 年的 1321902 人，增幅达 36.73%。其中：

中医类医院人员数从 2014 年的 869814 人，增加到 2018 年的 1169359

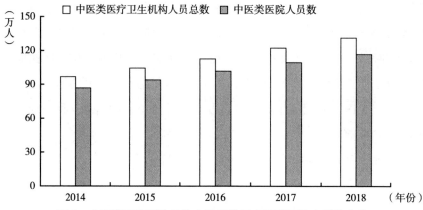

图2 中医类医疗卫生机构人员总数及中医类医院人员数变化

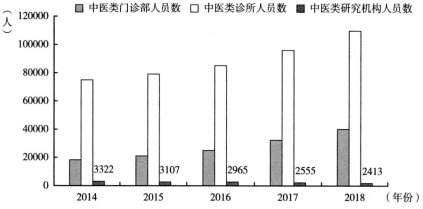

图3 中医类门诊部、中医类诊所及中医类研究机构人员数变化

人，增幅达34.43%；

中医类门诊部人员数从2014年的18597人，增加到2018年的40468人，增幅达117.6%；

中医类诊所人员数从2014年的75153人，增加到2018年的109662人，增幅达45.92%；

中医类研究机构人员数从2014年的3322人，下降到2018年的2413人，降幅为27.36%；

以上数据显示，临床服务领域的人员数都有不同程度的增长，有的增幅还比较大，但研究机构的人员数明显下降。如果减少的都是一些专业人员，则不利于中医药科研的发展。

4. 中医药人员数及其变化趋势

表4　中医药人员数及其变化趋势

人员类别	年度				
	2014	2015	2016	2017	2018
1. 中医药人员总数（万人）	54.5	58.0	61.3	66.4	71.5
1.1. 中医类别执业（助理）医师	41.9	45.2	48.2	52.7	57.5
1.2. 见习中医师	1.5	1.4	1.4	1.6	1.6
1.3. 中药师（士）	11.2	11.4	11.7	12.0	12.4
2. 占同类人员总数的比例（%）					
2.1. 中医类别执业（助理）医师	14.5	14.9	15.1	15.5	16.0
2.2. 见习中医师	6.7	6.4	6.6	7.7	7.6
2.3. 中药师（士）	27.3	26.9	26.6	26.6	26.5

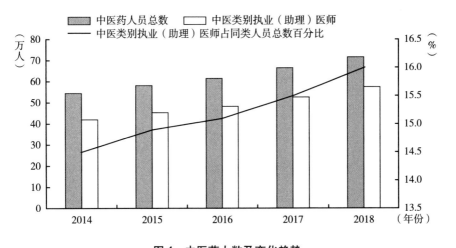

图4　中医药人数及变化趋势

从2014年以来的五年间，中医药人员总数从2014年的54.5万人，增加到2018年的71.5万人，增幅达31.19%。占同类人员总数的百分比从14.5%上升到16.0%，增长了10.35%。

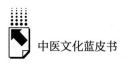

二 2018年中医医疗保障资源

1. 中医医疗机构数

表5　中医医疗机构数

分类	指标层（F）	总计
中医医疗机构数	1. 中医类医院	4939
	1.1. 中医医院	3977
	1.1.1. 按经济类型分	
	1.1.1.1. 公立中医院	2293
	1.1.1.2. 民营中医院	1684
	1.1.2. 按医院级别分	
	1.1.2.1.1. 三级中医院	448
	1.1.2.1.2. 内：三甲中医院	326
	1.1.2.2. 二级中医院	1848
	1.1.2.3. 一级中医院	874
	1.1.3. 按医院类别分	
	1.1.3.1. 中医综合医院	3345
	1.1.3.2. 中医专科医院	632
	1.1.3.2.1. 肛肠医院	88
	1.1.3.2.2. 骨伤医院	224
	1.1.3.2.3. 按摩医院	17
	1.1.3.2.4. 针灸医院	31
	1.1.3.2.5. 其他专科医院	272
	1.2. 中西医结合医院	650
	1.3. 民族医医院	312
	1.3.1. 蒙医医院	108
	1.3.2. 藏医医院	112
	1.3.3. 维医医院	44
	1.3.4. 傣医医院	1
	1.3.5. 其他民族医院	47
	2. 中医类门诊	2958
	2.1. 中医门诊部	2495
	2.2. 中西医结合门诊部	436
	2.3. 民族医门诊部	27
	3. 中医类诊所	52799

续表

分类	指标层（F）	总计
	3.1. 中医诊所	43802
	3.2. 中西医结合诊所	8389
	3.3. 民族医诊所	608
	4. 中医类研究机构	42
	4.1. 中医（药）研究院（所）	33
	4.2. 中西医结合研究所	2
	4.3. 民族医（药）学研究所	7
设有中医类临床科室的医疗卫生机构数	1. 设有中医类临床科室的机构数	21451
	1.1. 二级及以上公立综合医院	3986
	1.2. 社区卫生服务中心	3630
	1.3. 乡镇卫生院	13835
	2. 设有中医类临床科室的机构占同类机构总数的比例（%）	178.2
	2.1. 二级及以上公立综合医院	84.4
	2.2. 社区卫生服务中心	54.7
	2.3. 乡镇卫生院	39.1
提供中医服务的基层医疗卫生机构数	1. 社区卫生服务中心中心（个）	6640
	其中：提供中医服务的机构	6540
	所占比重（%）	98.5
	2. 社区卫生服务站（个）	10880
	其中：提供中医服务的机构	9490
	所占比重（%）	87.2
	3. 乡镇卫生院（个）	35350
	其中：提供中医服务的机构	34304
	所占比重（%）	97.0
	4. 村卫生室（个）	577553
	其中：提供中医服务的机构	398471
	所占比重（%）	69.0

2. 中医医疗机构数及其变化趋势

表6　中医医疗机构数及其变化趋势

类型	年度				
	2014 年	2015 年	2016 年	2017 年	2018 年
总计	43635	46541	49527	54243	60738
1. 中医类医院	3732	3966	4238	4566	4939
1.1. 中医医院	3115	3267	3462	3695	3977

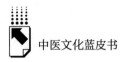

续表

类型	年度				
	2014 年	2015 年	2016 年	2017 年	2018 年
1.1.1. 按经济类型分					
1.1.1.1. 公立中医院	2340	2335	2327	2303	2293
1.1.1.2. 民营中医院	775	932	1135	1392	1684
1.1.2. 按医院级别分					
1.1.2.1.1. 三级中医院	368	399	415	422	448
1.1.2.1.2. 内:三甲中医院	287	307	313	314	326
1.1.2.2. 二级中医院	1629	1756	1795	1818	1848
1.1.2.3. 一级中医院	400	513	616	724	874
1.1.3. 按医院类别分					
1.1.3.1. 中医综合医院	2649	2752	2911	3093	3345
1.1.3.2. 中医专科医院	466	515	551	602	632
1.1.3.2.1. 肛肠医院	57	65	77	88	88
1.1.3.2.2. 骨伤医院	186	200	198	210	224
1.1.3.2.3. 按摩医院	13	14	14	17	17
1.1.3.2.4. 针灸医院	25	24	25	28	31
1.1.3.2.5. 其他专科医院	185	212	237	259	272
1.2. 中西医结合医院	384	446	510	587	650
1.3. 民族医医院	233	253	266	284	312
1.3.1. 蒙医医院	66	69	72	89	108
1.3.2. 藏医医院	88	96	99	98	112
1.3.3. 维医医院	40	41	45	45	44
1.3.4. 傣医医院	1	1	1	1	1
1.3.5. 其他民族医院	38	46	49	51	47
2. 中医类门诊部	1468	1640	1913	2418	2958
2.1. 中医门诊部	1154	1304	1539	2015	2495
2.2. 中西医结合门诊部	301	320	355	374	436
2.3. 民族医门诊部	13	16	19	29	27
3. 中医类诊所	38386	40888	43328	47214	52799
3.1. 中医诊所	30795	32968	35289	38882	43802
3.2. 中西医结合诊所	7116	7386	7513	7747	8389
3.3. 民族医诊所	475	534	526	585	608
4. 中医类研究机构	49	47	48	45	42
4.1. 中医(药)研究院(所)	36	35	36	36	33
4.2. 中西医结合研究所	3	3	3	2	2
4.3. 民族医(药)学研究所	10	9	9	7	7

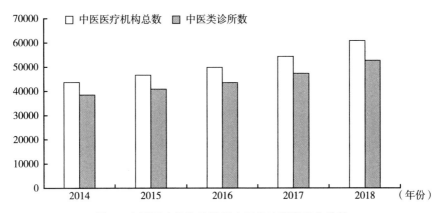

图5　中医医疗机构总数及中医类诊所数变化趋势

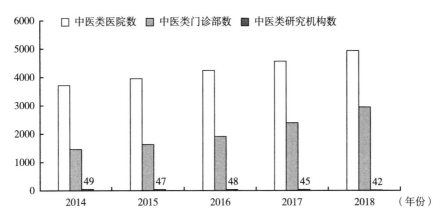

图6　中医类医院数，中医类门诊数及中医类研究机构数变化趋势

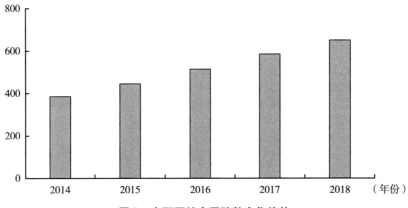

图7　中西医结合医院数变化趋势

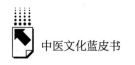

从 2014 年以来的五年间，中医医疗机构数有较大增长，从 2014 年的 43635 家，增加到 2018 年的 60738 家，增幅达 39.20%。其中：

中医类医院从 2014 年的 3732 家，增加到 2018 年的 4939 家，增幅达 32.34%；

中医类门诊部从 2014 年的 1468 家，增加到 2018 年的 2958 家，增幅达 101.50%；

中医类诊所从 2014 年的 38386 家，增加到 2018 年的 52799 家，增幅达 37.55%；

中医类研究机构从 2014 年的 49 家，降到 2018 年的 42 家，降幅为 14.29%。

3. 中医类医疗机构床位数及其变化趋势

表 7 中医类医疗机构床位数及其变化趋势

类别	年度				
	2014 年	2015 年	2016 年	2017 年	2018 年
总计	877255	957523	1033547	1135615	1234237
1. 中医类医院	755050	819412	877313	951356	1021548
1.1. 中医医院	665005	715393	761755	818216	872052
1.2. 中西医结合医院	67277	78611	89074	99680	110579
1.3. 民族医医院	22768	25408	26484	33460	38917
2. 中医类门诊部	736	585	461	494	548
2.1. 中医门诊部	500	370	294	409	423
2.2. 中西医结合门诊部	218	197	141	72	112
2.3. 民族医门诊部	18	18	26	13	13
3. 其他医疗机构中医类临床科室	121469	137526	155773	183765	212141

从 2014 年以来的五年间，中医医疗机构床位数有较大增长，从 2014 年的 877255 张，增加到 2018 年的 1234237 张，增幅达 40.69%。其中：

中医类医院从 2014 年的 755050 张，增加到 2018 年的 1021548 张，增幅达 35.30%；

中医类门诊部从 2014 年的 736 家，降到 2018 年的 548 家，降幅为 25.54%。

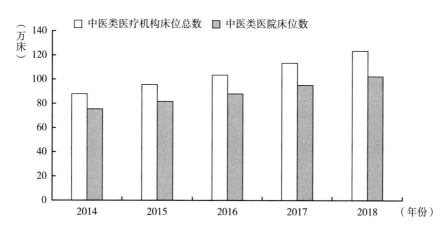

图8　中医类医疗机构床位数变化趋势

三　2018年中医医疗服务现状

1. 中医类医疗机构诊疗人次及其变化趋势

表8　中医类医疗机构诊疗人次及其变化趋势

机构分类	年度				
	2014 年	2015 年	2016 年	2017 年	2018 年
中医类总诊疗量（万人次）	87430.9	90912.5	96225.1	101885.4	107147.1
1. 中医类医院	53058.1	54870.9	57670.4	60379.8	63052.7
1.1. 中医医院	47164.2	48502.6	50774.5	52849.2	54840.5
1.2. 中西医结合医院	5101.3	5401.4	5927.3	6363.0	6821.0
1.3. 民族医医院	792.6	966.8	968.7	1167.5	1391.1
2. 中医类门诊部	1525.5	1761.9	1978.3	2322.6	2821.0
2.1. 中医门诊部	1304.8	1567.4	1757.4	2063.9	2504.8
2.2. 中西医结合门诊部	218.5	192.1	217.9	253.0	310.0
2.3. 民族医门诊部	2.2	2.4	3.0	5.7	6.2
3. 中医类诊所	11342.0	11781.4	12517.9	13660.9	14973.2
3.1. 中医诊所	8870.1	9215.8	9886.0	10894.3	11993.5
3.2. 中西医结合诊所	2362.0	2446.7	2517.9	2644.4	2856.9
3.3. 民族医诊所	110.0	118.8	114.1	122.2	122.8
中医类诊疗量占总诊疗量（%）	15.6	15.7	15.8	15.9	16.1

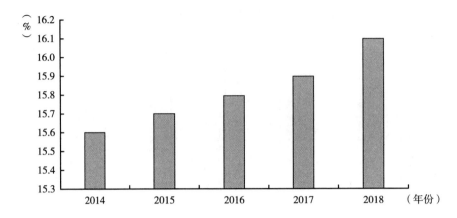

图9 中医类诊疗量占总诊疗量比例

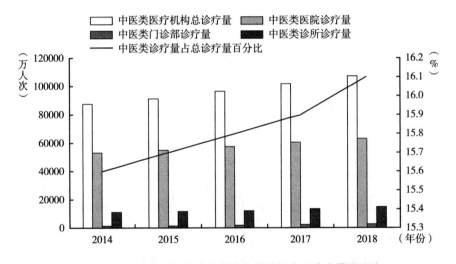

图10 中医类医疗机构诊疗量变化趋势及占总诊疗量百分比

从2014年以来的五年间，中医类医疗机构总诊疗量有较大增长，从2014年的87430.9万人次，增加到2018年的107147.1万人次，增幅达22.55%。其中：

中医类医院从2014年的53058.1万人次，增加到2018年的63052.7万人次，增幅达18.84%；

中医类门诊部从2014年的1525.5万人次，增加到2018年的2821.0万人次，增幅达 84.92%；

中医类诊所从 2014 年的 11342.0 万人次，增加到 2018 年的 14973.2 万人次，增幅达 32.02%；

中医类诊疗量占总诊疗量的百分比从 2014 年的 15.6%，增加到 2018 年的 16.1%，小有增幅 3.21%。

2. 其他机构中医类临床科室诊疗人次及其变化趋势

表9　其他机构中医类临床科室诊疗人次及其变化趋势

机构分类	年度				
	2014 年	2015 年	2016 年	2017 年	2018 年
1. 门急诊量（万人次）	21505.3	22498.3	24058.5	25522.2	26300.3
1.1. 综合医院	10115.5	10069.2	10286.8	10273.2	10269.7
1.2. 专科医院	570.0	563.5	635.7	653.0	682.8
1.3. 社区卫生服务中心（站）	4287.8	4677.8	5174.8	5485.0	5767.9
1.4. 乡镇卫生院	5191.3	5662.9	6148.5	6930.8	7323.4
1.5. 其他机构	534.0	631.1	809.0	1053.8	1085.1
2. 占同类机构诊疗量的（%）					
2.1. 综合医院	4.6	4.5	4.3	4.1	4.0
2.2. 专科医院	2.2	2.0	2.1	2.0	1.9
2.3. 社区卫生服务中心	8.0	8.4	9.2	9.0	9.0
2.4. 乡镇卫生院	5.0	5.4	5.7	6.2	6.6
2.5. 其他机构	0.6	0.7	0.8	1.0	1.0

从 2014 年以来的五年间，其他机构中医类临床科室诊疗人次的变化：

门急诊量从 2014 年的 21505.3 万人次，增加到 2018 年的 26300.3 万人次，增幅达 22.30%；

占同类机构诊疗量的百分比为：

在综合医院中，2014 年占 4.6%，降到 2018 年的 4.0%，降幅为 13.04%；

在专科医院中，2014 年占 2.2%，降到 2018 年的 1.9%，降幅为 13.64%；

在社区卫生服务中心中，2014 年占 8.0%，增加到 2018 年的 9.0%，增幅为 12.50%；

在乡镇卫生院中，2014 年占 5.0%，增加到 2018 年的 6.6%，增幅为 32.00%。

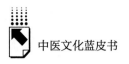

3. 村卫生室中医诊疗人次及其变化趋势

表10 村卫生室中医诊疗人次及其变化趋势

项目	年度				
	2014 年	2015 年	2016 年	2017 年	2018 年
1. 门急诊量(万人次)	66716.5	77251.0	74455.3	72059.2	68695.9
1.1. 以中医为主	5648.5	6162.9	5919.9	5606.8	5139.8
1.2. 以中西医结合为主	61068.1	71088.0	68535.3	66452.5	63556.1
2. 中医占村卫生室诊疗量的比例(%)	33.6	40.8	40.2	40.3	41.1

从2014年以来的五年间,村卫生室中医诊疗人次的变化:门急诊量从2014年的66716.5万人次,增加到2018年的68695.9万人次,微弱增长2.97%;

中医占村卫生室诊疗量,2014年占33.6%,增加到2018年的41.1%,增幅为22.32%。

以上数据显示,虽然在这五年中村卫生室中医诊疗人次的变化不大,仅在持平中微微增长,在村卫生室诊疗量中却超过了40%,说明中医药在广大农村仍然发挥着重要的作用,大有作为。如果整个中医医疗服务都能达到此百分比,就接近中西医并重的目标了。

4. 中医类医院诊疗人次及其变化趋势

表11 中医类医院诊疗人次及其变化趋势

机构分类	年度				
	2014 年	2015 年	2016 年	2017 年	2018 年
1. 中医医院合计(万人次)	47164.2	48502.6	50774.5	52849.2	54840.5
1.1. 按医院等级分					
1.1.1.1. 三级中医院	22171.6	23346.6	24628.1	25241.8	26558.6
1.1.1.2. 内:三甲中医院	18892.0	19899.2	20859.8	21273.5	22250.7
1.1.2. 二级中医院	21471.1	22292.9	23274.7	24371.4	24971.5
1.1.3. 一级中医院	1202.6	1319.1	1437.3	1636.6	1744.7
1.2. 按登记注册类型分					
1.2.1. 公立中医院	45135.5	46016.5	47942.6	49364.4	51044.8
1.2.1. 民营中医院	2028.6	2486.2	2831.9	3484.9	3795.7
1.3. 按医院类别分					
1.3.1. 中医综合医院	45295.3	46764.7	48943.6	50848.7	52660.5

机构分类	年度				
	2014 年	2015 年	2016 年	2017 年	2018 年
1. 3. 2. 中医专科医院	1868.8	1738.0	1830.8	2000.5	2179.9
2. 中西医结合医院	5101.3	5401.4	5927.3	6363.0	6821.0
3. 民族医医院	792.6	966.8	968.7	1167.5	1391.1
3. 1. 蒙医医院	309.7	428.1	412.3	588.0	753.1
3. 2. 藏医医院	226.6	280.0	290.6	298.6	328.2
3. 3. 维医医院	142.5	134.3	138.9	152.0	172.7
3. 4. 傣医医院	10.6	9.8	8.9	10.1	15.4
3. 5. 其他	103.1	114.6	118.1	118.9	121.8

从 2014 年以来的五年间,中医类医院诊疗人次不同程度地增长,其中:

中医医院从 2014 年的 47164.2 万人次,增加到 2018 年的 54840.5 万人次,增幅达 16.28%;

中西医结合医院从 2014 年的 5101.3 万人次,增加到 2018 年的 6821.0 万人次,增幅达 33.71%;

民族医医院从 2014 年的 792.6 万人次,增加到 2018 年的 1391.1 万人次,增幅非常明显,达到 75.51%。

5. 公立中医类医院病人医药费用及其变化趋势

表 12 公立中医类医院病人医药费用及其变化趋势

年份	次均门诊费用(元)	门诊药费	门诊药费占门诊费用(%)	人均住院费用(元)	住院药费	住院药费占住院费用%
中医院						
2014 年	195.1	116.1	60	6316.2	2551.0	40
2015 年	208.3	122.6	59	6715.9	2564.5	38
2016 年	218.4	125.9	58	7008.0	2505.3	36
2017 年	229.8	128.0	56	7197.6	2341.1	33
2018 年	243.0	132.8	55	7510.3	2231.2	30
其中:三级中医院						
2014 年	238.8	150.9	63	9628.1	3834.3	40
2015 年	254.3	158.9	62	10056.9	3851.0	38
2016 年	265.5	162.3	61	10235.1	3681.4	36

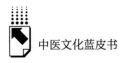

续表

年份	次均门诊费用(元)	门诊药费	门诊药费占门诊费用(%)	人均住院费用(元)	住院药费	住院药费占住院费用%
2017 年	282.5	166.4	59	10481.8	3384.0	32
2018 年	297.5	170.9	57	10770.8	3151.9	29
二级医院						
2014 年	156.3	84.5	54	4464.8	1835.3	41
2015 年	163.3	86.2	53	4653.0	1770.5	38
2016 年	170.9	88.5	52	4896.0	1735.1	35
2017 年	177.0	89.3	50	5055.9	1662.6	33
2018 年	186.9	93.0	50	5291.0	1600.0	30
中西医结合医院						
2014 年	232.7	134.5	58	9924.6	3938.6	40
2015 年	248.7	142.5	57	10688.5	4119.8	39
2016 年	260.3	145.1	56	11290.5	4086.7	36
2017 年	274.8	143.9	52	11881.1	3802.6	32
2018 年	290.3	146.7	51	12458.3	3623.5	29
民族医医院						
2014 年	128.0	81.4	64	3514.8	1487.6	42
2015 年	156.4	88.5	57	4523.9	1741.0	38
2016 年	170.1	92.2	54	4806.6	1669.3	35
2017 年	175.8	91.3	52	5319.0	1655.4	31
2018 年	187.3	95.5	51	5649.4	1622.8	29

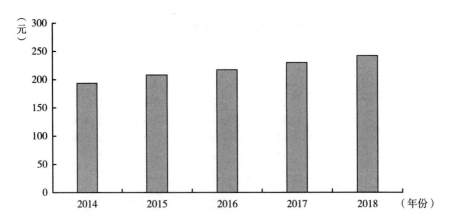

图 11　中医院次均门诊费用

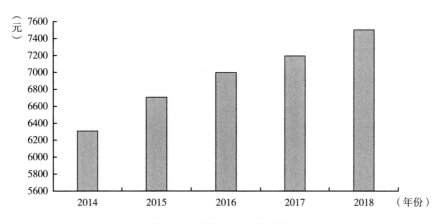

图 12　中医院人均住院费用

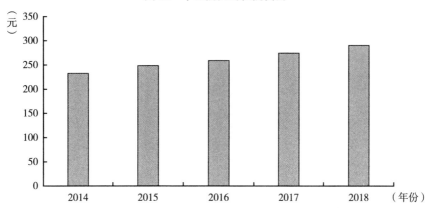

图 13　中西医结合医院次均门诊费用

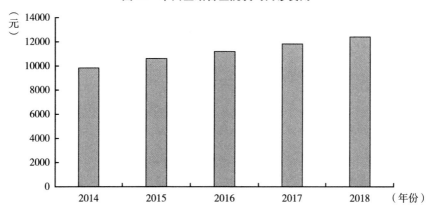

图 14　中西医结合医院人均住院费用

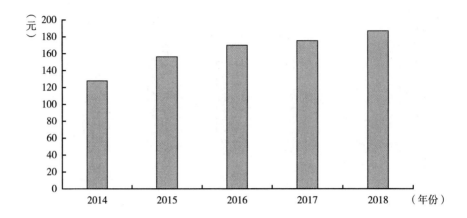

图15 民族医医院次均门诊费用

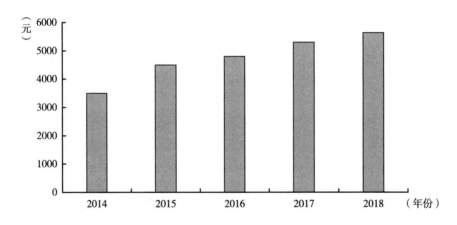

图16 民族医医院人均住院费用

从2014年以来的五年间，公立中医类医院病人医药费用的变化如下：

次均门诊费用从2014年的195.10元，增加到2018年的243.00元，增幅达24.55%；

人均住院费用从2014年的6316.20元，增加到2018年的7510.30元，增幅达18.91%。

四 结论

从 2014 年到 2018 年的五年间，中医医疗各项数据都有不同程度的明显增长。中医医疗机构床位数的增幅最高，达 40.69%。中医医疗机构数也有较大增长，增幅达 39.20%。中医类医疗卫生机构人员数逐年增加，增幅达 36.73%。增幅较小的是村卫生室中医诊疗人次，仅微弱增长，为 2.97%。以上数据，从纵向来看，中医医疗各项数据都有不同程度的增长，甚至是明显的增长。但从横向来看，中医药在医疗市场上占有率等多种数据，仅为小幅增长，长期在 15% 以下徘徊。

通过以上数据的集中呈现，希望能够提醒中医药行业管理者和决策者重视中医药发展中的数据变化，并认真从中找出成功的原因，从而不断地增强自信。当然，更重要的是找出影响和阻碍中医药发展的原因，从而提出解决方案，更好地促进中医药发展。

B.3
中国中医就医环境指数发展报告

毛嘉陵 王 晨 毛莎莎*

摘　要： 本报告率先将中医就医数据研发成为首个"中国中医就医环境指数"，具有重要的现实意义和学术价值。可以从各城市中医医疗基本条件、中医药从业人员、临床诊疗优势资源、政府配套资源以及民众对中医药的认知态度等方面全面展示各城市的中医医疗服务现状，同时也为各城市开展中医医疗服务新项目提供依据，可称为中医医疗发展的风向标。

关键词： 中医药发展　中医指数　中医就医　大数据

为了更好地促进中医医疗服务的发展，本报告对城市中医医疗服务现状进行调研，形成"中国中医就医环境指数"，以期客观地反映全国和各大中城市中医医疗服务条件与服务能力，从而促进各地中医医疗服务水平的不断提升，让广大民众从更加优质的中医医疗服务中享受到健康实惠。

---

* 毛嘉陵，大学本科，北京中医药大学中医药文化研究与传播中心主任、北京中医药文化传播重点研究室主任、北京金匮中医药文化发展基金会理事长，研究方向：中医药文化传播、中医药智库建设、中医药发展战略。王晨，硕士研究生，执业药师，助理研究员，北京中医药大学中医药文化研究与传播中心，北京金匮中医药文化发展基金会秘书长，研究方向：中医药文化。毛莎莎，硕士研究生，成都中医药大学中医药智库研究中心，研究方向：中医药文化、儿童中医药教育。

一 基本情况

（一）背景

几千年以来中医药生存发展的唯一理由就是"有疗效"，如果没有疗效早已被淘汰。中医药通过提供有效的诊疗服务，为广大患者解除疾病苦痛，成为深受我国历代民众欢迎的医疗方式。中医药在长期的临床实践和学术研究中积累了丰富的经验，形成一套完整的理论体系，为中华民族的健康和繁衍昌盛做出了巨大贡献，至今仍然在人类医药健康事业中发挥着不可替代的重要作用。

20世纪以来，在现代科技的推动下，现代医学的基础理论和诊疗技术突飞猛进，不断解决着各种疾病给人类带来的病痛问题，大大提升了人类的健康水平和生存质量。不过，现代西方医学虽然已非常先进，仍然还不能解决所有临床问题。中医药虽然很古老，但对很多常见病、多发病和疑难病等有着确切的疗效，而且在重大疫情、突发公共事件的救治中都发挥着重要作用，不仅受到我国患者的普遍欢迎，而且很多外国民众也已逐渐接受。

因此，中医药在现代社会仍然具有继续为大众健康服务的能力和机会，这也就是我国主张"中西医并重"共同为人类健康服务的社会基础和学术依据。

长期以来党和政府高度重视和大力支持中医药的发展，相继颁布和实施了《关于扶持和促进中医药事业发展的若干意见》《中华人民共和国中医药条例》《中华人民共和国中医药法》等一系列政策法规。在我国《"健康中国2030"规划纲要》中还提出了一系列振兴中医药事业、充分发挥中医药独特优势、不断提高中医药服务能力的任务和举措，要实施中医临床优势培育工程，不断提高诊治重大疑难病、危急重症的临床疗效。特别是在《中医药发展战略规划纲要（2016~2030）》中，已将发展中医药事业提升为国家战略。

到目前为止，183个国家和地区在使用中医药。据世界卫生组织和国家中医药管理局等机构的统计，已有103个会员国认可使用针灸，设立与传统

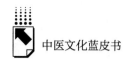

医学相关法律法规的会员国有 29 个，其中有 18 个国家已将针灸纳入医疗保险体系。近年来，我国卫生部门与 70 多个国家卫生部签订的卫生协议中涉及中医药的内容，我国国家中医药管理局与 20 多个国家的政府直接签订了中医药合作协议。中医药已成为中国与"一带一路"国家以及东盟、欧盟等国家、地区和国际组织进行卫生经贸合作的重要项目，在促进东西方文明交流、中外人文交流、建设人类命运共同体中发挥着重要作用。

2018 年 6 月 18 日，世界卫生组织在其能够影响全球医学领域的《全球医学纲要（简称为 ICD)》第 11 版修订本中，将传统医学纳入其中。2018 年 10 月 24 日，世卫组织发言人塔里克·亚沙雷维奇接受新华社记者采访时说："此举有助于包括中医在内的传统医学融入主流医学。"2019 年 5 月 25 日，第 72 届世界卫生大会正式审议通过了《国际疾病分类》（第 11 次修订本），首次将以中医药为代表的传统医学纳入其中，此举被称为中医走向世界具有里程碑意义的事件。但同时必须清醒地认识到，虽然迈出了这重要的第一步，但要实现全面的国际化，还需要在标准化、国际合作等方面完成大量的基础工作。

以上新的形势变化说明，在进入 21 世纪以后，我国中医药发展不仅已进入新的历史发展时期，而且更有希望进入世界主流医学体系，从而更有机会为世界各国人民的健康提供服务，使人类的健康需求和疾病诊治具有多种选择，带来更多的健康生命新希望。因此，必须努力搞好中医医疗服务。

（二）国内现状

截至 2018 年年底，全国有中医类医院 4939 所，其中民族医医院 312 所，中西医结合医院 650 所。中医类门诊部 2958 所，中医类诊所 52799 个，其中民族医门诊部 27 所、诊所 608 所，中西医结合门诊部 436 所、诊所 8389 所。中医类别执业（助理）医师 57.5 万人（含民族医医师、中西医结合医师）。全国中医类医疗机构总诊疗人次为 107147.1 万人次，占总治疗量的 16.1%。全国中医类医疗机构出院人数为 3584.7 万人，占总出院人数的 14.1%。

中医在"治未病"预防保健服务以及大健康、健康旅游、医养结合和公共卫生服务等方面都发挥着独特的作用和临床优势，有助于推动我国医药卫生发展模式从重疾病治疗转变为全面健康管理。据"中医文化蓝皮书"（2015版）对北京市治未病工作的调研中发现，自2007年以来，国家中医药管理局将中医"治未病"健康工程列为中医药服务百姓健康推进行动工程，要求在全国二级以上中医医院建立"治未病"科，开展"治未病"服务，并在全国先后确定了四批共173所中医预防保健服务试点单位。然而，在"治未病"专业人才的整合上，由于多种原因，却难以按照《黄帝内经》所要求的只有"上工"才能"治未病"，并未能够严格选拔出高水平的中医师从事治未病工作。不少治未病的专业人员都是从按摩康复科、体检科等转岗过来，上岗前也并未接受专业培训。因此，中医"治未病"方面的专业人员做的实际上是一些相当于普通的保健工作、类似西医的健康管理工作和针灸推拿方面的治疗性工作，并未真正达到"治未病"的目的。

（三）意义

本报告率先研发首个"中国中医就医环境指数"，具有以下重要意义和学术价值。

1. 通过数据反映各城市中医医疗服务水平的差异

"中国中医就医环境指数"从各城市中医医疗基本条件、中医药从业人员、临床诊疗优势资源、政府配套资源以及民众对中医药的认知态度等方面全面展示各城市的中医医疗服务现状，可供各地中医药主管部门从数据中寻找自己的位置和差距，并在制定地方中医药发展规划时作为参考依据。

2. 通过数据反映各城市中医医疗服务的需求

"中国中医就医环境指数"将逐渐增加各城市居民对选择中医诊疗的实际需求，可为各城市开展中医医疗服务新项目提供依据，可称为中医医疗服务投资的风向标。

3. 通过数据为各地民众选择中医就医提供依据

"中国中医就医环境指数"可反映各城市中医医疗服务的基本能力、中医专家资源和优势服务项目，可为各地民众选择中医诊疗提供依据。

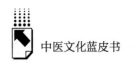

二 中国中医就医环境指数的构建

"中国中医就医环境指数"以我国大陆地区主要城市为样本进行调查研究。

（一）指数定义

指数，广义定义指某一领域或区域相关数据进行组合后所呈现出的一组数据流或数据状态，以此反映相关领域或区域的现状或变化趋势的宏观变化指标。

指数具有以下性质：

1. 相对性

指数是反映一组数据在不同时间和空间中的一个总体变化情况的相对状态。

2. 综合性

指数是反映一组数据在不同时间和区域的综合变动状态，仅有单一数据是不能构成指数的。

3. 平均性

指数是反映一组数据总体变化中的平均变动状态，在计算一些数据时有可能采取的是平均数。

（二）设计原则

1. 公益性原则

"中医文化蓝皮书"是由北京金匮中医药文化发展基金会"金匮中医药智库专项公益基金"资助的，因此"中国中医就医环境指数"的研发，必须具有公益性、利众性和共享性，其目的是为社会公共利益和民众健康服务。

2. 公开性原则

"中国中医就医环境指数"所采用的数据包括来自国家、省市地方的公开数据信息和由课题组采集或委托专业数据调查机构采集的第一手数据，数据的来源、数据的分析与研究都保证公开透明。

3. 公正性原则

"中国中医就医环境指数"所采用的数据必须尽量准确无误，以数据为基础的统计与排名都必须保证客观公正。

（三）设计方法

"中国中医就医环境指数"的研发，主要采取定性分析与定量分析相结合的方式。主要有文献分析法、比较分析法、实地调查法等定性分析法和调查统计等定量分析法。

1. 文献分析法

文献分析法就是利用文献资料间接地考察历史事件和社会现象的研究方式。包括历史文献的考据、社会历史发展过程的比较、统计资料文献的整理与分析，理论文献的阐释、对文字资料中的信息内容进行数量化分析等。

2. 比较分析法

比较分析法（又称类比分析法）是指对两个或两个以上的事物或对象加以比较，以找出它们之间的相似性与差异性的一种分析方法。

3. 实地调查法

实地研究法是指不带有理论假设而直接深入社会生活中，采用观察、访谈等方法去收集基本信息或原始资料，然后依靠研究者本人的理解和抽象概括，通过对第一手资料进行定性分析而得出基本结论，或认识和解释现象的一种方法。

4. 调查研究法

调查研究法是采用自填问卷或访谈调查等方法，通过对被调查者的观点、态度和行为等方面系统地收集信息与进行分析，来认识社会现象及其规律的一种方法。

5. 统计分析法

统计分析法就是通过对收集来的原始数据进行整理、审查、核对，使之成为可以进行统计处理或分析的数据，然后在此基础上，用统计表或统计图等形式对资料进行分析，最后得出结论的一种方法。

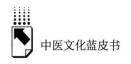
三 中国中医就医环境指数的测评标准与分析［目标层（P）］

"中国中医就医环境指数"主要从患者（患者满意度、诊疗人次、医药消费）、中医师（包括中医师和中药师等级、中医医疗机构人数、专业人员与人口总数之比）、设施（中医医疗机构数量、床位数量）、技术（特色专科、科技成果、知识产权）和社会（政策与规划、事业经费、社会投资）等5个维度进行数据采集和指数构成与分析研究。在5个维度之中，将患者和中医师放在最重要的位置，分别给予各25%的权重。

维度的权重是本课题组根据各维度的轻重设定的，合计为百分之百。为了体现各维度子项的年度变化和预留一定的上升空间，结合权重和实际数据情况，又进行了适当的设定。即不将权重份额用完，在其50%～70%之间选择一个基数，以对应一个低于常态的实际数据，由此得到维度子项的年度分值，合计后得到第一次年度指数。

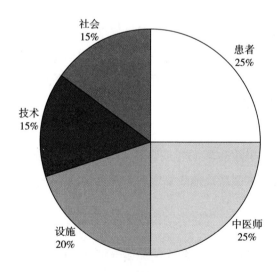

图1 中国中医就医环境指数构成

（一）患者（代表基础消费群体）

1. 对当地中医医疗的满意度（18%）

维度层（D）	指标层（F）	问卷计分方式	实际得分
中医医疗机构就医环境硬条件	医院设施与候诊条件	-2~2	1.5
	中医药文化气氛或中国传统文化元素	-2~2	1
中医医疗机构就医环境软条件	中医医疗机构的服务流程与体验	-6~6	2
	中医师服务态度	-4~4	3
	医患纠纷的处理方式	-4~4	1.5
获得诊疗机会与效果	获得名老中医诊疗的机会	-6~6	1
	名老中医专家的诊疗效果（自己体验）	-10~10	7
	一般中医专家的诊疗效果（自己体验）	-8~8	4
	中医的治疗效果（听闻）	-4~4	2
年度分值			23

注：以上各项分值的计算：按问卷调研的3~7种结果，分别计算分值。以上分值满分为46分，满分占18%。

2. 中医类医疗机构诊疗人次（7%）

机构分类	2018年度	分值
中医类总诊疗量（万人次）	107147.1	
中医类诊疗量占总诊疗量（%）	16.1	3.11

以上分值的计算：按中医类医疗机构诊疗人次，年度分值计算方法如下：

由于缺乏数据比较和难以体现每年的变动，加之多年来中医类诊疗量占总诊疗量的比例在15%左右徘徊，在此选择该项7%权重范围内的3%为基础，预留4%的上升空间，对应中医类诊疗量占总诊疗量比例为15%，每上下波动0.1%，在3%的基础上增加或减少0.1%。例如，2018年度中医类诊疗量占总诊疗量比例为16.1%，实际增长量为：（16.1-15）=1.1，然后得到增长的分值：1.1×0.1=0.11，最后得到总分值为：3+0.11=3.11。

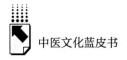

3. 公立中医类医院病人医药费用（4%）

中医院	次均门诊费用(元)	人均住院费用(元)	问卷计分方式	年度分值
2018 年	243.0	7510.3	–6～6	3

以上分值的计算：按问卷调研的结果计算分值。以上分值总分为 6 分。

（二）中医师

1. 全国中医师中高级专业人员（15%）

	分类	执业（助理）医师	执业医师	执业药师
按性别分	男	61.1	61.0	52.5
	女	38.9	39.0	47.5
按年龄分	25 岁以下	0.1	0.0	0.9
	25～34 岁	22.2	20.5	17.8
	35～44 岁	29.5	29.2	24.5
	45～54 岁	22.0	22.1	24.6
	55～59 岁	8.2	8.6	10.0
	60 岁及以上	18.0	19.6	22.3
按工作年限分	5 年以下	12.2	11.3	14.2
	5～9 年	19.4	18.8	17.1
	10～19 年	23.8	23.4	19.6
	20～29 年	19.6	19.8	20.7
	30 年及以上	25.0	26.7	28.4
按学历分	研究生	14.1	16.0	2.0
	大学本科	36.6	40.6	18.7
	大专	29.7	26.9	37.4
	中专	16.1	13.2	34.8
	高中及以下	3.6	3.3	7.1

根据国家卫计委 2017 年统计数据和最新的相关数据，各类专业技术人员的情况和分值如下：

项目	院士 （人）	国医大师 （人）	全国名中医 （人）	岐黄学者 （人）	正高级 （百分比）	副高级 （百分比）	中级 （百分比）
现有	11	61	97	100	1.9	6.4	21
权重	8	6	3	3	25	30	15
分值	5.3	3.51	2.037	2.04	15.04	20.14	10.5
分值合计	58.57						

由于缺乏数据比较和难以体现每年的变动，以上各项分值将根据不同情况分别进行设定，以体现相关数据的年度变化，年度分值的计算方法如下。

1. 院士

在此设定选择该项 8% 权重范围内的 5% 为基础，预留 3% 的上升空间，对应 8 位院士，每上下波动 1 位，在 5% 的基础上增加或减少 0.1。截至 2019 年，中医药界有 11 位院士，分值计算方法为：（11－8）＝3，然后得到变化的分值：3×0.1＝0.3，最后得到总分值为：5＋0.3＝5.3。

2. 国医大师

全国评有 90 位国医大师，由于部分国医大师已故，第一届已故 21 人，第二届已故 5 位，第三届已故 3 位。在此设定选择该项 6% 权重范围内的 3.5% 为基础，预留 2.5% 的上升空间，对应 60 位国医大师，每上下波动 1 位，在 3.5% 的基础上增加或减少 0.01。截至 2019 年，健在的国医大师为 61 人。分值计算方法为：（61－60）＝1，然后得到变化的分值：1×0.01＝0.01，最后得到总分值为：3.5＋0.01＝3.51。

3. 全国名中医

全国评有 100 位全国名中医，目前已故 3 位。在此设定选择该项 3% 权重范围内的 2% 为基础，预留 1% 的上升空间，对应 60 位全国名中医，每上下波动 1 位，在 2% 的基础上增加或减少 0.001。截至 2019 年，健在的全国名中医为 97 人。分值计算方法为：（97－60）＝37，然后得到变化的分值：37×0.001＝0.037，最后得到总分值为：2＋0.037＝2.037。

4. 岐黄学者

全国评有 100 位岐黄学者。在此设定选择该项 3% 权重范围内的 2% 为

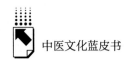

基础，预留1%的上升空间，对应60位岐黄学者，每上下波动1位，在2%的基础上增加或减少0.001。截至2019年，健在的岐黄学者为100人。分值计算方法为：（100−60）＝40，然后得到变化的分值：40×0.001＝0.04，最后得到总分值为：2+0.04＝2.04。

5. 正高

全国中医院正高职称占总专业人员的1.9%。在此设定选择该项25%权重范围内的15%为基础，预留10%的上升空间，对应1.5%，每上下波动0.1%，在15%的基础上增加或减少0.1%。分值计算方法为：（1.9−1.5）＝0.4，然后得到变化的分值：0.4×0.1＝0.04，最后得到总分值为：15+0.04＝15.04。

6. 副高

全国中医院副高职称占总专业人员的6.4%。在此设定选择该项30%权重范围内的20%为基础，预留10%的上升空间，对应5%，每上下波动0.1%，在20%的基础上增加或减少0.1%。分值计算方法为：（6.4−5）＝1.4，然后得到变化的分值：1.4×0.1＝0.14，最后得到总分值为：20+0.14＝20.14。

7. 中级职称

全国中医院中级职称占总专业人员的21%。在此设定选择该项15%权重范围内的10%为基础，预留5%的上升空间，对应16%，每上下波动0.1%，在10%的基础上增加或减少0.1%。分值计算方法为：（21−16）＝5，然后得到变化的分值：5×0.1＝0.5，最后得到总分值为：10+0.5＝10.5。

2. 全国中医医疗机构人数（5%）

以下为全国医疗机构中医药专业人员的情况。

分类	指标层（F）		
	机构类别	中医类执业（助理）医师/人	中药师（士）/人
中医类医疗机构中的中医技术人员总数	总计	241281	49538
	1. 中医类医院	174596	36338
	1.1. 中医医院	153148	32162
	1.2. 中医综合医院	144684	30645
	1.3. 中医专科医院	8464	1517
	1.4. 中西医结合医院	13557	2350

续表

分类	指标层（F）		
	1.5. 民族医医院	7891	1826
	2. 中医类门诊	14054	2731
	2.1 中医门诊部	13139	2562
	2.2. 中西医结合门诊部	849	164
	2.3. 民族医门诊部	66	5
	3. 中医类诊所	52631	10469
	3.1 中医诊所	46214	9678
	3.2. 中西医结合诊所	5963	714
	3.3. 民族医诊所	454	77
其他医疗卫生机构中医类人员数	机构类别	中医类执业（助理）医师/人	中药师（士）/人
	总计	302219	74297
	综合医院	105817	30921
	专科医院	20528	5314
	社区卫生服务中心	31737	8137
	社区卫生服务站	13286	1698
	乡镇卫生院	78229	19434
	门诊部	9933	1814
	诊所	23078	2581
	妇幼保健机构	6957	2043
	专科疾病防治机构	1023	401
	其他医疗卫生机构	11631	1954
合计		543500	123835
医疗机构中医药人员数	667335		
医疗机构医药人员数	9529000		
占整个医疗机构医药人员总数的百分比（%）	7.00		
年度分值	3.1		

　　2018 年卫健委和 2019 年国家中医药管理局最新统计数据显示，中医类医疗机构中的中医类执业（助理）医师总数 241281 人，中药师总数 49538 人；其他医疗卫生机构中医类执业（助理）医师总数 302219 人，中药师（士）总数 74297 人。即全国医疗机构的中医药人员总数为 667335 人。医疗机构医药人员数 9529000 人，医疗机构中医药人员占整个医疗机构医药人员总数的 7.00%。年度分值计算方法如下：

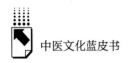

在此选择该项 5% 权重范围内的 3% 为基础，预留 2% 的上升空间，对应医疗机构中医药人员占整个医疗机构医药人员总数的 6%，每上下波动 0.1%，在 3% 的基础上增加或减少 0.1%。实际变化量为：（7 − 6）＝ 1，然后得到变化的分值：1 × 0.1 ＝ 0.1，最后得到总分值为：3 + 0.1 ＝ 3.1。

3. 中医专业人员与服务人口总数之比（10%）

项目	数据
中国人口总人数	13.91 亿人（1391000000 人）
全国医疗机构医药人员数	9529000 人
全国医疗机构的中医药人员数	667335 人
每千人口医疗机构医药人员数	6.85 人
每千人口医疗机构中医药人员数	0.48 人
占每千人口医疗机构医药人员数的百分比	7.00%
年度分值	6.1

根据中国最新人口数据，2018 年中国人口总人数约为 13.91 亿（1391000000 人）。根据 2018 年卫健委和 2019 年国家中医管理局最新统计数据，全国医疗机构医药人员数 9529000 人，全国医疗机构的中医药人员数为 667335 人。每千人口医疗机构医药人员数 ＝ 年末卫生技术人员数/年末常住人口数 × 1000，即：9529000 人 ÷ 1391000000 × 1000 ＝ 6.85 人；每千人口医疗机构中医药人员数：667335 人 ÷ 1391000000 × 1000 ＝ 0.48 人。每千人口医疗机构中医药人员数占每千人口医疗机构医药人员数的 7.00%。年度分值计算方法如下：

在此选择该项 10% 权重范围内的 6% 为基础，预留 4% 的上升空间，对应每千人口医疗机构中医药人员数占每千人口医疗机构医药人员数的 7.00%，每上下波动 0.1%，在 6% 的基础上增加或减少 0.1%。实际变化量为：（7 − 6）＝ 1，然后得到变化的分值：1 × 0.1 ＝ 0.1，最后得到总分值为：6 + 0.1 ＝ 6.1。

（三）机构

以下为中医类医院、中医类门诊、中医类诊所、中医类研究机构等医疗机构的数据，但本报告仅对中医类医院数据进行分析，包括中医医院、民族医医院、中西医结合医院。

分类	指标层（F）	总计
机构	1. 中医类医院	4939
	1.1. 中医医院	3977
	1.1.1. 按经济类型分	
	1.1.1.1. 公立中医院	2293
	1.1.1.2. 民营中医院	1684
	1.1.2. 按医院级别分	
	1.1.2.1.1. 三级中医院	448
	1.1.2.1.2. 内：三甲中医院	326
	1.1.2.2. 二级中医院	1848
	1.1.2.3. 一级中医院	874
	1.1.3. 按医院类别分	
	1.1.3.1. 中医综合医院	3345
	1.1.3.2. 中医专科医院	632
	1.1.3.2.1. 肛肠医院	88
	1.1.3.2.2. 骨伤医院	224
	1.1.3.2.3. 按摩医院	17
	1.1.3.2.4. 针灸医院	31
	1.1.3.2.5. 其他专科医院	272
	1.2. 中西医结合医院	650
	1.3. 民族医医院	312
	1.3.1. 蒙医医院	108
	1.3.2. 藏医医院	112
	1.3.3. 维医医院	44
	1.3.4. 傣医医院	1
	1.3.5. 其他民族医院	47
	2. 中医类门诊	2958
	2.1. 中医门诊部	2495
	2.2. 中西医结合门诊部	436
	2.3. 民族医门诊部	27
	3. 中医类诊所	52799
	3.1. 中医诊所	43802
	3.2. 中西医结合诊所	8389
	3.3. 民族医诊所	608
	4. 中医类研究机构	42
	4.1. 中医（药）研究院（所）	33
	4.2. 中西医结合研究所	2
	4.3. 民族医（药）学研究所	7

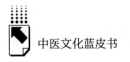

1. 中医类医院数（10%）

分类	指标层（F）	总计
机构	1. 中医类医院	4939
	1.1. 中医医院	3977
	1.1.1. 按经济类型分	
	1.1.1.1. 公立中医院	2293
	1.1.1.2. 民营中医院	1684
	1.1.2. 按医院级别分	
	1.1.2.1.1. 三级中医院	448
	1.1.2.1.2. 内：三甲中医院	326
	1.1.2.2. 二级中医院	1848
	1.1.2.3. 一级中医院	874
	1.1.3. 按医院类别分	
	1.1.3.1. 中医综合医院	3345
	1.1.3.2. 中医专科医院	632
	1.1.3.2.1. 肛肠医院	88
	1.1.3.2.2. 骨伤医院	224
	1.1.3.2.3. 按摩医院	17
	1.1.3.2.4. 针灸医院	31
	1.1.3.2.5. 其他专科医院	272
	1.2. 中西医结合医院	650
	1.3. 民族医医院	312
	1.3.1. 蒙医医院	108
	1.3.2. 藏医医院	112
	1.3.3. 维医医院	44
	1.3.4. 傣医医院	1
	1.3.5. 其他民族医院	47
	占总医疗机构数量的百分比	15.21%
	年度分值	7.321

截至 2018 年底，全国有 32476 家医院，中医类医院有 4939 家，中医类医院占总医疗机构数量的 15.21%。以上仅统计中医类医疗机构数量，年度分值计算方法如下：

在此选择该项 12% 权重范围内的 7% 为基础，预留 5% 的上升空间，对应中医医疗机构数占医疗机构数的12%，每上下波动0.1%，在7%的基础上增加或减少0.1。实际变化量为：（15.21 - 12）= 3.21，然后得到变化的分值：3.21 × 0.1 = 0.321，最后得到总分值为：7 + 0.321 = 7.321。

2. 中医类门诊和诊所数（6%）

分类	指标层（F）	总计
设施	2. 中医类门诊	2958
	2.1. 中医门诊部	2495
	2.2. 中西医结合门诊部	436
	2.3. 民族医门诊部	27
	3. 中医类诊所	52799
	3.1. 中医诊所	43802
	3.2. 中西医结合诊所	8389
	3.3. 民族医诊所	608
	年度分值	9.26

全国有中医类门诊2958家、中医类诊所52799家，共55757家小型中医医疗机构。

将小型中医医疗机构55757家，设分值为满分6%。由于缺乏数据比较和难以体现每年的变动，在此以50000家为基础，选择该项6%权重范围内的3.5%为基础，对应50000家，预留2.5%的上升空间，每上下波动1家，在3.5%的基础上增加或减少0.001%。例如，2018年度全国有重点专科数量为55757家，则实际增长的数额为：（55757 - 50000）= 5757家，然后得到增长的分值：5757 × 0.001 = 5.76，最后得到总分值为：3.5 + 5.76 = 9.26。

3. 中医类医疗机构床位数（4%）

类别	2018 年度
总计	1234237
1. 中医类医院	1021548
1.1. 中医医院	872052
1.2. 中西医结合医院	110579

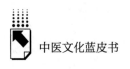

续表

类别	2018 年度
1.3. 民族医医院	38917
2. 中医类门诊部	548
2.1. 中医门诊部	423
2.2. 中西医结合门诊部	112
2.3. 民族医门诊部	13
3. 其他医疗机构中医类临床科室	212141
	1234237 张
总医疗机构床位数	8404000 张
占总医疗机构床位数量的百分比	14.69%
年度分值	2.769

以上分值的计算：仅统计中医类医院的床位数量，年度分值计算方法如下：

选择该项 4% 权重范围内的 2.5% 为基础，预留 1.5% 的上升空间，对应中医医疗机构床位数占总医疗机构床位数的 12%，每上下波动 0.1%，在 2.5% 的基础上增加或减少 0.01%。实际变化的百分比：（14.69 − 12）= 0.269，然后得到变化的分值：2.69 × 0.1 = 0.269，最后得到总分值为：2.5 + 0.269 = 2.769。

（四）成果（15%）

国家中医药管理局授予的全国重点专科总数 1529 家。

按国家中医药管理局授予的全国重点专科总数为相应权重的百分百计算。全国有重点专科 1529 家，则分值为满分 15%。由于缺乏数据比较和难以体现每年的变动，在此以 1500 家为基础，选择该项 15% 权重范围内的 10% 为基础，对应 1500 家，预留 5% 的上升空间，每上下波动 1 个专科，在 10% 的基础上增加或减少 0.01%。例如，2018 年度全国有重点专科数量为 1529 家，则实际增长的数额为：（1529 − 1500）= 29 家，然后得到增长的分值：29 × 0.01 = 0.29，最后得到年度分值为：10 + 0.29 = 10.29。

（五）社会（15%）

维度层（D）	问卷计分方式	分值
区域中医药政策与发展规划 5%	-6~6	6
财政事业经费 5%	-6~6	4.5
社会投资 5%	-6~6	3
年度分值		13.5

以上分值的计算：按问卷调研的结果计算分值。以上分值满分为 18 分，满分占 15% 权重。

四 中国中医就医环境指数

维度	指标	分值
患者（25%）	患者满意度 15%	23
	诊疗人次 7%	3.11
	医药消费	3
中医师（25%）	技术等级 15%	58.57
	机构人数 5%	3.1
	专业人员与人口总数之比 10%	6.1
设施（20%）	中医院数 10%	7.321
	中医门诊 6%	9.26
	床位数量 4%	2.769
成果（15%）	国家重点专科 15%	10.29
社会（15%）	区域中医药政策与发展规划 5%	6
	财政事业经费 5%	4.5
	社会投资 5%	3
年度指数（总分值）		140.02

通过以上多个维度的数据采集和根据本课题组设计的数据抽取方法，最后得到 2018 年度"中国中医就医环境指数"为 140.02。

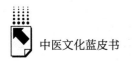

五 结束语

由于这是新设计的"中国中医就医环境指数"数据模型，也是第一次进行数据采集和分析，因此，在指数维度的选择和权重的分配上是否合理，在发布后都应广泛听取意见，并进行必要的修正和调整，使其逐渐完善，以能够更加精确地反映中医医疗就医环境的现状。由于本模型设计构架完成后，已难以组织患者维度的"满意度"和社会维度数据的调研，故此类维度数仅参考相关调研的数据，最终得出2018年度"中国中医就医环境指数"为145.33，如果不借用相关参考数据则为108.83。

本报告对指数模型的设计，将有助于2020年研发和发布"中国城市中医就医环境指数"时进行参考和借鉴。

本报告是第一次进行的数据采集和分析，只能获得一个孤立的指数。随着本指数以后每年进行的研发，将会按年度出现有比较意义的系列指数，期待着"中国中医就医环境指数"在未来能够成为中医医疗发展的风向标。

市场发展篇

Market Development

B.4

中医药健康旅游目的地发展评价报告

侯胜田　刘娜娜　杨思秋　张若楠*

摘　要： 作为中医药和旅游休闲产业融合发展的新业态，中医药健康旅游最近几年发展态势良好。中医药健康旅游目的地创建工作是推动产业发展的重要抓手。本报告旨在从消费者的视角对中医药健康旅游目的地的发展状况进行评价，通过文献研究、深度访谈和问卷调查，总结了消费者对中医药健康旅游目的地现状的评价，系统分析了15家中医药健康旅游目的地在资源、产品、服务、自然环境、社会环境和管理6个维度

---

* 侯胜田，管理学博士，北京中医药大学教授，研究生导师，研究方向：健康旅游、健康产业与组织战略。刘娜娜，硕士研究生在读，北京中医药大学，研究方向：健康旅游、中医药健康旅游。杨思秋，硕士研究生在读，北京中医药大学，研究方向：健康旅游、健康产业与组织战略。张若楠，硕士研究生在读，北京中医药大学，研究方向：健康旅游、中医药健康旅游。

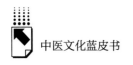
的情况，同时分析了目的地存在的主要问题，并提出了针对性的对策和建议，以期为中医药健康旅游目的地的后续发展以及其他目的地的建设和发展提供参考。

关键词： 中医药健康旅游　中医药健康旅游目的地　问卷调查

引　言

最近十年，医疗健康旅游在全球范围内取得了快速发展，已成为一个潜力巨大的朝阳产业。中医药健康旅游是具有中国特色的医疗健康旅游新兴业态，它的发展不仅能满足人民群众日益增长的健康和休闲旅游服务需求，丰富中医药产业发展业态，而且在扩大服务消费、创新经济增长点、推动供给侧改革等方面也能发挥积极作用。

近年来，中央和地方各级政府出台多项政策和措施，积极推动中医药健康旅游产业发展。2013 年以来，国家中医药管理局与国家旅游局相继出台了《关于促进中医药健康旅游发展的指导意见》等多项极具指导意义的政策；2016 年 7 月《关于开展"国家中医药健康旅游示范区（基地、项目）"创建工作的通知》（简称"中医药健康旅游示范创建工作"）的发布使中医药健康旅游产业步入实质性发展阶段。2017 年 9 月，经过单位申请、地方初审推荐、专家评审、实地检查、公示等环节后，国家中医药管理局和国家旅游局公布了 15 家国家中医药健康旅游示范区创建单位。

政策的出台、中医药健康旅游项目的落地以及产业边界的不断延展，使得医疗机构、旅游企业、金融机构和地产开发企业等许多国内外的组织机构，踊跃参与到中国中医药健康旅游产业发展进程中，各地都在积极利用社会资本和各方资源将自己建设成为具有吸引力的目的地。国家和各级政府非常重视中医药健康旅游目的地建设和发展情况，相关组织、企业也积极参与。但是，什么样的目的地是受消费者青睐的？目前目的地建设中存在哪些问题和障碍？如何解决？理清这些问题，是目的地成长为"特点鲜明、优势明显、综合实力强、具有辐射作用和影响力的示范区"的关键，是政府相关部门、产业政策的制定者和产业从业者的重大关切。本研究针对现实和潜在的中医药健康旅游消费者进行调查，通过对相关数据进行分析总结，一方面有助于为15家中医药健康旅游目的地的后续发展以及其他目的地的建设和发展提供一定的参考和指导，另一方面有助于为消费者选择合适的中医药健康旅游目的地提供参考意见，帮助他们选择更能满足需求、更高质量的去处。

本报告认为：中医药健康旅游是传统旅游休闲产业和中医药融合的新兴业态，是指以中医药为基础，以良好的自然环境和优秀的人文资源为依托，以维护、改善和促进社会公众健康为目的，使其达到身体上、精神上的完满状态和适应力提升的产品（货物和服务）的生产活动的集合。中医药健康旅游目的地是指拥有与中医药健康旅游相关的吸引物，能够对消费者产生吸引力，并且具有一定尺度的地理空间。这里的尺度是指中国行政区划标准中的二级行政区即市（地区、盟、自治州），三级行政区即县（县级市、市辖区、自治县、旗、自治旗），4个直辖市及2个特别行政区（一级行政区）。

一 资料与方法

（一）调查对象

本次调查针对全国范围内的中医药健康旅游消费者，包括现实消费者和潜在消费者。

（二）调查内容

目的地来源：本调查共选取了15家中医药健康旅游目的地作为消费者的评价对象。评价对象是2017年9月由国家中医药管理局和国家旅游局公

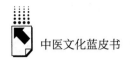

布的 15 家国家中医药健康旅游示范区创建单位，即河北安国国家中医药健康旅游示范区、北京东城国家中医药健康旅游示范区、吉林通化国家中医药健康旅游示范区、山西平顺国家中医药健康旅游示范区、上海浦东国家中医药健康旅游示范区、江苏泰州国家中医药健康旅游示范区、安徽亳州国家中医药健康旅游示范区、江西上饶国家中医药健康旅游示范区、山东日照国家中医药健康旅游示范区、湖北蕲春国家中医药健康旅游示范区、贵州黔东南国家中医药健康旅游示范区、广西南宁国家中医药健康旅游示范区、重庆南川国家中医药健康旅游示范区、四川都江堰国家中医药健康旅游示范区、陕西铜川国家中医药健康旅游示范区。

问卷设计：调查问卷的编制基于文献研究和深度访谈，从消费者视角出发，综合考虑中医药健康旅游目的地建设和发展相关因素，确定出包括资源、产品、服务、自然环境、社会环境和管理 6 个评价维度。将 6 个评价维度进一步具体化，形成了 24 个对中医药健康旅游目的地评价的具体问题，包括资源丰富程度、特色程度；产品质量、丰富程度；服务专业化程度、服务者态度；气候舒适度、生态保护；治安状况、配套设施、居民友好程度、环境清洁程度；价格合理程度、目的地的品牌等。

（三）研究方法

本研究基于形成的中医药健康旅游目的地评价问卷，采用方便抽样的方法，通过"问卷网"发布电子问卷进行在线调研，并依托微信、微博等社交媒体推广转发问卷链接，调查周期为 2019 年 5 月 16 日至 2019 年 6 月 16 日。为了保证数据的质量，本研究通过问卷设计和手工剔除两种途径来保证问卷的有效性。在问卷设计中，各中医药健康旅游目的地被设置为随机排列，并设置了漏答约束，被访者必须答完所有题目才能提交成功；手工剔除主要用于筛查是否存在逻辑混乱的问卷。本次调研共回收电子问卷 1045 份，删除选择的中医药健康旅游目的地为"其他"，但并未填写任何目的地就进行评价的问卷 97 份，得到有效问卷 948 份，有效回收率 90.72%。

考虑到调查问卷中的 6 个维度对中医药健康旅游目的地评价的影响程度不同，调研组组织了 9 位中医药健康旅游学术研究或产业实践领域的专家，对 6 个维度进行权重赋值，采用层次分析法计算出相应的权重分值（见表1）。问卷依据李克特五维量表（见表2）进行打分，根据 24 个问题得分的平均数和相应的权重计算出发展指数，以此对 15 家中医药健康旅游目的地进行评价。

表1　问卷中6个维度的权重值

资源	产品	服务	自然环境	社会环境	管理
0.242	0.212	0.212	0.111	0.069	0.114

表2　李克特五维量表

选项	不满意	不太满意	中性	比较满意	非常满意
分值	1	2	3	4	5

（四）数据处理

本研究将通过问卷网收集的数据导入 MS Excel 2016，通过 SPSS20.0 进行统计分析，方法主要包括描述统计、卡方分析等，$P < 0.05$ 时认为差异具有统计学意义。

（五）信效度分析

1. 信度分析

克伦巴赫信度分析（Cronbachα）是内部一致性检验方法，α 的取值范围在 0 ~ 1 之间，越接近于 1 表示这组题目的信度越高，相反，越接近于 0 表示题目的信度越低。通过 SPSS20.0 分别对整个量表和量表中的不同维度进行计算，得出整个量表的总体信度系数为 0.986，不同维度的信度系数详见表3，表明由 6 个维度和 24 个题项组成的中医药健康旅游目的地评价问卷可信度较高。

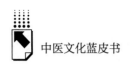
表3 不同维度的信度分析值

维度	题项	信度值(α)
自然环境	T3 ~ T7	0.957
资源	T8 ~ T11	0.932
产品	T12 ~ T14	0.959
服务	T15 ~ T16	0.907
社会环境	T17 ~ T22	0.957
管理	T23 ~ T26	0.915

2. 效度分析

本研究采用因子分析法测量问卷的效度，主要包括 KMO 值和 Bartlett 球形检验 2 个统计量。KMO 统计量是简单相关量与偏相关量的一个相对指数，用于检验变量间的偏相关性。KMO 值的取值在 0 ~ 1 之间，值越大说明因子分析的效果越好，当 KMO > 0.9 时，做因子分析效果最理想。Bartlett 球形检验用于检验相关系数矩阵是否为单位阵，如果检验结果拒绝单位阵假设的话（P < 0.05），可以进行因子分析。

据统计，测得 KMO 值为 0.956，Bartlett 球形检验值为 5329.308，自由度 df = 276，P = 0.000 < 0.001，保证了该问卷的有效性。

二 数据分析

（一）调查对象基本信息

调查对象的基本信息包括性别、文化程度、家庭人年均收入和职业 4 个方面。调查结果显示，被调查者中男性 363 人（38.29%），女性 585 人（61.71%），男女比例为 1∶1.61。从文化程度来看，被调查者中大专及本科以上共有 861 人，九成（90.83%）的高学历人群，这与整个社会的学历程度普遍提高相适应。从家庭人均年收入来看，随着收入的提高，被调查者所占比例逐渐变小。其中家庭人均年收入为 5 万元以下的有 379 人（39.98%），

5万~10万元的有272人（28.69%），在所有被调查者中的占比为68.67%。另外，被调查者中家庭人年均收入在30万以上的只有52人（5.49%）。从职业来看，学生群体参与度最高，有415人（43.78%），其次是事业单位职员，有189人（19.94%），参与度最低的是离退休人员，只有13人（1.37%），详见表4。

表4 调查对象的基本情况（n＝948）

项目	数值（人）	构成比（%）
性别		
男	363	38.29
女	585	61.71
文化程度		
高中/中专及以下	87	9.18
本科/大专	557	58.76
硕士及以上	304	32.07
家庭人均年收入		
5万元及以下	379	39.98
50001~100000元	272	28.69
100001~200000元	185	19.51
200001~300000元	60	6.33
30万元以上	52	5.49
职业		
政府职员/军人	38	4.01
事业单位职员	189	19.94
企业单位职员	178	18.78
个体经营者/自由职业	92	9.70
离退休人员	13	1.37
学生	415	43.78
其他	23	2.43

（二）中医药健康旅游体验情况分析

在948名被调查者中，体验过中医药健康旅游的仅为119人，占比12.55%，829名（87.45%）被调查者没有体验过，可以看出作为新兴的融合产业，中医药健康旅游目前普及程度不高（见表5）。

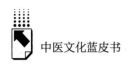

表5 被调查者是否体验过中医药健康旅游的分布情况

选项	数值(人)	占比(%)
体验过	119	12.55
没体验过	829	87.45
合计	948	100.00

（三）去过或听说过中医药健康旅游目的地的情况分析

通过对调查数据进行分析发现，去过或听亲友等讲述过的中医药健康旅游目的地前10名为北京东城国家中医药健康旅游示范区（15.61%）、河北安国国家中医药健康旅游示范区（15.40%）、安徽亳州国家中医药健康旅游示范区（10.23%）、四川都江堰国家中医药健康旅游示范区（4.96%）、陕西铜川国家中医药健康旅游示范区（3.27%）、山东日照国家中医药健康旅游示范区（3.06%）、江西上饶国家中医药健康旅游示范区（2.95%）、重庆南川国家中医药健康旅游示范区（2.74%）、上海浦东国家中医药健康旅游示范区（2.64%）、贵州黔东南国家中医药健康旅游示范区（2.22%），具体见表6。

表6 去过或听说过的中医药健康旅游目的地情况

序号	目的地	数值(人次)	占比(%)
1	北京东城国家中医药健康旅游示范区	148	15.61
2	河北安国国家中医药健康旅游示范区	146	15.40
3	安徽亳州国家中医药健康旅游示范区	97	10.23
4	四川都江堰国家中医药健康旅游示范区	47	4.96
5	陕西铜川国家中医药健康旅游示范区	31	3.27
6	山东日照国家中医药健康旅游示范区	29	3.06
7	江西上饶国家中医药健康旅游示范区	28	2.95
8	重庆南川国家中医药健康旅游示范区	26	2.74
9	上海浦东国家中医药健康旅游示范区	25	2.64
10	贵州黔东南国家中医药健康旅游示范区	21	2.22
11	山西平顺国家中医药健康旅游示范区	19	2.00
12	广西南宁国家中医药健康旅游示范区	17	1.79

序号	目的地	数值(人次)	占比(%)
13	吉林通化国家中医药健康旅游示范区	16	1.69
14	湖北蕲春国家中医药健康旅游示范区	11	1.16
15	江苏泰州国家中医药健康旅游示范区	11	1.16

（四）中医药健康旅游目的地综合情况评价的排名

调查发现，消费者认为综合情况较好的中医药健康旅游目的地前10名，分别为北京东城国家中医药健康旅游示范区（61.71%）、安徽亳州国家中医药健康旅游示范区（49.05%）、河北安国国家中医药健康旅游示范区（47.68%）、贵州黔东南国家中医药健康旅游示范区（38.82%）、四川都江堰国家中医药健康旅游示范区（35.23%）、广西南宁国家中医药健康旅游示范区（33.86%）、上海浦东国家中医药健康旅游示范区（33.44%）、山东日照国家中医药健康旅游示范区（31.65%）、重庆南川国家中医药健康旅游示范区（29.85%）和江苏泰州国家中医药健康旅游示范区（21.31%），具体见图1。

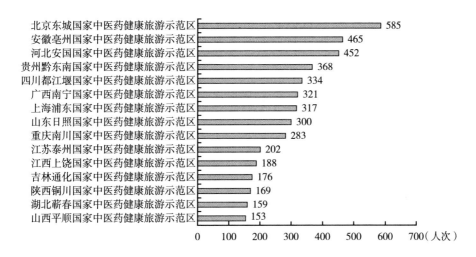

图1 中医药健康旅游目的地综合情况排名

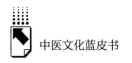

（五）中医药健康旅游目的地发展指数分析

发展指数是由计算被调查者对中医药健康旅游目的地的各个测量方面评分的平均分所得，总分为5分，将发展指数进行分数段划分，分别为3分（5分×60%）以下、3~4分（5分×80%）和4分及以上。

根据调查结果，对15家中医药健康旅游目的地不同测量方面的发展指数进行统计发现，发展指数主要集中于3~4分（85.83%），占比最多的是在中医药资源特色程度和旅游品牌的口碑方面，15家（100.00%）目的地的评分均集中于此；占比最少的是在投诉反馈机制方面，有9家（60.00%）目的地的评分集中于此。发展指数在3分以下的目的地相对较少（9.72%），其中在产品和服务价格合理程度方面、投诉反馈机制方面目的地分布较多，分别有4家（26.67%）和6家（40.00%）。发展指数在4分及以上的目的地在3个分数段中总体占比最少（4.44%），其中在服务者态度、气候舒适度、绿化程度、旅游配套设施和环境清洁程度5个方面达到4分及以上的目的地分别只有2家，占比最高（13.33%）。说明目前15家中医药健康旅游目的地的建设、发展情况不容乐观，尚有进步空间。

从3分以下的各个测量方面来看，目的地分布相对较多的依次为：投诉反馈机制（40.00%）、产品和服务价格合理程度（26.67%）、产品特色程度（20.00%）及厕所及银行等的便利性（20.00%）、产品质量（13.33%）、服务专业化程度（13.33%）、生态保护（13.33%）、医院或卫生服务站等的便利性（13.33%）、环境清洁程度（13.33%）和中医药品牌的口碑（13.33%），具体见表7。

表7　目的地不同测量方面的发展指数分布情况

不同测量方面 ＼ 分数段	3分以下（%）	3~4分（%）	4分及以上（%）
中医药资源丰富程度	0(0.00)	14(93.33)	1(6.67)
中医药资源特色程度	0(0.00)	15(100.00)	0(0.00)
旅游资源丰富程度	1(6.67)	14(93.33)	0(0.00)

分数段 不同测量方面	3分以下（%）	3~4分（%）	4分及以上（%）
旅游资源特色程度	0（0.00）	14（93.33）	1（6.67）
产品丰富程度	1（6.67）	13（86.67）	1（6.67）
产品特色程度	3（20.00）	12（80.00）	0（0.00）
产品质量	2（13.33）	13（86.67）	0（0.00）
服务专业化程度	2（13.33）	13（86.67）	0（0.00）
服务者态度	0（0.00）	13（86.67）	2（13.33）
空气质量	0（0.00）	14（93.33）	1（6.67）
水质量	1（6.67）	13（86.67）	1（6.67）
气候舒适度	0（0.00）	13（86.67）	2（13.33）
绿化程度	1（6.67）	12（80.00）	2（13.33）
生态保护	2（13.33）	13（86.67）	0（0.00）
治安状况	1（6.67）	14（93.33）	0（0.00）
旅游配套设施	1（6.67）	12（80.00）	2（13.33）
医院或卫生服务站等的便利性	2（13.33）	13（86.67）	0（0.00）
厕所及银行等的便利性	3（20.00）	11（73.33）	1（6.67）
居民对外来游客的友好程度	1（6.67）	14（93.33）	0（0.00）
环境清洁程度	2（13.33）	11（73.33）	2（13.33）
产品和服务价格合理程度	4（26.67）	11（73.33）	0（0.00）
投诉反馈机制	6（40.00）	9（60.00）	0（0.00）
中医药品牌的口碑	2（13.33）	13（86.67）	0（0.00）
旅游品牌的口碑	0（0.00）	15（100.00）	0（0.00）
合计	35（9.72）	309（85.83）	16（4.44）

三 存在的主要问题

（一）产业发展仍处于初级阶段，中医药健康旅游体验率低

根据调查结果，948名被调查者中，体验过中医药健康旅游的仅占12.55%，体验率比较低。一方面，中医药健康旅游产业是新兴的融合产业，现阶段中医药健康产业与旅游产业的融合尚未完成，仍处于初级发展阶段，

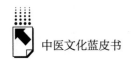

普及程度不高，居民认知度比较低，市场潜力尚未得到释放；另一方面，当前中医药健康旅游目的地的营销推广能力不足，制约了中医药健康旅游的进一步发展，影响了其在国内和国际上的吸引力。

（二）顶层设计缺乏，有效协调和监管缺位

健全完善的管理制度是提高核心竞争力、推动发展的重要因素①。根据统计结果，在低分数段中，投诉反馈机制占比为 40.00%，产品和服务价格合理程度占比为 26.67%，说明在目的地发展过程中管理问题突出，亟须重视和解决。当前，中医药健康旅游产业中尚未设置统筹和监管的机构，中医药健康旅游目的地在建设过程中缺乏可供参考的统一标准，普遍存在忽视系统规划和有效管理的问题，进而导致各相关部门缺乏有效沟通、配合度不高、监管机制缺失，影响消费者的体验和目的地积极的品牌口碑的形成。

（三）忽视创新，产品层次结构不完善

产品是中医药健康旅游产业发展的关键构成要素。根据统计结果，在低分数段中，产品特色程度（20.00%）、产品质量（13.33%）占比较高，说明目的地发展过程中产品问题没有得到足够的重视。当前，国内中医药健康旅游各相关产业融合度低、产业链不完整等问题突出，不同目的地之间在资源特点、服务项目和内容等方面大同小异，资源雷同、开发单一与缺乏创新所导致的产品同质化现象非常突出，各中医药健康旅游目的地特色不够鲜明、市场辨识度不高，低附加值的重复建设和模仿现象严重，限制了产业的进一步发展。

（四）专业人才缺乏，服务水平亟待提高

服务是一种特殊的、不可见的商品，需要专业人才通过规范的服务体系

---

① 侯胜田、刘华云、王海星：《北京市医疗旅游产业发展模式探讨》，《医院院长论坛－首都医科大学学报》（社会科学版）2015 年 12 月第 1 期，39～43 页。

对外展示[①]。根据统计结果，在低分数段中，服务专业化程度占比为13.33%。中医药健康旅游产业是由传统旅游休闲产业和医疗健康服务产业等融合形成的新兴产业，其健康高效的发展需要兼具中医药文化知识或技术和旅游休闲运营管理的专业化复合型人才，尤其是发展跨境的中医药健康旅游，还需要克服语言障碍。但目前产业发展所需的复合型人才极度缺乏，目的地提供服务的专业化程度无法得到保障，加之服务提供方的服务意识不强、服务态度欠佳，导致消费者对于目的地提供服务的满意度较低，目的地的服务水平亟待提高。

四　对策建议

（一）制定专业营销推广策略，开展多渠道、立体化的宣传推广

中医药健康旅游目的地可以从消费者购买决策过程（认知、情感、行为倾向）的角度考虑，制定专业的营销推广策略。认知方面，可以通过开展相关培训和公益宣传等方式积极推广中医药健康旅游，引导消费者关注中医药健康旅游；通过举办各种活动，如中医药健康旅游主题文化节、中医药健康旅游论坛等多种形式的主题活动[②]，提高公众的认知。情感方面，积极打造有特色的中医药健康旅游体验基地，创新体验模式，推动中医药健康旅游体验营销。通过营销策略组合提高中医药健康旅游的普及度，有助于刺激中医药健康旅游消费增长，进而推动中医药健康旅游目的地的发展。

（二）完善管理体制机制，政府监管与市场运作相结合

从政府层面来看，中医药健康旅游产业的发展需要设立统一的协调机

---

① 苏朝晖：《服务的特性及其对服务业营销的影响》，《生产力研究》2012年6月，第204～206页。
② 曾文嫒：《蕉岭县发展健康旅游产业可行性及对策研究》，华南农业大学硕士毕业论文，2016。

构，制定并完善可供目的地参考的发展标准，形成合理有序的监管机制①。一方面，有助于对产业整体发展进行系统规划、合理布局，为各相关部门进行有效沟通和配合提供便利；另一方面，有助于及时有效地指导、解决目的地建设和发展过程中的问题。从市场角度讲，中医药健康旅游目的地管理者和相关运营企业要制定科学合理的管理制度；深入了解市场需求，依托自身资源优势，加强战略规划；积极探索创新商业模式、开发特色产品、提供优质服务，为目的地中医药健康旅游活动的顺利开展打下坚实基础。

（三）建立标准化产品体系，开发个性化特色产品

中医药健康旅游目的地要充分发挥自身的资源禀赋优势，以消费者为核心开发出适销对路的产品，进而开展针对性的营销宣传，提升目的地吸引力。首先，目的地范围内要建立和完善标准化的产品体系，保证产品质量。产品质量的保障一方面来自于高水平的技师服务团队，另一方面来自于道地中药材的质量保证②。与此同时，开发中医药健康旅游产品需要满足个性化和多样化需求，可以从消费者的不同特征、需求偏好、动机等方面出发，了解不同人群的不同需求，形成内涵丰富的产品体系。例如针对不同性别的消费者，女性对美容保健类产品的需求更大，男性对养生康复类产品的需求更大；针对不同年龄的消费者，老年人相对更喜欢传统产品，青年人更喜欢尝试新产品；此外，将购买道地中药材和特色纪念品，观赏中医药动植物景观，吃药膳、喝药饮，体验名医问诊和推拿、针灸等中医药疗法，学习养生保健知识等活动进行合理规划设计，形成一条关系紧密的产品链。

（四）准确把握市场脉搏，形成特色服务格局

准确把握中医药健康旅游目的地的市场定位是发展中医药健康旅游的关

---

① 杨璇、叶贝珠：《我国健康旅游产业发展的 PEST 分析及策略选择》，《中国卫生事业管理》，2018 年第 12 期，第 942～945 页。

② 干永和：《基于消费者偏好的中医药康养旅游产品开发策略研究》，北京中医药大学硕士毕业论文，2017。

键。当前产业发展处于初级阶段，主要消费群体是国内外中医药爱好者、中医药经营者以及文化、教育、科研等方面的高端人员，普通消费者参与度不高。各中医药健康旅游目的地要通过市场细分进行目标客户定位，紧密结合市场需求，针对目标客户群体在中医药健康旅游目的地资源类型、项目、配套服务和出游季节等方面的偏好，建设和完善服务体系，准确提供差异化、个性化服务，形成"体验式服务、沉浸式服务、不间断服务"三位一体的服务格局，减少各目的地之间服务的同质性，提高目的地吸引力，增强市场竞争力。①

---

① 蒋未娜：《北京市居民境外医疗旅游需求分析》，北京中医药大学硕士学位论文，2017。

B.5
中医药健康旅游目的地不同维度
发展指数分析

刘娜娜　张若楠　杨思秋　侯胜田*

摘　要： 目的：从不同维度分析各中医药健康旅游目的地的发展指数，从而有针对性地提出目的地建设的意见和建议。方法：基于被调查者对 15 家中医药健康旅游目的地的评分，通过 SPSS 20.0 进行统计，分析各个目的地在不同维度下的发展指数情况。结果：被调查的 15 家中医药健康旅游目的地普遍在资源方面发展指数较高，在管理、自然环境和社会环境等方面发展指数较低。结论：中医药健康旅游目的地要依托资源优势，充分挖掘文化内涵，创新产品开发，形成品牌优势；完善体制机制，全面提升管理水平；加快人才培养，提高人才素质。

关键词： 中医药健康旅游　目的地评价　发展指数

引　言

2013 年以来，中央和地方各级政府陆续出台推动中医药健康旅游发展

---

* 刘娜娜，硕士研究生在读，北京中医药大学，研究方向：健康旅游、中医药健康旅游。张若楠，硕士研究生在读，北京中医药大学，研究方向：健康旅游、中医药健康旅游。杨思秋，硕士研究生在读，北京中医药大学，研究方向：健康旅游、健康产业与组织战略。侯胜田，管理学博士，北京中医药大学教授，研究生导师，研究方向：健康旅游、健康产业与组织战略。

的多项政策，相继公布了中医药健康旅游示范区和示范基地的创建名单，中医药健康旅游产业实践正在如火如荼地开展。在此背景下，各示范区和示范基地积极开发当地的中医药资源和旅游资源，发挥各方优势，努力建设成为具有吸引力的中医药健康旅游目的地。

准确把握中医药健康旅游目的地的建设情况，有利于为产业的后续发展提供参考。消费者是中医药健康旅游活动的主体，消费者的评价有助于目的地明确自身发展优势和所存在问题，指引其未来的发展方向。本报告基于被调查者对15家中医药健康旅游目的地的评分，分析各个目的地在不同维度下的发展指数，以期为目的地的未来建设和发展提供参考意见，进而引导中医药健康旅游产业健康发展。

一　数据描述和分析

本次调研共得到有效问卷 948 份，问卷的 6 个评价维度包括资源、产品、服务、自然环境、社会环境和管理，各维度相应的权重如表 1 所示。各目的地不同维度的发展指数 = 各目的地不同维度的平均分 × 各个维度相应的权重，具体计算和分析情况如下。

表 1　问卷中 6 个维度的权重值

资源	产品	服务	自然环境	社会环境	管理
0.242	0.212	0.212	0.111	0.069	0.114

（一）河北安国国家中医药健康旅游示范区

根据调查结果可知，在消费者对河北安国国家中医药健康旅游示范区各维度的评价中，资源方面得分最高，为 0.79 分；资源、产品、服务三方面得分均高于 0.60 分；自然环境与管理方面得分略低，均为 0.34 分；社会环境方面得分最低，为 0.21 分。具体见表 2。

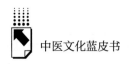

表2 河北安国国家中医药健康旅游示范区不同维度的发展指数情况

序号	维度	发展指数（分）
1	资源	0.79
2	产品	0.65
3	服务	0.63
4	自然环境	0.34
5	管理	0.34
6	社会环境	0.21

（二）安徽亳州国家中医药健康旅示范区

根据调查结果可知，在消费者对安徽亳州国家中医药健康旅示范区的评价中，资源方面得分最高，为0.82分；资源、产品、服务三方面得分均高于0.65分；自然环境与管理方面得分略低，分别为0.37分、0.36分；社会环境方面得分最低，为0.22分。具体见表3。

表3 安徽亳州国家中医药健康旅示范区不同维度的发展指数情况

序号	维度	发展指数（分）
1	资源	0.82
2	产品	0.70
3	服务	0.68
4	自然环境	0.37
5	管理	0.36
6	社会环境	0.22

（三）北京东城国家中医药健康旅游示范区

根据调查结果可知，在消费者对北京东城国家中医药健康旅游示范区的评价中，资源方面得分最高，为0.89分；资源、服务、产品三方面得分均高于或等于0.75分；管理与自然环境方面得分略低，均为0.40分；社会环境方面得分最低，为0.26分。具体见表4。

表4　北京东城国家中医药健康旅游示范区不同维度的发展指数情况

序号	维度	发展指数（分）
1	资源	0.89
2	服务	0.76
3	产品	0.75
4	管理	0.40
5	自然环境	0.40
6	社会环境	0.26

（四）广西南宁国家中医药健康旅游示范区

根据调查结果可知，在消费者对广西南宁国家中医药健康旅游示范区的评价中，资源方面得分最高，为0.79分；资源、服务、产品三方面得分均高于或等于0.65分；自然环境与管理方面得分略低，均为0.36分；社会环境方面得分最低，为0.23分。具体见表5。

表5　广西南宁国家中医药健康旅游示范区不同维度的发展指数情况

序号	维度	发展指数（分）
1	资源	0.79
2	服务	0.69
3	产品	0.65
4	自然环境	0.36
5	管理	0.36
6	社会环境	0.23

（五）贵州黔东南国家中医药健康旅游示范区

根据调查结果可知，在消费者对贵州黔东南国家中医药健康旅游示范区的评价中，资源方面得分最高，为0.93分；资源、服务、产品三方面得分均高于或等于0.75分；自然环境与管理方面得分略低，分别为0.44分、0.42分；社会环境方面得分最低，为0.26分。具体见表6。

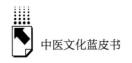
表6 贵州黔东南国家中医药健康旅游示范区不同维度的发展指数情况

序号	维度	发展指数（分）
1	资源	0.93
2	服务	0.80
3	产品	0.75
4	自然环境	0.44
5	管理	0.42
6	社会环境	0.26

（六）湖北蕲春国家中医药健康旅游示范区

根据调查结果可知，在消费者对湖北蕲春国家中医药健康旅游示范区的评价中，资源方面得分最高，为0.80分；资源、服务、产品三方面得分均高于或等于0.65分；自然环境与管理方面得分略低，分别为0.35分、0.34分；社会环境方面得分最低，为0.21分。具体见表7。

表7 湖北蕲春国家中医药健康旅游示范区不同维度的发展指数情况

序号	维度	发展指数（分）
1	资源	0.80
2	服务	0.68
3	产品	0.65
4	自然环境	0.35
5	管理	0.34
6	社会环境	0.21

（七）吉林通化国家中医药健康旅游示范区

根据调查结果可知，在消费者对吉林通化国家中医药健康旅游示范区的评价中，资源方面得分最高，为0.74分；资源、服务、产品三方面得分均高于0.60分；自然环境与管理方面得分略低，分别为0.36分、0.34分；社会环境方面得分最低，为0.22分。具体见表8。

表 8　吉林通化国家中医药健康旅游示范区不同维度的发展指数情况

序号	维度	发展指数（分）
1	资源	0.74
2	服务	0.67
3	产品	0.63
4	自然环境	0.36
5	管理	0.34
6	社会环境	0.22

（八）江苏泰州国家中医药健康旅游示范区

根据调查结果可知，在消费者对江苏泰州国家中医药健康旅游示范区的评价中，资源方面得分最高，为 0.86 分；资源、服务、产品三方面得分均高于 0.65 分；自然环境与管理方面得分略低，分别为 0.38 分、0.35 分；社会环境方面得分最低，为 0.22 分。具体见表 9。

表 9　江苏泰州国家中医药健康旅游示范区不同维度的发展指数情况

序号	维度	发展指数（分）
1	资源	0.86
2	服务	0.69
3	产品	0.66
4	自然环境	0.38
5	管理	0.35
6	社会环境	0.22

（九）江西上饶国家中医药健康旅游示范区

根据调查结果可知，在消费者对江西上饶国家中医药健康旅游示范区的评价中，资源方面得分最高，为 0.83 分；资源、服务、产品三方面得分均高于 0.65 分；自然环境与管理方面得分略低，分别为 0.42 分、0.35 分；社会环境方面得分最低，为 0.24 分。具体见表 10。

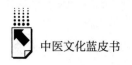

表10　江西上饶国家中医药健康旅游示范区不同维度的发展指数情况

序号	维度	发展指数（分）
1	资源	0.83
2	服务	0.70
3	产品	0.68
4	自然环境	0.42
5	管理	0.35
6	社会环境	0.24

（十）山东日照国家中医药健康旅游示范区

根据调查结果可知，在消费者对山东日照国家中医药健康旅游示范区的评价中，资源方面得分最高，为0.87分；资源、服务、产品三方面得分均高于0.70分；自然环境与管理方面得分略低，分别为0.46分、0.41分；社会环境方面得分最低，为0.27分。具体见表11。

表11　山东日照国家中医药健康旅游示范区不同维度的发展指数情况

序号	维度	发展指数（分）
1	资源	0.87
2	服务	0.73
3	产品	0.71
4	自然环境	0.46
5	管理	0.41
6	社会环境	0.27

（十一）山西平顺国家中医药健康旅游示范区

根据调查结果可知，在消费者对山西平顺国家中医药健康旅游示范区的评价中，资源方面得分最高，为0.85分；资源、服务、产品三方面得分均高于0.70分；管理与自然环境方面得分略低，分别为0.40分、0.39分；社会环境方面得分最低，为0.25分。具体见表12。

表 12　山西平顺国家中医药健康旅游示范区不同维度的发展指数情况

序号	维度	发展指数(分)
1	资源	0.85
2	服务	0.75
3	产品	0.74
4	管理	0.40
5	自然环境	0.39
6	社会环境	0.25

（十二）陕西铜川国家中医药健康旅游示范区

根据调查结果可知，在消费者对陕西铜川国家中医药健康旅游示范区的评价中，资源方面得分最高，为 0.80 分；资源、产品、服务三方面得分均高于 0.60 分；自然环境与管理方面得分略低，分别为 0.36 分、0.33 分；社会环境方面得分最低，为 0.20 分。具体见表 13。

表 13　陕西铜川国家中医药健康旅游示范区不同维度的发展指数情况

序号	维度	发展指数(分)
1	资源	0.80
2	产品	0.64
3	服务	0.64
4	自然环境	0.36
5	管理	0.33
6	社会环境	0.20

（十三）上海浦东国家中医药健康旅游示范区

根据调查结果可知，在消费者对上海浦东国家中医药健康旅游示范区的评价中，资源方面得分最高，为 0.83 分；资源、服务、产品三方面得分均高于或等于 0.70 分；自然环境与管理方面得分略低，分别为 0.41 分、0.40分；社会环境方面得分最低，为 0.27 分。具体见表 14。

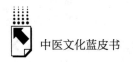

表 14　上海浦东国家中医药健康旅游示范区不同维度的发展指数情况

序号	维度	发展指数（分）
1	资源	0.83
2	服务	0.77
3	产品	0.70
4	自然环境	0.41
5	管理	0.40
6	社会环境	0.27

（十四）四川都江堰国家中医药健康旅游示范区

根据调查结果可知，在消费者对四川都江堰国家中医药健康旅游示范区的评价中，资源方面得分最高，为 0.88 分；资源、产品、服务三方面得分均高于 0.60 分；自然环境与管理方面得分略低，分别为 0.42 分、0.36 分；社会环境方面得分最低，为 0.26 分。具体见表 15。

表 15　四川都江堰国家中医药健康旅游示范区不同维度的发展指数情况

序号	维度	发展指数（分）
1	资源	0.88
2	产品	0.65
3	服务	0.63
4	自然环境	0.42
5	管理	0.36
6	社会环境	0.26

（十五）重庆南川国家中医药健康旅游示范区

根据调查结果可知，在消费者对重庆南川国家中医药健康旅游示范区的评价中，资源方面得分最高，为 0.91 分；资源、服务、产品三方面得分均高于或等于 0.70 分；自然环境与管理方面得分略低，分别为 0.41 分、0.39 分；社会环境方面得分最低，为 0.25 分。具体见表 16。

表 16 重庆南川国家中医药健康旅游示范区不同维度的发展指数情况

序号	维度	发展指数(分)
1	资源	0.91
2	服务	0.75
3	产品	0.70
4	自然环境	0.41
5	管理	0.39
6	社会环境	0.25

二 存在的主要问题

(一)中医药健康旅游目的地资源禀赋优势明显,但开发不足

从各个目的地不同维度的发展指数可以看出,每一家目的地在资源维度方面的发展指数均为最高,相比之下,产品、服务等维度的发展指数评分却较低,说明消费者对于中医药健康旅游目的地资源方面的满意程度高于产品、服务方面。目的地拥有丰富的中医药健康资源,但是对资源的开发程度不够,未能充分发挥资源禀赋优势,导致产品和服务方面的满意度不高。

(二)中医药健康旅游目的地运营管理有待加强

滞后的管理机制不利于中医药健康旅游目的地的建设和发展。当前中医药健康旅游在国家支持引导、社会积极参与的大环境下如火如荼地开展着,但其仍处于发展的初级阶段,产业融合尚未完成,如何高效推进其健康发展依然是学界和业内人士积极探索的重要内容。从各个目的地不同维度的发展指数可以看出,每一家目的地的管理水平发展指数均较低,在6个维度的排名中较为靠后,消费者对目的地的管理水平整体满意度不高。运营管理维度的评价主要包括目的地的价格合理性、投诉反馈机制和目的地的品牌口碑三个方面,说明消费者认为当前中医药健康旅游目的地的价格不尽合理,投诉反馈机制运行不畅,尚未形成积极的品牌口碑。

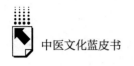

（三）中医药健康旅游目的地社会环境有待改善

在市场经济条件下，政府支持力度是中医药健康旅游目的地建设和发展的补充条件，对目的地的发展具有重要的支持和引导作用。调查发现，各中医药健康旅游目的地社会环境维度的发展指数均为最低，社会环境维度的评价主要包括社会治安状况，旅游配套设施、医院或卫生服务站、厕所、银行等设施的便利性，环境清洁度和居民友好度，说明消费者对中医药健康旅游目的地社会整体环境的建设和维护满意度较低，社会环境有待改善。

三　对策建议

（一）挖掘文化内涵，创新产品开发，形成品牌优势

中国拥有丰富的中医药资源和旅游资源，各中医药健康旅游目的地资源各异，特色鲜明，如以"千年药都"闻名的河北安国[①]、以佛教文化著称的安徽池州九华山[②]和以医疗健康旅游作为金字招牌的海南博鳌乐城国际医疗旅游先行区[③]。中医药健康旅游目的地的建设需要依托有当地特色的生态景观和中医药资源，深入挖掘中医药的文化内涵，将旅游资源与中医药资源有效结合，开发具有当地地域特色的中医药健康旅游项目和产品，形成中医药健康旅游特色产品体系，力争实现创造性转化、创新性发展，探索出一条符合目的地实际的差异化、特色化道路。此外，目的地还要树立品牌意识，培育一批特色鲜明、具有良好的经济和社会效益的中医药健康旅游品牌，从而引领当地中医药健康旅游产业发展。

---

① 徐娜：《中药材旅游资源开发研究——以"药都"安国为例》，河北师范大学硕士毕业论文，2012。
② 桂平、胡雪芬、龙超：《九华山健康旅游产业耦合发展研究》，《管理观察》2018年第23期，第97~98、105页。
③ 赵亮亮：《医疗变革先行者：海南博鳌医疗旅游先行区》，《西部皮革》2018年第13期，第113页。

（二）完善体制机制，全面提升管理水平

在国家对中医药健康旅游的总体规划下，目前国内的许多省市都在积极完善中医药健康旅游基础设施和配套服务设施的建设。中医药健康旅游目的地在实际运营管理过程中，需要坚持"政府引导、市场驱动、科学发展、统筹规划"的原则[1]，划定政府与经营者的职责边界，明确政府应承担的公共服务职能和经营者应承担的专业化市场运营职能[2]。加强组织领导，完善目的地管理的体制机制，建立健全中医药健康旅游服务标准规范，构建具有地域特色的中医药健康旅游产业体系。各目的地经营者要提高服务意识，特别是不能忽视消费者在旅游过程中的投诉反馈和纠纷解决问题，创新服务理念，全面提升目的地管理和服务水平。

（三）加快人才培养，提高人才素质

专业复合型人才作为中医药健康旅游产业发展的基石与第一资源，在目的地平稳、快速和创新发展中占有战略性地位，加快中医药健康旅游产业复合型人才体制机制改革和政策创新刻不容缓[3]。中医药健康旅游目的地要构建多层次、多渠道的中医药健康旅游人才培养体系，培养一大批从事中医药健康旅游产品研发、创意设计、营销策划等方面的专业人才。具体措施包括创建中医药健康旅游产业人才培训机构，加快专业化复合型人才培养；积极引进中医药健康旅游领域高层次人才，与当地的高等院校、科研院所建立长期合作关系；鼓励支持产学研结合和科研成果转化，建立中医药健康旅游产业科技孵化基地，全面提高中医药健康旅游从业人员素质。

---

[1] 孟晓伟、姚东明、胡振宇：《中医药健康旅游发展现状与对策研究》，《江西中医药大学学报》2018年第1期，第96~99页。
[2] 吴江：《旅游型特色体育小镇建设规划与运营管理》，《社会科学家》2018年第5期，第81-85页。
[3] 于东东、尤良震、宋成杰等：《中医药健康旅游产业发展研究》，《亚太传统医药》2017年第2期，第1~3页。

B.6
我国社会办中医发展现状及政策建议

陈珞珈　郑格琳　杨永生　肖梦熊*

摘　要： 本报告主要对我国社会办中医的现状进行了分析，梳理出阻碍社会办医存在着的一些问题，并针对问题提出了解决办法和促进发展的建议。对政府制定社会办医管理政策具有一定的参考价值。

关键词： 社会办医　中医医疗　医院管理

近年来，我国陆续出台若干鼓励社会办医的政策措施，这些政策对社会办中医医疗机构的发展起到了积极的推动作用，社会办中医迎来了明媚的春天。我们通过梳理近年来全国社会办中医机构的资源与服务数据，分析其发展情况，同时也调研了部分社会办中医机构，了解发展中存在的问题，提出相应的政策建议，以期望社会办中医能够在国家的政策指引下，有长足的发展，真正成为医疗卫生的补充，为我国的医疗卫生事业做出贡献。

一　现状

2016 年全国中医类医疗机构共 49479 所，其中社会办中医类医院 1657

---

* 陈珞珈，中国中医科学院中医药发展研究中心；郑格琳，中国中医科学院中医药发展研究中心；杨永生，中国中医科学院中医药发展研究中心；肖梦熊，中国中医科学院中医药发展研究中心。

所、中医类门诊部 1913 所、中医类诊所 43328 所。社会办中医医疗机构数量占全国中医类医疗机构数的 94.78%、诊疗量占全国中医类医疗机构总诊疗量的 24.7%。其中，中医类门诊部、中医类诊所机构数量占全国中医类医疗机构数的 91.4%，但其诊疗量仅占全国中医类医疗机构总诊疗量的 20.1%。

（一）中医类门诊部资源与服务的情况

2016 年我国有中医类门诊部 1913 所，在岗职工 25277 人，总诊疗人次 0.2 亿人次。平均每个门诊部有职工 13.2 人，年均诊疗 1.09 万人次，日均诊疗 41.2 人次。2011~2016 年，我国中医类门诊部由 1113 所增长到 1913 所，年平均增长率为 11.4%；总诊疗人次从 0.11 亿人次增长到 0.19 亿人次，年平均增长率为 11.7%，服务量的增长高于机构数量的增长，反映了其医疗水平和社会需求均在提高。

1. 机构数

2011~2016 年，中医类门诊部数量由 1113 所增至 1913 所，增幅为 71.8%。同期中医类门诊部占全国门诊部的比例由 12.1% 上升至 12.9%，中医类门诊部占中医医疗机构的比重由 2.9% 上升到 3.8%，5 年时间其占中医医疗机构和占全国门诊部的比重均在提高，反映了社会对中医门诊部的需求在增加。

2011~2016 年，西医综合门诊部由 5445 所增至 6806 所，年平均增长率为 4.6%，比中医类门诊部年平均增长率低 7 个百分点。由此可见，虽然西医综合门诊部的总量远大于中医类门诊部，但中医类门诊部数量稳步增长，保持了较好的增长速度。

表1 全国中医类门诊部机构数

单位：所

机构	2011年	2012年	2013年	2014年	2015年	2016年	增幅（%）	年均增长率（%）
中医门诊部	848	910	991	1154	1304	1539	85	12.6
中西医结合门诊部	253	297	279	301	320	355	26.5	7

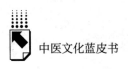

续表

机构	2011年	2012年	2013年	2014年	2015年	2016年	增幅（%）	年均增长率（%）
民族医门诊部	12	11	13	13	16	19	58.3	9.6
中医类门诊部占全国门诊部的比例(%)	12.1	12	11.5	12.2	12.3	12.9	—	—
中医类门诊部占中医医疗机构的比例(%)	2.9	3.1	3.1	3.4	3.5	3.8	—	—
总计	1113	1218	1283	1468	1640	1913	71.8	11.7

2. 人员数

2011~2016年中医类门诊部人员数由13109人增至25277人，其中中医类别执业（助理）医师数由3702人增至8566人，中药师（士）数由924人增至1870人。中医类门诊部人员数、中医类别执业（助理）医师数和中药师（士）数增幅分别为92.8%、131.4%、102.4%，6年间均有较大增长。

中医类门诊部的中医类别执业（助理）医师占执业（助理）医师总数比例和中药师（士）占药师（士）总数比例均有显著增长。具体情况为：中医类别执业（助理）医师占执业（助理）医师总数比例由2011年的65.9%增长至2016年的76%；中药师（士）占药师（士）总数比例由2011年的67.6%增长至2015年的77.7%。在技术人员中，中医中药人员的比重明显增加。

表2 中医类门诊部人员数

单位：人

机构	2011年	2012年	2013年	2014年	2015年	2016年	增幅（%）	年均增长率（%）
中医门诊部	10573	12045	13594	15144	17848	21015	98.7	14.7
中西医结合门诊部	2438	2915	2991	3361	3482	4125	69.2	11.08
民族医门诊部	98	116	113	92	104	137	39.8	6.9
总计	13109	15076	16698	18597	21434	25277	92.8	14

3. 中医类门诊部诊疗人次数

2011~2016年，中医类门诊部诊疗量逐年上升，由1128万人次增至1978万人次，增幅75.4%，年均增长11.9%。

中医类门诊部诊疗量占全国门诊部总诊疗量的比例也呈上升趋势，由2011年所占比例的15.9%提高至2016年的19.2%。

表3   中医类门诊部诊疗量及其占比情况

单位：万人次

机构	2011	2012	2013	2014	2015	2016	增幅（%）	年均增长率（%）
中医门诊部	934.8	1069.5	1221.6	1304.8	1567.4	1757.4	87.9	13.4
中西医结合门诊部	189.2	217.8	207.9	218.5	192.1	217.9	1.5	0.4
民族医门诊部	4	3.5	4.1	2.2	2.4	3	−25	−5.6
中医类门诊部诊疗量占全国门诊部总诊疗量的比例(%)	15.9	17.1	17.1	17.4	18.8	19.2	—	—
中医类门诊部诊疗量占中医类医疗机构总诊疗量的比例(%)	2.3	2.3	2.3	2.4	2.6	2.7	—	—
总计	1128	1291	1434	1526	1762	1978	75.4	11.9

（二）中医类诊所资源与服务的情况

2016年，我国有中医类诊所43328所，在岗职工85006人，总诊疗1.25亿人次。平均每个诊所有职工1.96人，年诊疗2889人次，日均诊疗11.5人次。2011~2016年，我国中医类诊所由33756所增长到43328所，年平均增长率为5.1%；总诊疗人次从1.0亿人次增长到1.25亿人次，年平均增长率为4.5%。

1. 机构数

从机构数来看，中医类诊所机构数从2011年的33756所增至2016年的43328所，增长幅度为28.4%，年均增长率为5.1%。中医类诊所机构数占全国诊所机构数的比重也逐年提高，由2011年的19.3%提高至2016年的25.6%，增长幅度较大。

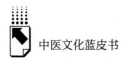

表4　中医类诊所机构数

单位：所

机构	2011	2012	2013	2014	2015	2016	增幅（%）	年均增长率（%）
中医诊所	26115	27209	29335	30795	32968	35289	35.1	6.2
中西医结合诊所	7248	7088	7286	7116	7386	7513	3.7	0.7
民族医诊所	393	410	424	475	534	526	31.3	6
中医类诊所占全国诊所的比例(%)	19.3	19.5	20.1	20.4	20.9	25.6	—	—
总计	33756	34707	37045	38386	40888	43328	28.4	5.1

2. 中医药人员数

2011～2016 年，中医类诊所人员数由 67590 人增至 85006 人，其中中医类别执业（助理）医师数由 22466 人增至 40187 人，中药师（士）数由 4806 人增至 7771 人。中医类诊所人员数、中医类别执业（助理）医师数和中药师（士）数增幅分别为 25.8%、78.9%、61.7%，6 年间均有较大增长。

中医类诊所的中医类别执业（助理）医师占执业（助理）医师总数比例和中药师（士）占药师（士）总数的比例均有较大增长。具体情况为：中医类别执业（助理）医师占执业（助理）医师总数的比例由 2011 年的 54.4% 上升至 2016 年的 74.6%；中药师（士）占药师（士）总数比例由 2011 年的 70.6% 上升至 2016 年的 86.6%。

表5　2011～2016 年中医类诊所人员数

单位：人

机构	2011	2012	2013	2014	2015	2016	增幅（%）	年均增长率（%）
中医诊所	48539	50838	54822	56674	60344	65409	34.8	6.1
中西医结合诊所	18379	17643	17971	17752	18185	18818	2.3	0.5
民族医诊所	672	718	731	727	785	779	15.9	3
总计	67590	69199	73524	75153	79314	85006	25.8	4.7

3. 诊疗人次

2011～2016 年，中医类诊所诊疗量逐年增长，由 2011 年的 9981 万人次增至 2016 年的 12517 万人次，增幅 25.4%，年均增长 4.6%。

中医类诊所诊疗量占诊所总诊疗量的比例逐年提高，由 2011 年的 19.3% 提高到 2016 年的 24.9%，这反映了社会对中医诊所的旺盛需求。

表6　中医类诊所诊疗量

单位：万人次

机构	2011	2012	2013	2014	2015	2016	增幅（%）	年均增长率（%）
中医类诊所总计	9981	10250	11059	11342	11781	12517	25.4	4.6
中医诊所	7414	7857.7	8616.7	8870.1	9215.8	9886	33.3	5.9
中西医结合诊所	2458	2291	2341.5	2362	2446.7	2517	2.4	0.5
民族医诊所	109	101.5	101.1	110	118.8	114.1	4.6	0.9
中医类诊所诊疗量占全国诊所总诊疗量的比例（%）	19.3	19.3	20	20	20.1	24.9	—	—
中医类诊疗量占中医类医疗机构总诊疗量的比例（%）	20.1	18.1	18	17.6	17.2	17.3	—	—

（三）社会办连锁中医类门诊部的现状

据了解，全国部分省市已经有了一些初具规模的连锁国医堂、中医馆，其注册医疗机构的类别基本上为中医门诊部，如广东的和顺堂（超过60家）、昆明的圣爱堂（37家）、北京的御生堂（37家）、北京的仁医堂（6家）、山西的广誉远国医堂（6家）、福建的瑞来春堂（9家）、重庆的渝和堂（7家）、青海的久美藏医门诊（42家）等。这些连锁中医门诊部的发展模式各有特点，有的是组建医生集团，有的是以精品中药加名医为核心，有的是以中医"治未病"为核心，有的是以民族医药为主，有的立足高端，有的面向基层和大众。

二　发展中存在的问题

2016 年 9 月 29 日、10 月 25 日，国家中医药管理局医改办分别在深圳、北

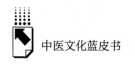

京组织召开了全国部分中医类门诊部负责人座谈会，邀请了山西省侯丽萍风湿骨病中医医院、浙江省方回春堂、云南省圣爱中医馆、广东省和顺堂、扶元堂、宏元堂、固生堂等的企业负责人及部分省市中医药管理部门，请他们分别介绍了中医类门诊部的发展现状、面临的困难和问题以及建议，具体归纳如下。

（一）目前医疗机构的设置标准仍不能适应社会办医的要求

2017 年 6 月，国家卫生计生委印发了修订《医疗机构基本标准》的征求意见稿。与 1994 年出台的《医疗机构基本标准》相比，23 年后对中医类诊所、门诊部的设置标准基本上没有变化。然而随着社会办医的快速和多样化发展，医疗机构设置标准仍远不能适应当前的需要。例如，目前仍按原来的医疗机构管理办法审批，对机构的选址、面积等均有较为苛刻的要求。按照市场经济的基本规律，社会办中医医疗机构的举办人对服务机构设置选址在什么区域和房屋内，尤其是经济成本、患者来源和服务的便利性与安全性等问题，投资人肯定都是经过仔细调查研究和分析考察过了的，因此，地方卫生或中医主管部门完全没有必要将医疗服务机构的用房面积大小、所处地段、机构之间的间距、房屋是否有产权以及房屋内部功能分区这些问题纳入规定和审批的必审内容，若按此来审批，一是严重限制了单体或连锁中医医疗机构的设立，二是如此苛求，很多投资人就不愿意投资到中医医疗机构，转而去投资西医医疗机构了，三是投资主办人会认真调研分析并合理安排或解决这些问题，因为这些问题关系他开业后的病人数量、经济收入等，如果主管部门固守条条框框，不予批准，既达不到鼓励社会力量办医解决看病难的问题，又使投资人蒙受很大的经济损失，挫伤了他们的积极性。市场经济的中医医疗资源配置，除了公立中医医院的配置和布局外，对民营的中医门诊部和中医诊所应当由社会资本根据各地医疗需求和布局去投资和配置，让其在市场竞争中去运营或发展。

目前中医类门诊部、诊所的设置审批标准，基本上是按照西医的门诊部和诊所的标准，没有考虑到中医门诊部和诊所的特点。针对只提供传统中医药服务的中医门诊部和诊所，应当根据中医门诊服务的特点来制定新的标准，强化对中医医疗技术服务和中医特色内容的要求，弱化对医技科室设置和人员、设备、房屋建筑面积等的要求。

（二）审批中医医疗机构的程序存在复杂、效率低等问题

近年来，国家连续出台了多个鼓励社会办医的文件和政策，其中社会办医不受区域卫生规划限制、简化审批流程等好政策绝大多数地区没有落实。另外，因目前没有关于连锁医疗机构的具体管理办法，当前开设连锁中医馆多是企业自发的行为，每开一个相同的连锁医疗机构，如中医门诊部或诊所，都要到所在地的卫生行政主管部门去申请审批，各地对连锁中医疗机构的审批要求和手续与独立申请开办一个新的医疗机构一样，一是在准入上不但没有提供优惠反而增加要求和麻烦，二是使连锁这种市场经济细胞在体制机制上的优势大打折扣。加之审批门诊部和诊所的流程存在复杂、效率低等问题，都给中医医疗机构连锁化发展带来了很大的困难和障碍。

在中医医疗机构连锁化发展的过程中，股权转让或与其他中医医疗机构联营是市场经济的规律与需求，是不可避免的，这就要进行法人变更、名称变更、地址变更等多种行政变更手续。而目前手续繁杂，行政管理部门有时会因变更性质的认定、经营主体升级等问题而导致股权转让无法完成，工商部门对经营主体的升级、变更等有相关法律依据及操作流程，卫生部门因无相关法规或未办理过类似业务而无法变更，使中医医疗机构的连锁经营和发展无法实现。

（三）社会办医缺乏成熟的中医师团队，医师注册审核缺乏人性化管理

1. 中医医师多点执业政策落实困难

人才问题是社会办医面临的主要难题。从目前公立医院人事制度来看，医疗专家骨干仍然主要集中在公立医院，无法真正做到多点执业，社会办医机构依然缺乏吸引医疗人才的竞争力。

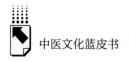

人尽其用，降低人力资源成本是所有社会办中医机构，尤其是连锁中医诊所和国医馆的基本经营策略，但根据一些地区卫生部门多点执业的管理规定，医师在第一执业地点以外执业时，不作为校验、审核该医疗机构时的中医人员，这等于要求连锁中医诊所和国医馆需要聘请一大批医生常年驻点，但实际上，这些中医诊所和国医堂连锁分店每天接诊的病人并不多，所以高薪聘请来的中医专家完全可以在一、三、五到分店 A 坐诊，二、四、六则到分店 B 坐诊，这不仅造福患者，也为举办者节约了办医成本。

2. 人才培养问题是瓶颈

民营医疗机构的医生申报评审技术职称和名医、国医大师的评选，申报科研课题经费等等，十分困难，有的卫生和中医主管部门根本就不受理，严重制约了民营医院的人才引进和学术梯队建设。缺乏适合基层中医医师的人才培养机制和评价机制。部分地区民营医疗机构的继续教育项目没有向主管部门申报的资格。

（四）医保准入是社会办中医的巨大忧患

目前我国的医保制度基本上已实现城乡居民的全覆盖，而许多社会力量举办的中医医疗机构却没有获得医保资质，因此到中医馆或中医诊所看病的病人医保不能报销，完全自费，患者自然不会去这些机构看病就医，长此以往，这些民营中医医疗机构就难以生存。

随着医改的推进，我国已经全面推行了"取消药品加成率，实行药品零差价"的政策，公立医院的房屋基建、设备购置和部分人员费用都是由政府投入的，取消药品加成他们可以从医疗涨价和政府投入得到补偿。但民营的中医门诊部和诊所是个人投资的，现在也要求他们全部"取消药品加成率，实行药品零差价"，政府又不对他们给予补偿，则其生存更加困难。

（五）院内制剂的相关规定影响社会办中医的中医特色发挥

一个连锁中医医疗机构的院内中药制剂和协定处方，是他们连锁与效率的重要因素，也是一大优势，但是，他们的院内中药制剂和协定处方要在跨区域，尤其是跨省的自己的连锁中医机构使用，目前在制度上是不允许的，从而限制了在不同地域连锁机构间的互通和使用。

（六）部分医疗相关政策未将社会办医纳入，使中医门诊部和诊所在大医改背景下被边缘化

在我国推行的分级诊疗制度中，各地基本没有纳入社会办的中医医疗机构，导致在分级诊疗体系中社会办医机构被排除在外。同时，在与家庭医生相关的服务政策文件中，也未纳入社会办医。

（七）医疗机构多头监管，导致政策执行矛盾

社会办医涉及卫生、税务、医保、工商、环保等多个政府部门，目前政策协调性还存在很大不足，出现了各类不协调的问题，例如社会办医机构名称在卫生行政主管部门和工商管理部门登记注册时无法统一的问题，就给社会办医疗机构带来诸多困难，卫生部门要批准为门诊部或诊所，而因为是营利性的，工商部门就要批准为公司等。

还有一个方面，各地在执行相关政策的时候，存在尺度不一的问题，很多地方对国家关于社会办医的政策落实还存在不足。例如在税收方面，各地的税务部门对非营利性医疗机构的税收标准不一；又如，想获得医疗机构经营许可证就必须先获得环评部门的审批，但一些地区的环保局认为中医医疗机构的经营对环境污染极小或者根本就没有，不需要也不同意对其进行环评，但拿不到环评证就拿不到医疗机构经营许可证。

三 建议

中医门诊部和中医类诊所作为基层中医医疗机构的主要组成部分，起着无可替代的重要作用。所以，为了充分继承和发扬传统中医药特色优势，发挥中医药在基层和农村医疗保健中的巨大作用，积极健康地发展中医门诊部和诊所，我们提出以下几点政策建议。

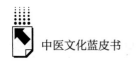

（一）明确社会办中医定位，为社会办中医保留部分患者需方资源

《全国医疗卫生服务体系规划纲要（2015~2020）》《中医药发展战略规划纲要（2016~2030）》等文件已经明确了社会办医的定位，是公立医疗机构的补充，但对如何"补充"并未有详细的解释。所以，若要明确社会办医的定位，首先应厘清公立医院的定位，公立医院应当是提供基本医疗服务的，将高端医疗服务、国际医疗服务、多样化医疗服务等非基本医疗的医疗职能划拨给社会办医，为社会办医提供一部分需方资源，社会办医才能有长足的发展空间。

（二）积极探索只提供传统中医药服务的中医门诊部的开办备案制

对中医门诊部实行备案制。根据我们的调研，目前设立的中医门诊部，尤其是连锁举办的中医门诊部，绝大多数以提供传统中医药服务为主。《医疗机构基本标准》中的中医门诊部和诊所的区别主要在规模上（包括面积、临床科室数量和医技科室的设立、人员等），对中医诊所只限定了最小规模，并未限定最大规模，所以，在《中华人民共和国中医药法》颁布并对中医诊所实行备案制后，必定会使拟申请开办中医门诊部的企业，因审批程序复杂和时间较长等问题，改为去申请开办中医诊所，导致中医门诊部和诊所除规模外无实质区别的现象，其实，他们在纯中医医疗服务的属性和医疗行为上并无什么实质性的区别。因此，我们建议对那些只提供传统中医药服务的中医门诊部也实行备案制，充分发挥中医药在门诊的优势。

修订中医门诊部基本标准。建议在只提供中医药服务的中医门诊部的基本标准中，只限制其设置临床科室的数量不能少于3个；对医技科室不做要求，其可根据实际需求配备；人员配备中对药士、护士、检验人员、放射人员不做要求，可根据实际功能需求配备；对房屋面积不做具体要求，符合实际功能需求即可；但对其中医药治疗率则规定必须达到100%。

多种模式实现医技科室功能。中药是中医治疗必不可少的方法，在"互联网＋"背景下，中医门诊部和中医类诊所的中药房，可以有自己的实体中药房，并且实现与医院、药店、药厂合作等多种模式。同样，随着国家鼓励检验中心、影像中心、病理中心的建立和发展，中医门诊部和诊所的检验、影像等检查项目也可与相应的机构实行签约制服务，实现共享和双赢。所以，只提供传统中医药服务的中医门诊部可以根据实际情况，以多种模式实现医技科室的功能。

（三）优化医保支付方案，完善商业保险制度，推进多层次多样化发展

探索优化医保支付方案，打破以往的对医保定点机构的审核办法，实施按所提供的基本医疗服务项目给予医保支付资质的政策，即如果社会办中医医疗机构的基本医疗服务项目是按照医保规定的标准和价格执行的，则该机构自动进入医保支付机构的范畴。

积极鼓励社会办中医医疗机构开展多层次多样化的服务，除基本的中医医疗外，鼓励结合高端医疗服务及中医养生保健、康复治疗、健康养老等其他中医药服务，为此，需要大力发展商业健康保险，解决基本医疗保险覆盖外的中医药健康服务需求。建议探索对中医药健康服务险种（或治未病险种）的量化指标和服务包的研究，为商业保险机构开展服务提供参考。

（四）将中医门诊部和中医诊所纳入基层医疗机构统一管理

我国的医疗卫生服务体系是以公立医疗机构为主体、社会办医疗机构为补充的多元化办医格局。随着鼓励社会办医的一系列政策出台，社会办医在医疗卫生服务体系中的作用越来越大。在医疗卫生服务体系中，中医门诊部和诊所属于基层医疗卫生机构，是基层中医药服务网络的重要组成部分，是医疗卫生服务体系的网底。

目前中医门诊部和诊所大部分由社会力量举办，卫生中医行政管理部门在下达文件安排工作时，惯性思维地对基层民营中医医疗机构未予考虑，并未实现一视同仁，无形之中缩小了基层中医药服务网络的范围。

符合条件要求的中医门诊部、诊所应承接分级诊疗中的功能和任务，为

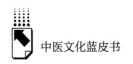

分级诊疗提供保障，也为自身发展提供空间。中医门诊部和诊所有基本中医医疗和中医养生保健等健康管理职能，与家庭医生签约内容相吻合，所以，应将符合条件的中医门诊部和诊所纳入家庭医生签约服务中。

鼓励公立医院与中医门诊部和诊所合作，共建医联体，共建专科专病，将公立医院成熟的中医师团队下沉至基层，实现优质中医医疗资源的有序流动和合理流动，有效缓解患者就医难问题，既能帮助基层医疗机构扩大医疗服务，快速形成成熟的中医师队伍，又与基层中医形成错位发展，真正落实国家分级诊疗的要求。

（五）探索建立社会办中医联盟

鼓励诊所联盟式发展，探索打造连锁化诊所平台、医药商业＋诊所联盟、县域医药联合体等模式，形成医疗服务平台、运营管理平台、代理分销平台、信息化支付平台，通过医疗技术、管理和产品的输出，为单体诊所提供产品、技术、服务三大核心功能，在提高基层医生技术的同时，帮助诊所降低采购成本，做强诊所、做好企业、做实联盟，实现共赢，激活第三终端市场，促进分级诊疗。

（六）明确监管内容，加大监管力度，保障中医门诊部和诊所健康发展

社会办医的监督管理涉及卫生、税务、医保、工商、环保等多个政府部门。据了解，其他部门都有严格的法律依据，但卫生部门内部，审批部门、监管部门、执行部门等未形成统一的管理意见，导致监管的混乱，建议完善卫生部门内部监管的协调统一，结合其他部门对医疗机构的监管内容，由地方卫生行政部门形成对中医门诊部、中医类诊所监督管理的负面清单，明确界定禁止或限制的行为。

探索监管主体的多元化发展，引入市场主体参与监管，同时赋予监管机构足够的独立性，实现监管主体之间的协调和均衡，使监管体系更趋合理。

B.7
上市中药企业绩效与竞争力评价

朱文涛　张梦培　张皓翔　段利忠*

摘　要： 目的：科学合理的绩效评价是现代企业发展的基础，本文旨在通过对医药工业及中药企业的绩效及竞争力情况进行分析与评价，了解我国医药行业的总体情况，促进我国中医药事业的发展。方法：通过文献研究、德尔菲专家咨询、层次分析法与熵权法构建上市中药企业评价指标体系；运用数据包络分析（DEA）对医药工业及上市中药企业的绩效与竞争力进行综合评价；运用灰色预测技术 – 灰色关联预测 – GM（1，1）模型对医药全行业经营绩效与上市医药企业单一指标发展情况进行预测。结果：中药材及中成药制造业盈利能力、资产质量、债务风险能力均优于医药工业全行业及化药制造业，经营增长情况医药工业全行业最优；综合绩效评价结果表明，中药材及中成药制造业最优，医药工业全行业次之，化药制造业最低。中药企业与化药企业在企业规模、盈利能力、经营管理能力、持续发展能力和创新能力方面各有不同，医药制造企业受"医改"影响较大。

关键词： 绩效　竞争力　医药行业　上市中药企业

---

* 朱文涛，博士，北京中医药大学管理学院，教授，北京中医药大学中药药物经济学评价研究所所长，研究方向为药物经济学、医药组织竞争力评价；张梦培，在读硕士研究生，北京中医药大学管理学院，研究方向为药物经济学；张皓翔，在读硕士研究生，北京中医药大学管理学院，研究方向为药物经济学；段利忠，博士，北京中医药大学管理学院，教授，副主任医师，研究方向为医药经济、药事管理。

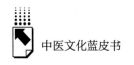
一　引言

医药制造业是具有高科技含量和巨大增长潜力的行业，在国民经济发展中有着重要的地位及作用。从国际医药市场竞争形式来看，我国医药企业距世界发达国家医药企业还存在很大的差距，提高医药产业贡献率及国际竞争力已成为国家战略。本文基于数据的可获得性，①以医药工业、化药制造业、中药材及中成药制造业为研究对象，构建医药全行业经营绩效评价指标体系，并对医药行业进行绩效评价；②以上市中药企业为研究对象，构建上市中药企业竞争力评价指标体系，并对中药上市企业绩效与竞争力进行评价。

二　资料与方法

（一）研究资料

1. 研究对象的界定

上市中药企业：以中药生产、经营为主营业务或单纯生产经营中药的上市医药企业。

上市化药企业：以化药或生物制品生产、经营为主营业务或单纯生产经营化药或生物制品的上市医药企业。

2. 研究对象纳排标准

以在巨潮资讯网采集的 53 个上市中药企业 2011～2017 年公开发布的年报数据为数据源，本研究纳入国内上市 7 年以上的上市中药企业、上市化药企业；排除以下企业数据，包括①年报中数据不完整的；②2011～2017 年年报不全的；③＊ST 股。

（二）研究方法

在文献研究基础上，研究采用德尔菲专家咨询与灰色关联相结合的方法，构建上市中药企业竞争力评价指标框架；结合专家对该领域的判断及见解利用层次分析法对一级指标赋权，又利用年报数据采用熵值法对二级指标赋权，在此基础上形成了包括规模能力、经营管理能力、创新能力、盈利能力、持续发展能力5个一级指标、24个二级指标的评价体系。该指标体系是本文进一步研究的基础。

运用管理学中相对效率评价的数据包络分析法（DEA）C^2R模型、BC^2模型及WINDOW动态模型对上市中药企业运营效率进行评价，了解上市中药企业综合运行效率、技术效率以及规模效率、规模报酬的情况，同时根据松弛变量分别从投入角度和产出角度对上市中药企业投入产出的不同或冗余进行判断。

运用灰色预测技术-灰色关联预测-GM（1，1）模型对医药全行业经营绩效与上市医药企业单一指标发展情况进行预测，以此对未来我国医药行业的发展进行整体规划。

（三）竞争力评价指标体系框架

在中药企业竞争力理论构架基础上，通过咨询专家对指标进行归类，本文初步形成包括企业规模能力、盈利能力、经营管理能力、持续发展能力和创新能力5个一级指标的上市中药企业竞争力评价理论框架（见图1）。

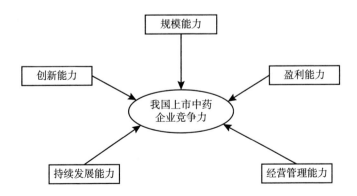

图1　上市中药企业竞争力评价理论框架

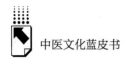

二 基于《企业绩效评价标准值》对2008～2018年 医药全行业经营绩效的评价及预测

（一）2008～2018年医药行业总体绩效

本部分资料来源于中华人民共和国国务院国资委财务监督与考核评价局《企业绩效评价标准值》[①] 2008～2018年公开出版的数据，该数据以全国国有企业财务状况、经营成果等数据资料为依据，在对国有经济各行业运行进行客观分析判断的基础上，运用数据统计方法测算制定[②]。

1. 不同维度下医药行业经营情况

（1）2008～2018年医药行业盈利能力

①盈利能力维度各指标评价情况

如图2所示，中药材及中成药制造业在净资产收益率、总资产报酬率、销售（营业）利润率、成本费用利润率和资本收益率方面的均值高于医药工业和化药制造业。

②综合盈利能力评价

根据2008～2018年盈利能力各指标平均值加权求和测算得出医药工业、化药制造业、中药材及中成药制造业综合盈利能力值。比较而言，2008～2018年中药材及中成药制造业盈利能力最强，医药工业盈利能力次之，化药制造业盈利能力最差（见图2）。

（2）2008～2018年医药行业资产质量状况

①资产质量维度各指标评价情况

---

① 国务院国资委财务监督与考核评价局：《企业绩效评价标准值》，经济科学出版社，2008年，第84～89、93～101页。

② 朱文涛、段利忠、石元元、张金鹏、乔延江：《基于企业绩效评价标准值的医药全行业绩效评价及预测》，《经济与管理》2015年第4期，第46～50页；王小艺：《基于绩效标准值的医药全行业盈利能力分析》，《2015年中国药学大会暨第十五届中国药师周论文集》，中国药学会，2015年11月。

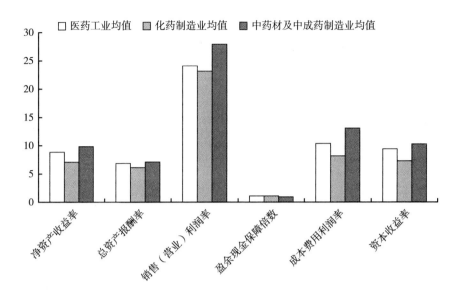

图2 综合盈利能力状况

如图3所示，中药材及中成药制造业在总资产周转率、流动资产周转率和资产现金回收率方面的均值高于医药工业和化药制造业。

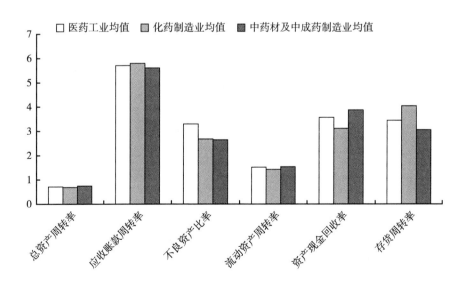

图3 资产质量状况

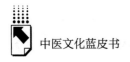

②资产质量评价

根据2008～2018年资产质量状况各指标平均值加权求和测算得出医药工业、化药制造业、中药材及中成药制造业资产质量状况绩效值。比较而言，2008～2018年中药材及中成药制造业资产质量最佳，化药制造业资产质量次之，医药工业资产质量最差（见图3）。

（3）2008～2018年医药行业债务风险状况

①债务风险维度各指标评价情况

如图4所示，中药材及中成药制造业在速动比率、现金流动负债比率和或有负债比率方面的均值高于医药工业和化药制造业。

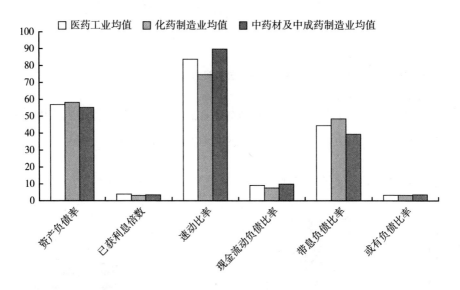

图4 债务风险状况

②债务风险评价

根据2008～2018年债务风险状况各指标平均值加权求和测算得出医药工业、化药制造业、中药材及中成药制造业债务风险状况绩效值。比较而言，2008～2018年中药材及中成药制造业债务风险最小，化药制造业债务风险最大，医药工业债务风险位于两者之间。

（4）2008～2018年医药行业经营增长状况

①经营增长维度各指标评价情况

如图5所示，中药材及中成药制造业在资本保值增值率方面的均值高于医药工业和化药制造业。

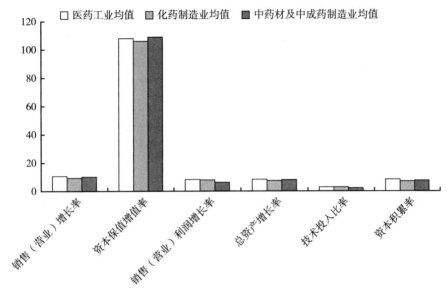

图5 经营增长状况

②经营增长状况评价

根据2008～2018年经营增长状况各指标平均值加权求和测算得出医药工业、化药制造业、中药材及中成药制造业经营增长状况绩效值。比较而言，2008～2018年医药工业经营增长最快，中药材及中成药制造业经营增长次之，化药制造业经营增长最慢。

2. 2008～2018年医药行业综合绩效能力

（1）综合绩效能力维度各指标评价情况

如图6所示，中药材及中成药制造业在盈利能力状况和债务风险状况方面优于医药工业和化药制造业。

（2）综合绩效能力评价

根据2008～2018年综合绩效能力各指标平均值加权求和测算得出医药工业、化药制造业、中药材及中成药制造业综合绩效能力值。比较而言，

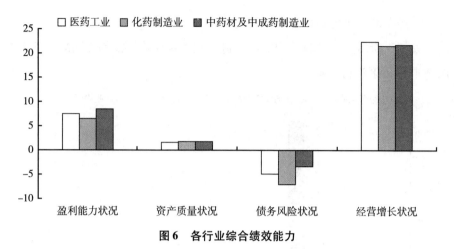

图6　各行业综合绩效能力

2008～2018年中药材及中成药制造业综合绩效能力最好，医药工业综合绩效能力次之，化药制造业综合绩效能力最差。

（二）基于DEA法的医药行业2008～2018年经营绩效动态分析

医药行业运营效率动态分析中，决策单元 U_I、U_{II}、U_{III} 分别代表医药工业、化药制造业、中药材及中成药制造业。

医药行业 C^2R 模型投入／产出角度运营效率动态的变化趋势见图7、图8。

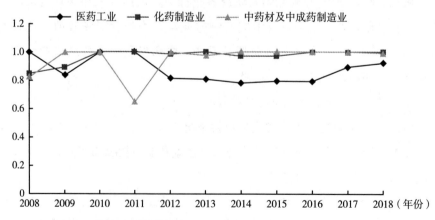

**图7　基于DEA法的 C^2R 模型（投入角度）2008～2018年
医药行业运营效率动态分析**

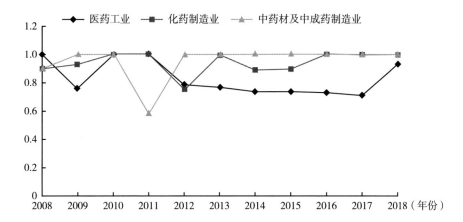

**图8 基于 DEA 法的 C²R 模型（产出角度）2008～2018 年
医药行业运营效率动态分析**

（三）运用灰色 GM(1,1) 模型对医药企业绩效能力值预测[1][2][3][4]

运用 MATLAB7.0 软件构建灰色 GM（1,1）模型，预测了 2019～2029
年医药工业、化药制造业、中药材及中成药制造业综合绩效能力值，未来
11 年医药三大行业综合绩效能力仍将稳步上升，见图9。

从中药材及中成药制造业绩效来看，盈利能力、资产质量、债务风险
能力均优于医药工业全行业及化药制造业，但经营增长情况低于医药工业
全行业值，综合绩效评价结果表明，中药材及中成药制造业最优，医药工

---

① 刘思峰：《灰色系统理论及其应用》（第3版），科学出版社，2004，第50～72页。

② 段军、段利忠、卢奇等：《改进灰色模型 GM（1,1）的研究》，《计算机应用研究》2004
年增刊，第65～66页。

③ Li-zhong D, Gu-man D, Qi L, et al, The status of the traditional medicine and National Medicine
in different areas of the China in 2011 with the Grey Relational Analysis and Grey Clustering
Analysis, Grey Systems and Intelligent Services, 2013 IEEE International Conference on. IEEE,
2013：44 –48.

④ Li-zhong D, Gu-na D, Guang-Qian Z, et al, The Grey Relational Analysis Ofinfluential Factors for
Chinese Medicine in General Hospita ［land Application, 2012, 2（2）：311 – 323. J］, Grey
Systems：Theory.

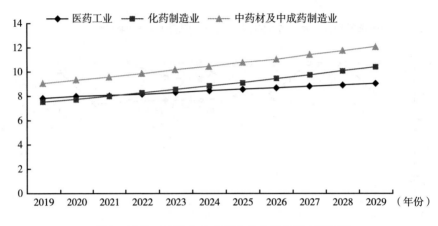

图9　2019~2029年三大行业综合绩效能力预测值

业全行业次之，化药制造业最低；从未来11年预测结果来看，三大行业绩效均呈现上升趋势。

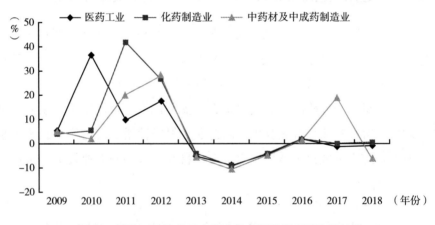

图10　2009~2018年三大行业综合绩效能力环比增长率

根据2008~2018年综合绩效能力值计算2009~2018年综合绩效能力环比增长率，结果见图10。医药工业综合绩效能力环比增长率在2010年达到最大，在2014年达到最小；化药制造业综合绩效能力环比增长率在2011年达到最大，在2014年降至最小；中药材及中成药制造业综合绩效能力环比增长率在2012年达到最大，在2014年降至最小。

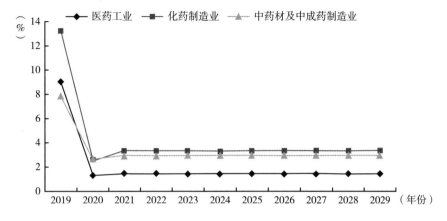

图11　2019~2029 年三大行业综合绩效能力预测值环比增长率

根据 2019~2029 年综合绩效能力预测值计算 2019~2029 年综合绩效能力预测值环比增长率，结果见图 11。预测医药工业综合绩效能力增长率在 2019 年达到最大，在 2020 年降至最小；预测化药制造业综合绩效能力增长率在 2019 年达到最大，在 2020 年降至最小；预测中药材及中成药制造业综合绩效能力增长率在 2019 年达到最大，在 2020 年降至最小。

三　2011~2017年上市医药企业样本经营管理状况

箱式图解读如图 12。

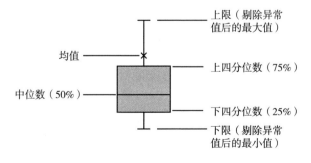

图12　箱式图

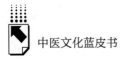

（一）2011~2017年上市医药企业规模状况

1. 营业收入

上市医药企业营业收入状况如下图。

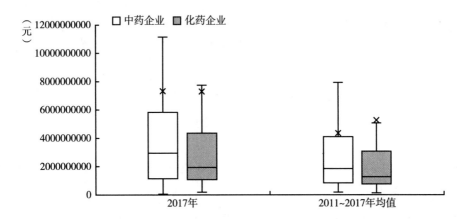

图13　上市中药企业及化药企业营业收入状况

2. 市场占有率

上市医药企业市场占有率状况如下图。

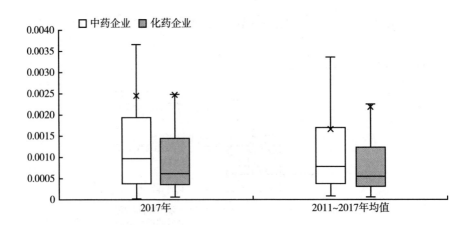

图14　上市中药企业及化药企业市场占有率状况

3. 净资产

上市医药企业净资产状况如下图。

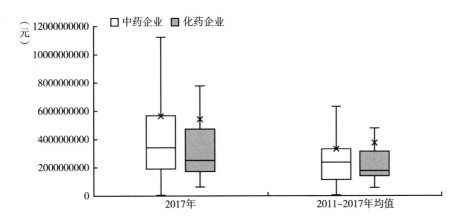

图 15   上市中药企业及化药企业净资产状况

（二）2011~2017年上市医药企业经营管理状况

1. 负债与股东权益比

上市医药企业负债与股东权益比状况如下图。

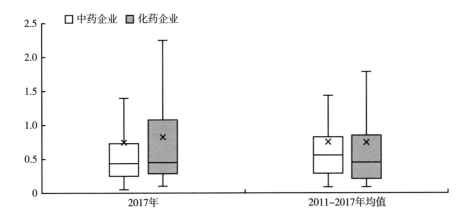

图 16   上市中药企业及化药企业负债与股东权益比状况

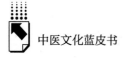

2. 总资产周转率

上市医药企业总资产周转率状况如下图。

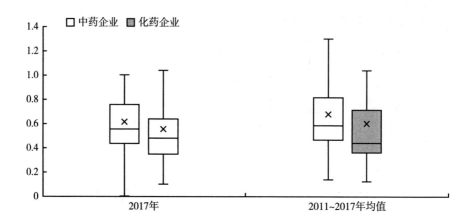

图17 上市中药企业及化药企业总资产周转率状况

3. 存货周转率

上市医药企业存货周转率状况如下图。

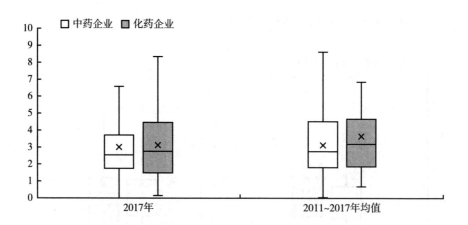

图18 上市中药企业及化药企业存货周转率状况

4. 应收账款周转率

上市医药企业应收账款周转率状况如下图。

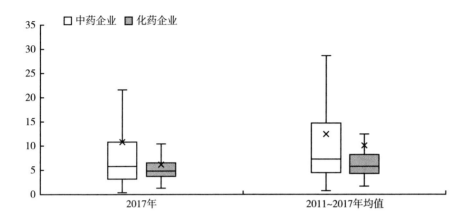

图19 上市中药企业及化药企业应收账款周转率状况

5. 速动比率

上市医药企业速动比率状况如下图。

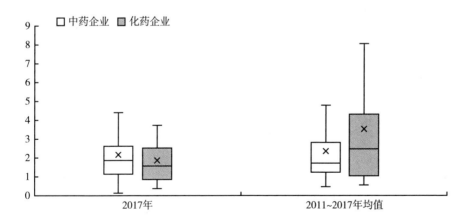

图20 上市中药企业及化药企业速动比率状况

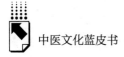

6. 流动比率

上市医药企业流动比率状况如下图。

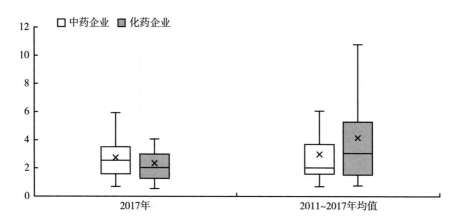

图21 上市中药企业及化药企业流动比率状况

（三）2011～2017年上市医药企业创新状况

1. 研发投入占总收入比

上市医药企业研发投入占总收入比状况如下图。

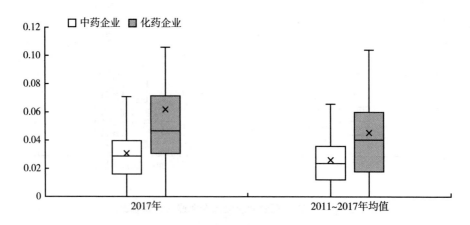

图22 上市中药企业及化药企业研发投入占总收入比状况

2. 专利品种数比

上市医药企业专利品种数比状况如下图。

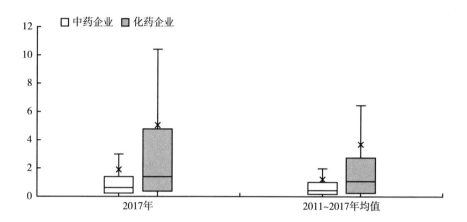

图23　上市中药企业及化药企业专利品种数比状况

3. 中药品种保护品种数比

上市医药企业中药品种保护品种数比状况如下图。

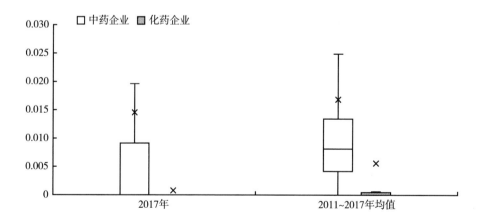

图24　上市中药企业及化药企业中药品种保护品种数比状况

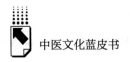

（四）2011～2017年上市医药企业盈利状况

1. 总资产报酬率

上市医药企业总资产报酬率状况如下图。

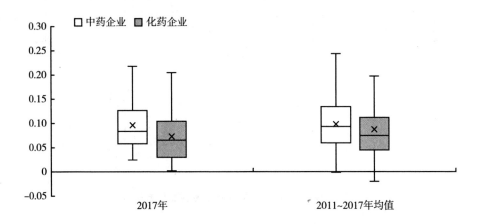

图25　上市中药企业及化药企业总资产报酬率状况

2. 净利润率

上市医药企业净利润率状况如下图。

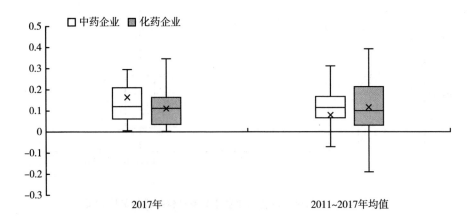

图26　上市中药企业及化药企业净利润率状况

3. 股东权益报酬率

上市医药企业股东权益报酬率状况如下图。

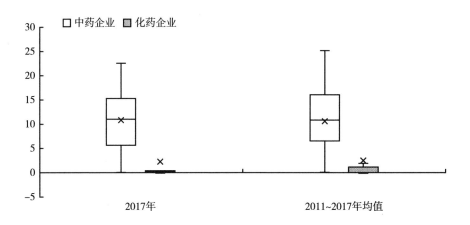

图27 上市中药企业及化药企业股东权益报酬率状况

4. 人均利润

上市医药企业人均利润状况如下图。

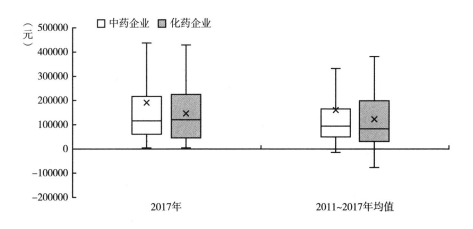

图28 上市中药企业及化药企业人均利润状况

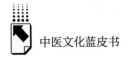

5. 主营业务毛利率

上市医药企业主营业务毛利率状况如下图。

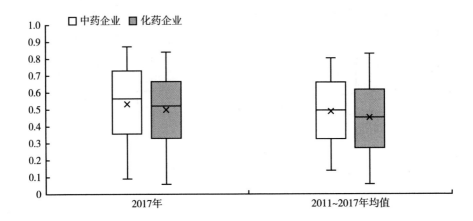

图29 上市中药企业及化药企业主营业务毛利率状况

6. 成本收入比

上市医药企业成本收入比状况如下图。

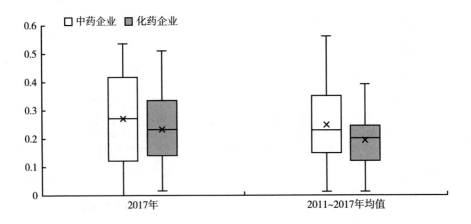

图30 上市中药企业及化药企业成本收入比状况

（五）2011～2017年上市医药企业持续发展状况

1. 税前利润增长率

上市医药企业税前利润增长率状况如下图。

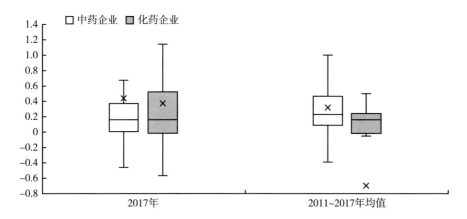

图31　上市中药企业及化药企业税前利润增长率状况

2. 销售收入增长率

上市医药企业销售收入增长率状况如下图。

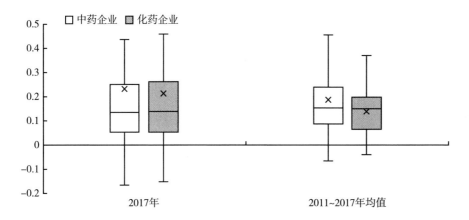

图32　上市中药企业及化药企业销售收入增长率状况

117

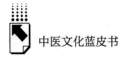

3. 总资产增长率

上市医药企业总资产增长率状况如下图。

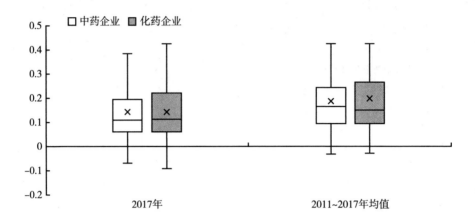

图33 上市中药企业及化药企业总资产增长率状况

4. 资本保值增值率

上市医药企业资本保值增值率状况如下图。

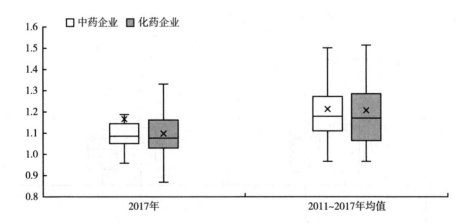

图34 上市中药企业及化药企业资本保值增值率状况

5. 三年资本平均增长率

上市医药企业三年资本平均增长率状况如下图。

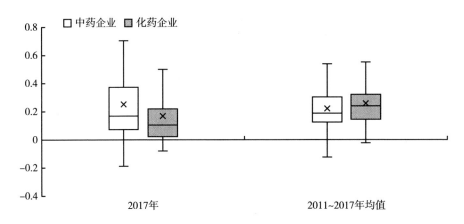

图35 上市中药企业及化药企业三年资本平均增长率状况

四 2011~2017年上市医药企业经营管理效率分析

（一）2011~2017年上市医药企业总体效率分析

综合技术效率是对决策单元的资源配置能力、资源使用效率等多方面能力的综合衡量与评价。综合技术效率 = 1，表示该决策单元的投入产出是综合有效的，即同时技术有效和规模有效。运用 EXCEL – DEA – Solver Pro5.0/ C^2R（$C^2R – I$）模型对部分上市医药企业 2011~2017 年这一时期进行评价。

1. 总体效率分析

如图36 所示，53 家中药企业 C^2R 模型中相对总有效率为 1 的单元有 4 个，占所有被评价上市中药企业单元的 7.54%，即这 4 家上市中药企业整体上处于效率最佳状态，效率得到了 100% 的利用；效率为 90%~100% 的有 6 家企业，占 11.32%，效率为 80%~90% 的有 6 家，占 11.32%，即以上 16 家上市中药公司整体均实现了 80% 以上的资源利用。其余的 37 家上

119

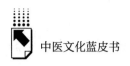

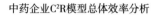

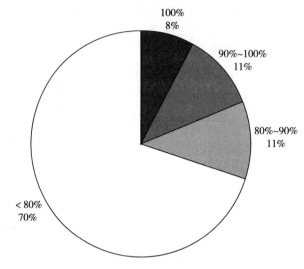

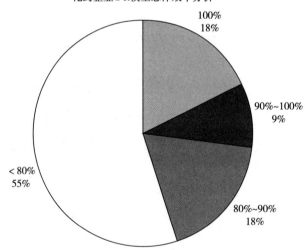

图36　上市医药企业决策单元 C^2R 模型运行结果

市中药企业效率未达到80％，其中4家上市中药企业总体效率未达到50％。未达到效率最佳状态的上市中药企业要么投入还处于冗余状态，没有充分利用资源，要么产出不足，没有达到产出最大化。

化药企业 C^2R 模型中相对总有效率为1的单元有8个，占所有被评价上市化药企业的17.78%，表明这8家上市化药企业整体上处于效率最佳状态，效率得到了100%的利用；效率为90%~100%的有4家企业，占所有被评价上市化药企业的8.89%；效率为80%~90%的有8家，占所有被评价上市化药企业的17.78%，即以上20家上市化药公司整体均实现了80%以上的资源利用。其余的25家上市化药企业效率未达到80%，未达到效率最佳状态的上市化药企业要么投入还处于冗余状态，未实现资源的充分利用；要么产出不足，没有达到产出最大化。

（二）2011~2017年上市医药企业纯技术效率分析

纯技术效率是企业由于管理和技术等因素影响的生产效率，指的是在给定投入组合的条件下，决策单元所能获得的最大产出[1]。纯技术效率=1，表示在目前的技术水平上，其投入资源的使用是有效率的，其值越高，表示投入资源使用越有效率。

如图37所示，53家中药企业 BC^2 模型评价中，纯技术效率为1的单元有9个，占所有被评价企业的16.98%，表示这9个上市医药企业资源的使用是最有效的；效率为90%~100%的有6家企业，占所有评价单元的11.32%；效率为80%~90%的有13家，占24.53%，即以上28家上市中药公司技术效率了80%以上53；其余的25家上市中药企业技术效率未达到80%；有1家上市中药企业技术效率未达到50%。

化药企业纯技术效率为1的企业有18个，占所有评价单元的40%，表示这18个上市化药企业资源的使用是最有效的，效率为90%~100%的有16家企业占36%，效率为80%~90%的有8家，占17.78%，即以上42家上市化药公司纯技术效率均实现了80%以上；其余的3家上市化药企业纯技术效率未达到80%，其中1家上市化药企业技术效率未达到50%，说明该化药企业的纯技术效率较低，可考虑从管理和技术等角度提高生产效率。

---

[1] 周伟：《基于DEA方法的研究型大学科研绩效实证研究》，天津大学，2010，第64页。

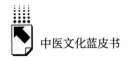

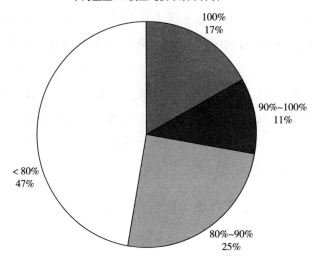

中药企业BC²模型纯技术效率分析

100%
17%

90%~100%
11%

80%~90%
25%

< 80%
47%

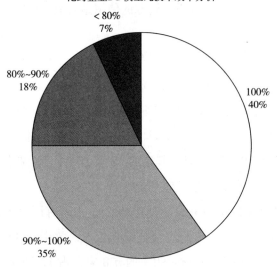

化药企业BC²模型纯技术效率分析

< 80%
7%

80%~90%
18%

100%
40%

90%~100%
35%

图37 上市医药企业决策单元 BC² 模型运行结果

（三）2011～2017年上市医药企业规模效率分析

规模效率是受企业规模因素影响的生产效率，反映的是实际规模与最优生产规模的差距。它是由综合效率与纯技术效率的比值计算得出。规模效率越接近于1，表示规模大小越合适。如果规模效率为1，则表示该决策单元处于固定规模报酬的状态。如果规模效率 <1，则表示该决策单元处于规模报酬递增或递减的规模无效状态[①]。

如图38所示，中药企业处于规模有效状态的共4个，占所有被评价上市中药企业单元的7.55%，规模效率为90%～100%的共25个，占上市中药企业的47.17%，即这25个企业规模效率虽未达到100%，但90%以上的资源得到了充分利用，规模效率处于比较高的水平；规模效率为80%～90%的共13个，占所有被评价上市中药企业的24.53%；没有规模效率不足50%的企业。

规模效率 <1 的企业中，有5家企业综合效率 <1，但纯技术效率 =1，说明这些企业投入与产出无法成比例增加，未能达到综合有效的根本原因在于其规模无效，因此其改革的重点在于如何更好地发挥其规模效益。

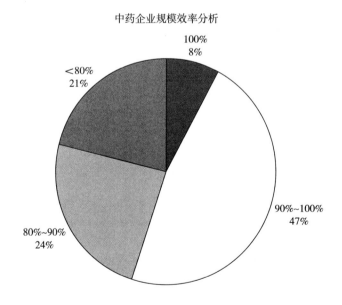

中药企业规模效率分析

---

① Gunasekaran A, Patel C, McGaughey R E., A Framework for Supply Chain Performance Measuremen, *International Journal of Production Economics*, 2004.

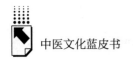

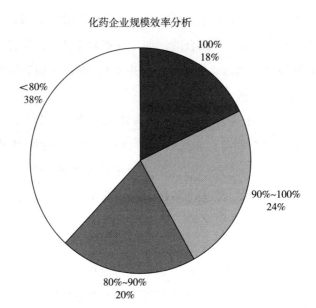

化药企业规模效率分析

100%
18%

<80%
38%

90%~100%
24%

80%~90%
20%

图38　上市医药企业决策单元规模效率分析结果

化药企业处于规模有效状态的企业共 8 个，占 17.78%，说明这 8 个企业的投入产出是综合有效的，即同时技术有效与规模有效。规模效率为 90%~100% 的共 11 个，占 24.44%，说明以上 11 个企业规模效率虽未达到 100%，但 90% 以上的资源得到了充分利用，规模效率处于比较高的水平；规模效率为 80%~90% 的共 9 个，占 20%；其余 17 个企业的规模均处于无效状态，但规模效率均高于 50%。

在 45 个化药企业中有 10 个纯技术效率为 1，规模效率 <1 的决策单元，说明这些企业投入与产出无法成比例增加，影响综合技术效率的根本原因在于其规模无效，因此其改革的重点在于如何更好地发挥其规模效益。

（四）2016~2017年上市医药企业绩效变化率

图 39 至图 42 分别为 2017 年相比 2016 年上市中药企业和上市化药企业投入角度及产出角度的绩效变化情况，右凸为相比 2016 年的增长率，左凸为相比 2016 年的下降率。序号 U_1，U_2，…，U_{98} 表示 98 个上市医药企业样本编号。

1. 2016～2017年中药企业绩效（投入角度）变化率

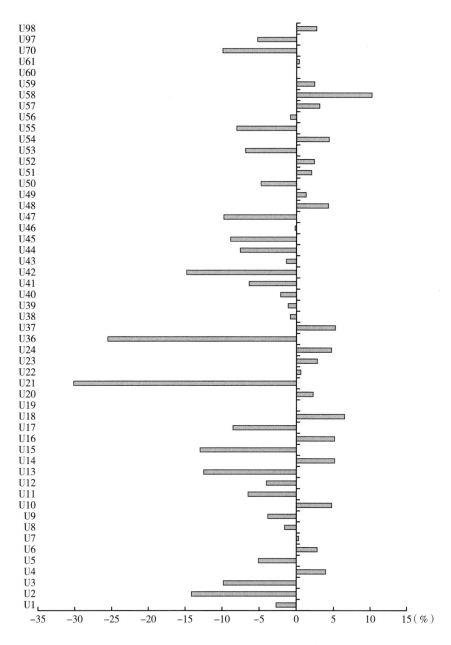

图39　2016～2017 年中药企业绩效（投入角度）变化率

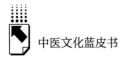

2. 2016～2017年中药企业绩效（产出角度）变化率

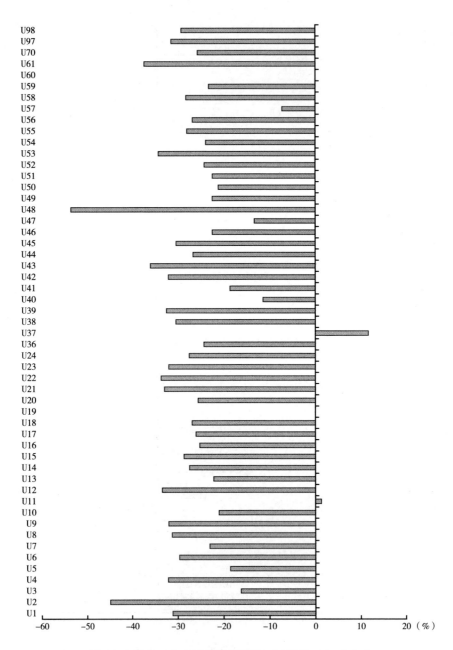

图40　2016～2017年中药企业绩效（产出角度）变化率

3. 2016～2017年化药企业绩效（投入角度）变化率

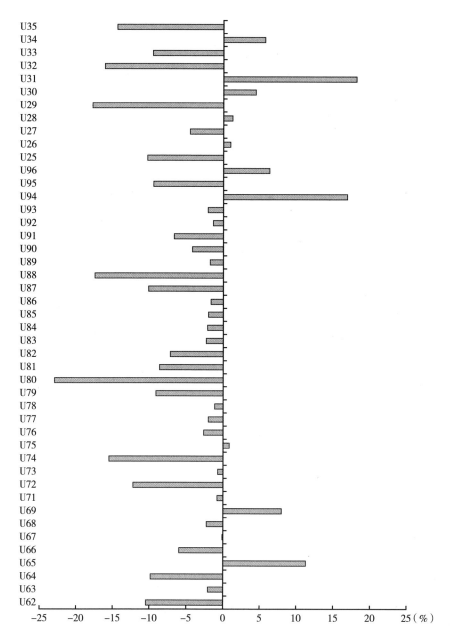

图41　2016～2017年化药企业绩效（投入角度）变化率

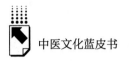

4. 2016~2017年化药企业绩效（产出角度）变化率

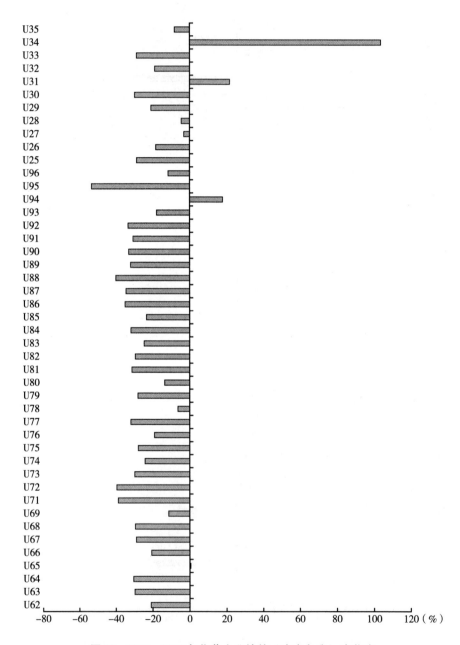

图42　2016~2017年化药企业绩效（产出角度）变化率

从投入角度来看，相比 2016 年，2017 年上市中药企业有 29 家企业绩效下降，占 54.72%。下降率最大的企业约下降 30%，增长率最大的企业仅增长约 10%。

从产出角度来看，相比 2016 年，2017 年上市中药企业有 49 家企业绩效下降，占 92.45%，仅有 2 家企业绩效增长。下降率最大的企业约下降 52%，增长率最大的企业仅增长约 11%。

从投入角度来看，相比 2016 年，2017 年上市化药企业有 34 家企业绩效下降，占 75.56%。下降率最大的企业约下降 23%，增长率最大的企业仅增长约 18%。

从产出角度来看，相比 2016 年，2017 年上市化药企业有 41 家企业绩效下降，占 91.11%，仅有 4 家企业绩效增长。下降率最大的企业约下降 55%，增长率最大的企业增长约 101%。

五 单一经营指标排名前10的上市中药企业 2011-2017年经营情况及预测

（一）对上市中药企业单一指标经营情况的分析

本文选取四个最能清楚反映企业经营发展情况的指标，分别是产值、销售额、净利润、净利润率，对 53 家上市中药企业 2011~2017 年的情况进行梳理及排名，序号 U_1，U_2…U_{98} 表示 98 个上市医药企业，样本编号对应企业名称（股票代码）见附表。

1.产值

2011~2017 年 53 家上市中药企业产值平均值排名 1~5 位的企业情况如下。

如图 43 所示，排名前五企业的产值在 2011~2017 年呈逐年上升的趋势，U7 在 2015 年发生了企业重组与合并，导致其产值大幅度提升；U38 在产值的绝对数量上始终领先；U9 在 2013 年实现了产值的翻倍；U15 和 U1

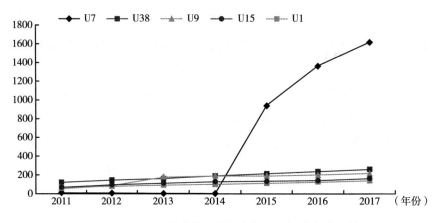

图43 2011～2017年产值平均值排名1～5位各年变化情况

的产值呈逐年上升的趋势，并在2014年前后达到了百亿元的水平。

2011～2017年产值平均值排名6～10位的企业情况如下。

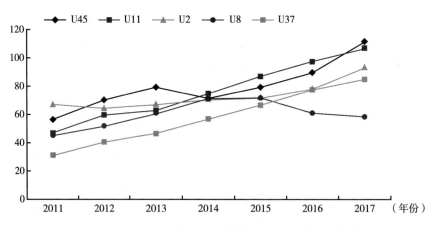

图44 2011～2017年产值平均值排名6～10位各年变化情况

如图44所示，产值平均值排名6～10位的企业在2011～2017年并非所有都呈逐年上升的趋势，U45在经历2014年的短暂下降之后，保持着产值的逐年发展；U11、U37的产值在2011～2017年始终保持增长且增长幅度稳定；U2则发展较为缓慢；U8的产值在2015年达到70亿元大关后，已连续两年下跌。

2. 销售额

2011～2017 年销售额平均值排名前五的企业情况如下。

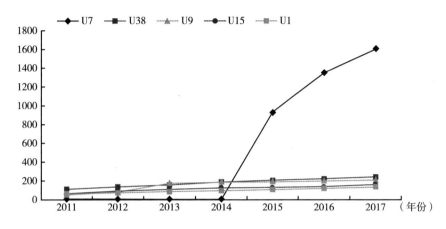

图 45　2011～2017 年销售额平均值排名 1～5 位各年变化情况

如图 45 所示，销售额平均值排名前五的企业与产值平均值排名前五的企业相同，2011～2017 年呈逐年上升的趋势，U7 在 2015 年发生了企业重组与合并，导致其销售额呈大幅度提升；U38 在销售额的绝对数量上保持领先；U9 在 2013 年实现了销售额的翻倍；U15 和 U1 的销售额呈逐年上升的趋势。

2011～2017 年销售额平均值排名 6～10 位的企业情况如下。

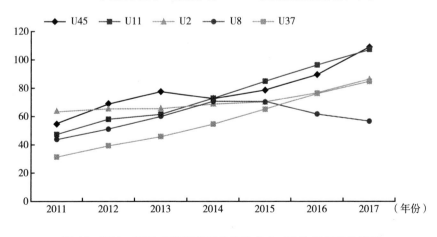

图 46　2011～2017 年销售额平均值排名 6～10 位各年变化情况

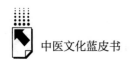

如图 46 所示，销售额平均值排名 6～10 位的企业与产值平均值排名相同，其在 2011 至 2017 年间并非所有都呈逐年上升的趋势，U45 在经历 2014 年的短暂下降之后，保持着产值的逐年发展；U11、U37 的产值在 2011～2017 年始终保持增长且增长幅度稳定；U2 则发展较为缓慢；U8 的产值在 2015 年后，已连续两年发生下跌，今后的生产经营策略值得深思；由此可见产值与销售额存在较大的相关性。

3. 净利润

2011～2017 年净利润平均值排名前五的企业情况如下。

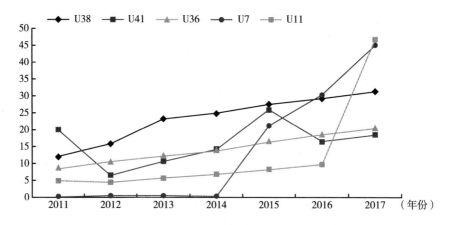

图 47　2011～2017 年净利润平均值排名 1～5 位各年变化情况

如图 47 所示，净利润平均值排名前五的企业，只有 U38、U36、U11 三家保持了连续七年的增长，三家企业在 2011～2017 年呈逐年上升的趋势；U38 在净利润的绝对数量上保持较高水平的增长，其也是产值和销售额前五名中唯一一个净利润也位于前五的企业；U41 在 2012 年和 2016 年的净利润产生了小幅下降；U36 净利润的增长程度保持稳定；U7 在 2015 年由于企业重组与合并实现了净利润的猛增；U11 的净利润在 2017 年实现了较大幅度的提升，一跃成为 2017 年净利润最高的中药上市企业。

2011～2017 年净利润平均值排名 6～10 位的企业情况如下。

如图 48 所示，净利润平均值排名 6～10 位的企业在 2011～2017 年并非

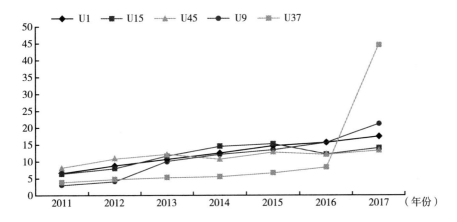

图48 2011~2017年净利润平均值排名6~10位各年变化情况

所有都呈逐年上升的趋势，U1 与 U9 净利润涨势相似，保持着逐年提升的态势；U15 与 U45 都在 2016 年都发生了净利润的降低，但都在 2017 年实现了反弹；U37 的净利润在 2017 年实现了较大水平的提升，达到当年中药上市企业净利润的领先水平。

4. 净利润率

2011~2017 年净利润率平均值排名前五的企业情况如下。

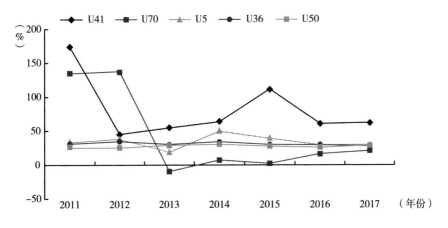

图49 2011~2017年净利润率平均值排名1~5位各年变化情况

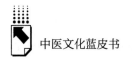

如图49所示，净利润率平均值排名前五的企业，没有一家保持逐年递增的态势；U41的净利润率平均值排名第一，其也上榜了净利润榜的前五名；U70的净利润率在2013年发生了剧烈下降，处于亏损状态；U5净利润率的增长程度保持稳定；U36、U50在7年中一直保持30%左右的水平。

2011～2017年净利润率平均值排名6～10位的企业情况如下。

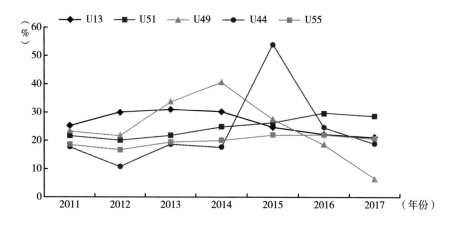

图50　2011～2017年净利润率平均值排名6～10位各年变化情况

如图50所示，净利润率平均值排名6～10位的企业在2011～2017年产生了一系列波动，U13在2013年达到顶峰之后逐年下降；U51的净利润率在20%至30%之间小幅波动，但也保持着缓慢上升的态势；U49与U44是两家净利润率波动较大的企业，U49在2014年达到40%后已连续三年下降，其经营管理策略需及时调整；U44在2015年达到50%后已连续两年下降；U55的净利润率在20%左右波动，较为平稳。

（二）运用灰色GM（1，1）模型对上市中药企业单一指标值的预测

基于灰色GM（1，1）模型，对上市中药企业产值、销售额、净利润与净利润率在2018～2024年的发展趋势进行预测，预测结果如下。

1. 产值

剥除存在异常值的三家企业数据，在 2011～2017 年产值平均值排名的基础上对未来 7 年企业产值情况进行预测，2011～2017 年产值平均值排名前五的企业的预测结果如下。

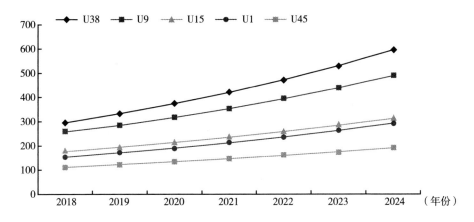

图51 2011～2017 年产值平均值排名 1～5 位企业未来 7 年产值变化情况

如图 51 所示，产值平均值排名前五的企业在 2018～2024 年均呈逐年上升的趋势，发展态势良好。

2011～2017 年产值平均值排名 6～10 位的企业的预测结果如下。

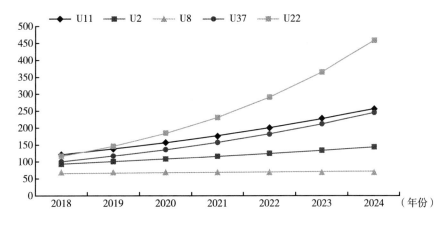

图52 2011～2017 年产值平均值排名 6～10 位未来 7 年变化情况

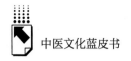

如图 52 所示，产值平均值排名 6～10 位的企业在 2018～2024 年都处于增长态势，但增长率有所差异。U22 曲线较陡说明其产值增长率较大，预测 U8 在未来几年中保持 70 亿元的稳定产值。

2. 销售额

剔除存在异常值的三家企业数据，在 2011～2017 年销售额平均值排名的基础上对未来 7 年企业销售额情况进行预测，2018～2024 年中药上市企业销售额排名前五的企业的预测结果如下。

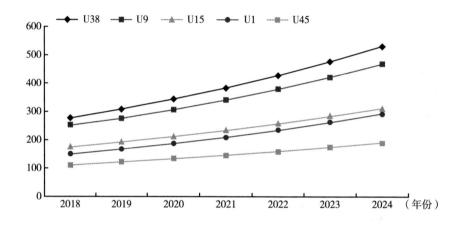

图53　2011～2017 年销售额平均值排名 1～5 位未来 7 年变化情况

如图 53 所示，销售额平均值排名前五的企业在 2018～2024 年均呈逐年上升的趋势，企业间增长率略有不同，可见其良好的发展态势。

2011～2017 年销售额平均值排名 6～10 位的企业预测结果如下。

如图 54 所示，销售额平均值排名 6～10 位的企业在 2018～2024 年销售额增长变化情况差异较大，U22 销售额增长最快，在 2024 年达到 400 亿元；而 U8 销售额在未来 7 年中稳定在 70 亿元左右，这与产值的预测结果一致。

3. 净利润

剔除存在异常值的八家企业数据，在 2011～2017 年净利润平均值排名

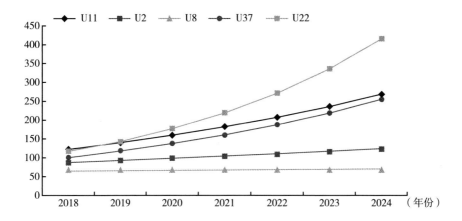

图54　2011～2017年销售额平均值排名6～10位未来7年变化情况

的基础上对未来7年企业净利润情况进行预测，2011～2017年净利润平均值排名前五企业的预测结果如下。

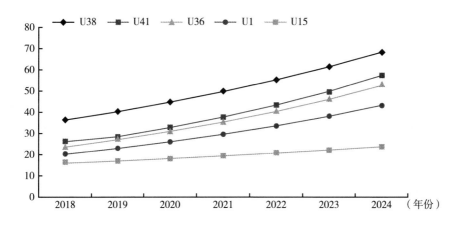

图55　2011～2017年净利润平均值排名1～5位未来7年变化情况

如图55所示，净利润平均值排名前五的企业，在2018～2024年均呈逐年上升的趋势，U15曲线平缓，其增长率较低；其余企业曲线近似平行，发展态势良好。

2011～2017年净利润平均值排名6～10位的企业的预测结果如下。

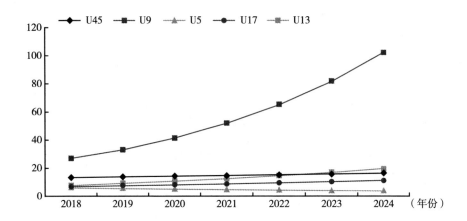

图56　2011～2017年净利润平均值排名6～10位未来7年变化情况

如图56所示，净利润平均值排名6～10位的企业在2018～2024年并非所有都呈逐年上升的趋势。除U9外，其他企业的净利润涨幅并不明显。

4. 净利润率

剔除存在异常值的十家企业数据，在2011～2017年净利润率平均值排名的基础上对未来7年企业净利润率情况进行预测，2011～2017年净利润率排名前五企业的预测结果如下。

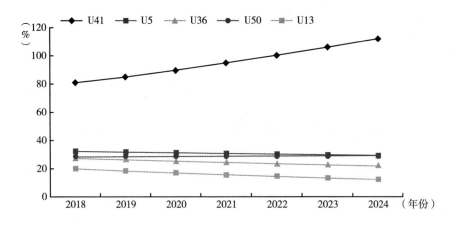

图57　2011～2017年净利润率平均值排名1～5位未来7年变化情况

如图 57 所示，净利润率平均值排名前五的企业在未来 7 年中，除 U41 净利润率涨势明显外，其他企业的净利润率都保持稳定或出现了小幅下滑；2011～2017 年净利润率平均值排名 6～10 的企业的预测结果如下。

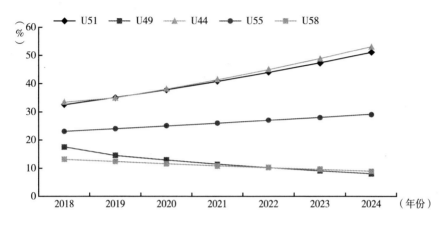

图 58 2011～2017 年净利润率平均值排名 6～10 位未来 7 年变化情况

如图 58 所示，净利润率平均值排名 6～10 位的企业在 2018～2024 年变化不一，U51 与 U44 维持着较高的利润水平且涨幅相似；U49 与 U58 的净利润率有下降趋势。

结　论

本文基于 2008～2018 年中华人民共和国国务院国资委财务监督与考核评价局《企业绩效评价标准值》公开出版的数据，对医药工业全行业绩效不同指标及综合绩效能力进行评价，结果表明中药材及中成药制造业盈利能力、资产质量、债务风险能力均优于医药工业全行业及化药制造业，经营增长情况医药工业全行业最优；综合绩效评价结果表明，中药材及中成药制造业最优，医药工业全行业次之，化药制造业最低。从未来 10 年预测结果来看，研究对象的绩效均呈现上升趋势。

数据包络分析（DEA）的结果显示，综合技术效率、纯技术效率和规模效率较高的中药企业数量少于化药企业，效率较低的企业中，中药企业数量多。中药企业的经营管理效率整体上低于化药企业。无论从投入角度还是产出角度，上市医药企业绩效在 2017 年出现了普遍下降；而无论从下降的企业数量或是下降的程度来看，上市中药企业比上市化药企业严重。

53 家上市中药企业 2011～2017 年产值、销售额、净利润、净利润率四个单一指标中，产值和销售额普遍保持着稳中有升，而净利润、净利润率虽变动较大，但也大部分维持着正向盈利的态势；从对其未来 7 年的预测情况看，四个单一指标的未来发展情况普遍稳定，发展态势良好。

附表　部分中药企业代码名称对照表

单元代码	对应企业名称（股票代码）
U7	sh600297
U38	sz000538
U9	sh600332
U15	sh600535
U1	sh600085
U45	sz000999
U11	sh600380
U2	sh600129
U8	sh600329
U37	sz000513
U41	sz000623
U36	sz000423
U70	sh600771
U5	sh600252
U50	sz002275
U13	sh600436
U51	sz002287
U49	sz002219
U44	sz000989
U55	sz002424
U22	sh600829
U17	sh600572
U58	sz300026

文化传播篇

Cultural Communication

B.8

2019年全国中医药行业新媒体研究报告

高新军　刘晓欣*

摘　要： 随着媒体形式不断出现和变化，信息发布不再局限于传统媒体，新兴媒体在信息传播中发挥着越来越重要的作用。本文运用统计分析法，对全国中医药政务、中医医院（含民族医医院、中西医结合医院、中医专科医院，下同）、中医药院校和中药企业开通微信、微博、头条号、短视频等新兴媒体账号进行统计分析，呈现当前全国中医药行业新媒体账号运营情况。同时，本文基于使用与满足理论，分析目前中医药行业在新媒体宣传方面存在的优势和不足，并给出建议。

* 高新军，《中国中医药报》社会新闻媒体部主任，全国中医药新媒体联盟秘书长，研究方向：中医药行业新媒体发展，中医药舆情分析与应对，中医药文化传播。刘晓欣，硕士研究生，《中国中医药报》社会舆情监测研究中心舆情分析师，研究方向：中医药舆情分析，中医药新媒体发展研究。

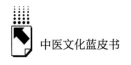

关键词：　中医药行业　新媒体　运营

前　言

2019 年 1 月 25 日，中共中央政治局在人民日报社就全媒体时代和媒体融合发展举行第十二次集体学习。中共中央总书记习近平主持学习并发表重要讲话，他强调，信息化为我们带来了难得的机遇。我们要运用信息革命成果，加快构建融为一体、合而为一的全媒体传播格局①。

随着互联网的深入发展和广泛应用，人们已经习惯在各种新媒体平台获取信息、传播信息。2019 年 2 月 28 日，中国互联网络信息中心（CNNIC）《第 43 次中国互联网络发展状况统计报告》发布，数据显示，截至 2018 年 12 月，我国网民规模为 8.29 亿，其中手机网民占比达 98.6%②。新媒体已经融入人们生活的方方面面，信息无处不在、无所不及、无人不用。

身处全新的环境，中医药行业发展建设正面临着巨大的转变，行业之间的竞争将更多地体现在文化传播的影响力上。本文结合全国中医药行业 2019 年 5 月份数据和之后一周（6 月 16 日至 6 月 22 日）的数据，分析全国中医药行业新媒体运营情况，以期为中医药行业提供参考。

本文基于清博指数平台数据，对中医药行业 2075 个微信公众号、365 个微博账号、234 个头条号、66 个抖音号和 69 个其他账号进行分析。希望通过此次研究可以为中医药行业今后的新媒体运营提供大数据支持，提出当前中医药行业新媒体运营的不足，同时从广大群众的视角为中医药行业提供改善服务质量和提高影响力的方法。

报告从全国中医药行业新媒体运营现状、传播方式、存在的优势和不

① 习近平：《加快推动媒体融合发展　构建全媒体传播格局》，《奋斗》2019 年第 6 期，第 1~5 页。
② 中国互联网络信息中心：《第 43 次中国互联网络发展状况统计报告》，《国家图书馆学刊》2019 年第 2 期，第 13 页。

足，以及建议四部分整理、分析，较全面地反映了全国中医药行业在新媒体传播方面的探索情况。

一　中医药行业新媒体运营现状

（一）总体开通情况

中国中医药报社舆情监测研究中心共监测到中医药政务、医院、院校、企业新媒体账号2809个，其中微信2075个，微博365个，头条号234个，抖音号66个，以及其他类型新媒体账号69个。由图1可知，中医药机构开通微信公众号的数量最多，占比为73.9%。微信公众平台因其操作便捷、功能丰富，已成为大多数中医药机构首选的宣传方式。

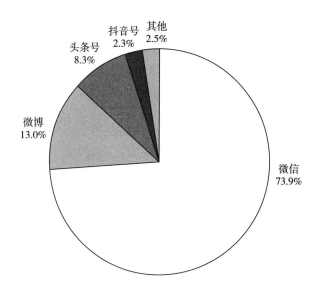

图1　中医药机构开通新媒体账号类型占比

1. 新媒体账号地域分布

通过对各地区中医药机构开通微信、微博、头条号、抖音号以及其他新媒体平台的数量统计，得出以下统计图。

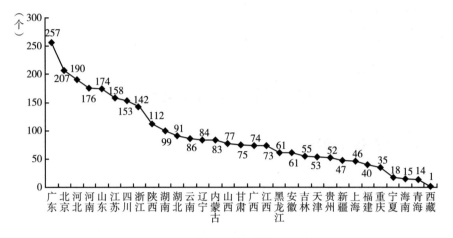

图2　2019年中医药行业新媒体分布情况

由图2可知，各地区中医药机构开通新媒体账号数量差异较大，广东、北京地区新媒体账号总数量超200个，领先于其他地区。河北、河南、山东、江苏、四川、浙江等地区开通数量已超过百家，较往年均有大幅提升。这些地区经济较为发达，三甲中医医院数量也较多，新媒体发展态势良好。

2. 各机构开通新媒体类型对比

"互联网＋"给各行各业带来了新的发展机遇，中医药行业也积极参与其中，希望通过新的传播形态促进行业发展，传播中医药声音。

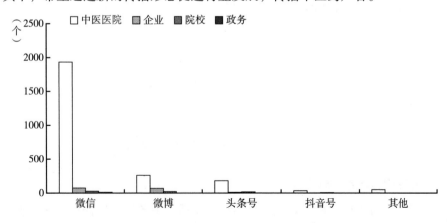

图3　2019年中医药机构开通新媒体类型对比

由图3可知，中医医院成为中医药行业新媒体领域发展的主要力量，在微信、微博、头条号等多个平台传播力领先于其他行业。中医药政务、院校机构虽然本身数量较少，但仍有较大的开发空间。

从传播类型来看，微信开通数最高，微博和头条号相对较弱，而短视频作为新型的传播形态，在中医药行业利用度仍有待提高，可进一步推进实现中医药信息的全媒体传播矩阵。

（二）评价指标体系构建

本报告所评估的中医药行业传播力是指中医药行业通过微信、微博、头条号、短视频（主要指抖音号）及其他新媒体平台发布信息的传播能力，并对这些新媒体平台确立了相应的评价指标和量化方式。

1. 指标选取

微信从整体传播力、篇均传播力、头条传播力、峰值传播力四个维度进行评价；微博通过覆盖度、活跃度和互动度上进行评价；头条号通过账号传播指数和互动指数来反映账号的传播能力和效果；抖音号通过对账号发布的短视频数量、互动状况、覆盖用户程度来综合体现传播影响力；其他新媒体平台，如一点资讯、大风号、百家号等从传播指数和影响指数上综合体现传播影响力。

表1　评价指标的选取

一级指标	二级指标	三级指标	指标说明
微信WCI（60%）	整体传播力O（30%）	日均阅读数 R/d（85%）	R为评估时间段内所有文章（n）的阅读总数；
		日均在看数 Z/d（15%）	Z为评估时间段内所有文章（n）的在看总数；
	篇均传播力A（30%）	篇均阅读数 R/n（85%）	d为评估时间段所含天数（一般周取7天，月度取30天，年度取365天，其他自定义时间段以真实天数计算）；
		篇均在看数 Z/n（15%）	n为评估时间段内账号所发文章数；
	头条传播力H（30%）	头条（日均）在看数 Rt/d（85%）	Rt和Zt为评估时间段内账号所发头条的总阅读数和总在看数；
		头条（日均）阅读数 Zt/d（15%）	
	峰值传播力P（10%）	最高阅读数 Rmax（85%）	Rmax和Zmax为评估时间段内账号所发文章的最高阅读数和最高在看数。
		最高在看数 Zmax（15%）	

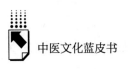

续表

一级指标	二级指标	三级指标	指标说明
微博 BCI (15%)	活跃度 W1 (20%)	发博数 X1(30%)	
		原创微博数 X2(70%)	
	传播度 W2 (80%)	转发数 X3(20%)	
		评论数 X4(20%)	
		原创微博转发数 X5(25%)	
		原创微博评论数 X6(25%)	
		点赞数 X7(10%)	
头条号 TGI (15%)	传播指数 (80%)	日均阅读数 X1(45%)	X1 为评估时间段内发布文章的日均评论数;
		篇均阅读数 X2(55%)	X2 为评估时间段内发布文章的篇均评论数;
	互动指数 (20%)	日均评论数 X3(45%)	X3 为评估时间段内发布文章的日约评论数;
		篇均评论数 X4(55%)	X4 为评估时间段内发布文章的篇均评论数。
抖音号 DCI (3%)	发布指数 (10%)	新增作品数 X1(10%)	
	互动指数 (76%)	点赞数 X2(17%)	
		评论数 X3(37%)	
		分享数 X4(46%)	
	覆盖指数 (14%)	新增粉丝数 X5(89%)	
		总粉丝数 X6(11%)	
其他新媒体 (7%)	传播指数 (80%)	发文数(50%)	
		阅读数(50%)	
	影响指数 (20%)	粉丝数(30%)	
		转发数(70%)	

2. 指标量化公式

$$微信 WCI = \{30\% \times [0.85 \times \ln(R/d+1) + 0.15 \times \ln(10 \times Z/d+1)] + 30\% \times$$
$$[0.85 \times \ln(R/n+1) + 0.15 \times \ln(10 \times Z/n+1)] + 30\% \times$$
$$[0.85 \times \ln(Rt/d+1) + 0.15 \times \ln(10 \times Zt/d+1)] + 10\% \times$$
$$[0.85 \times \ln(Rmax+1) + 0.15 \times \ln(10 \times Zmax+1)]\}^2 \times 10;$$

$$微博 BCI = (20\% \times W1 + 80\% \times W2) \times 160;$$

$$W1 = 30\% \times \ln(X1+1) + 70\% \times \ln(X2+1);$$
$$W2 = 20\% \times \ln(X3+1) + 20\% \times \ln(X4+1) + 25\% \times$$
$$\ln(X5+1) + 25\% \times \ln(X6+1) + 10\% \times \ln(X7+1);$$

头条号 $TGI = \{80\% \times [45\% \times \ln(X1+1) + 55\% \times \ln(X2+1)] + 20\% \times$
$$[45\% \times \ln(X3 \times 10+1) + 55\% \times \ln(X4 \times 10+1)]\} \times 100;$$

抖音号 $DCI = \{10\% \times \ln(X1+1) + 76\% \times [17\% \times \ln(X2+1) + 37\% \times$
$$\ln(X3+1) + 46\% \times \ln(X4+1)] + 14\% \times [89\% \times$$
$$\ln(X5+1) + 11\% \times \ln(X6+1)]\} \times 100$$

（三）综合传播力榜

本报告数据基于清博指数平台，统计全国中医药行业 2019 年 5 月份数据和之后一周（6 月 16 日至 6 月 22 日）的数据，分析全国中医药行业新媒体运营现状，计算得出综合传播力 TOP10。

1. 中医医院新媒体综合传播力榜

表2 中医医院综合数据排名 TOP10

监测时间：2019 年 5 月 1~31 日

订阅号	微信 WCI	微博 BCI	头条 TGI	抖音 DCI	综合排名
广东省中医院 GDHTCM	898.66		866.4		1
新泰市中医医院 xtszyygzh	443.19	39.93	378.71	166.17	2
北京中医医院订阅号 bj_zhongyiyiyuan	298.1	49.22	634.73	220.17	3
山西省中医院 sxszyy666	816.94	0	0		4
临沂市中医医院 liyizhongyiyuan	328.99	0	482.23	69.96	5
佛中医 www_fstcm_com_cn	526.62	350.21	0		6
江西省中医院 jxszyydyh	729.3	0	0		7
广东省第二中医院 shengerzhong	533.98		708.37		8
九江市中医医院 jxjjszyyy	648.96	0	0		9
湖南省郴州市中医医院 czzyyy2017	451.91		759.68		10

注：0 代表该账号已开通但监测期内数据为 0，空白代表该账号暂未开通或未监测到。

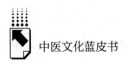

2. 中医药政务新媒体综合传播力榜

表3　中医药政务综合数据排名 TOP10

监测时间：2019 年 5 月 1 ～ 31 日

公众号	WCI	BCI	TGI	DCI	综合排名
云南中医 yunnanzhongyi	803.24		845.56		1
首都中医 bjtcm010	323.68	390.89	838.93		2
四川中医药 SCSZYYGLJ	390.51	461.17	0		3
广东中医药 gds_zyyj	670.42		0		4
河北中医药 hbzyywx	583.11				5
海南中医药 zhongyi0898	101.22		0	75.72	6
浙江中医药 zjzyy-zgj	412.86				7
陕西中医 snatcm	402.04				8
河南省中医管理局 hnszyglj	354.44				9
宁夏中医药 gh_b8cca2b3841b	208.05				10

注：0 代表该账号已开通但监测期内数据为 0，空白代表该账号暂未开通或未监测到。

3. 中医药院校新媒体综合传播力榜

表4　中医药院校综合数据排名 TOP10

监测时间：2019 年 5 月 1 ～ 31 日

公众号	WCI	BCI	TGI	DCI	综合排名
成都中医药大学 cdutcm2015	519.35	1186.87	486.18	791.09	1
浙江中医药大学 zcmu_news	532	858.21	625.22	731.68	2
河南中医药大学 Hactcm_XCB	564.02	1344.86	0	600.93	3
陕西中医药大学 sntcmjwc	837.32	1107.38		579.56	4
甘肃中医药大学 ganzhongyida	441.86	0	789.03	221.56	5
上海中医药大学 shutcmweixin	590.49		729.64		6
南京中医药大学 njucm1954	477.75	765.96	0		7
北京中医药大学 bucmweixin	676.79		520.91		8
天津中医药大学 tjzyydx1958	410.33	45.12	495.78		9
江西中医药大学 JXUTCM	644.36	79.7	0		10

注：0 代表该账号已开通但监测期内数据为 0，空白代表该账号暂未开通或未监测到。

4. 中药企业新媒体综合传播力榜

表5　中药企业综合数据排名 TOP10

监测时间：2019 年 5 月 1 ~ 31 日

公众号	WCI	BCI	TGI	DCI	综合排名
王老吉 wanglaoji-fw	785.08	994.85	955.21	719.96	1
鲁南制药集团 lnzywx	693.4	1021.53	765.55		2
东阿阿胶 DEEJ dongeejiaokefu	600.55	1009.6	174.68	234.27	3
马应龙 mylnk600993	367.9	286.99	462.42	673.5	4
康美药业订阅号 KM-PHARMACEUTICAL	436.48	535.99	122.38	280.16	5
天士力大健康 taslydajiankang	660.97	528		273.42	6
一心堂 yxtonline	859.5	0			7
广药白云山 gybys1600	463.16	661.24	612.58		8
九芝堂 HNJjiuzhitang	515.96	538.08	335.2		9
杭州胡庆余堂国药号 hqythqyt	610.58	0	322.12		10

注：0 代表该账号已开通但监测期内数据为 0，空白代表该账号暂未开通或未监测到。

二　中医药行业新媒体传播方式分析

随着科学技术的迅猛发展，信息传播方式发生巨大改变。为了迎合当今社会大众对于信息传播的新要求，微信、微博、头条号、短视频等新媒体应运而生。这些载体为人们的思想交流、情感表达、信息传播等提供了更多更便捷的平台。中医药行业也积极改变传播方式，从中探索实践适合中医药信息传播的方式方法。

（一）医院篇

1. 微信订阅号

（1）开通情况

中国中医药报社舆情监测研究中心共监测到中医医院订阅号 1410 个。除去西藏自治区、台湾、香港和澳门特别行政区暂未开通或未监测到微信订阅号外，其他地区中医医院机构均已开通微信订阅号。其中，基层中医医院也逐渐开通，并成为重要的发展力量。

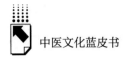

由图4可知，河南、河北、山东地区开通微信订阅号情况较好，分别占全国数量的8.5%、7.8%和7.7%。而青海、宁夏、海南等地区开通数量相对较少，占比分别为0.8%、0.4%和0.3%。整体来看，全国微信订阅号开通情况差别较大。

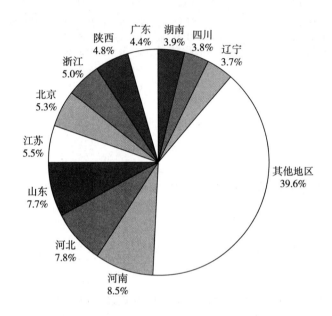

图4　各地区开通微信订阅号占比情况

（2）推送频率

在1410个中医医院微信订阅号中，2019年5月仍活跃发文的有646个，另764个监测期内未发文。分析这646个订阅号发文情况可知：1个月内有5%的订阅号保持在29～31次的频率上推送信息；14%的订阅号推送了22～28次；16%的订阅号推送了15～21次；33%的订阅号推送了8～14次；32%的订阅号推送了1～7次。

（3）推送文章内容分析

由图6可知，中医医院微信订阅号文章类型以疾病、食物、保健等科普信息为主，占比超过五成；其次结合节气、特定季节、食疗药膳等养生文章也是公众较为喜欢的类型。

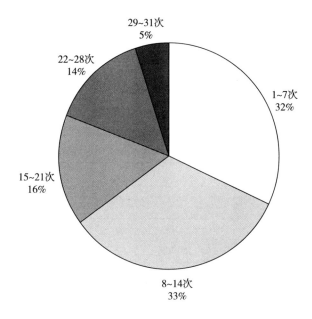

图5　中医医院5月推送情况

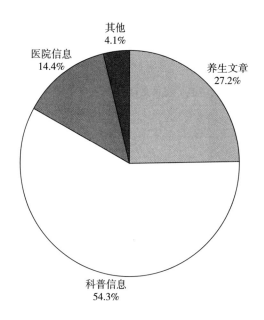

图6　中医医院5月微信订阅号文章阅读量TOP1000类型

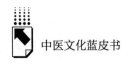

由表 6 可知，中医医院原创文章数并不高，添加标签原创文章占比仅为 25.7%。新媒体之所以被称为"新"，最重要体现在原创性上，而部分中医医院原创意识并不高，大比例的转载养生热文，也存在部分忽略添加原创标签的情况。

表6　一周内微信订阅号文章阅读量 TOP1000 原创情况

是否原创	占比
否	74.30%
是	25.70%

由表 7 可知，在活跃的 646 个中医医院微信订阅号中，以图文推送为主，视频推送仅占 1.4%。5 月推送视频的医院有山西省中医院、广东省中医院、山东省日照市中医医院、西南医科大学附属中医医院等，这些医院融合多种传播方式，取得了较好的传播效果。

表7　一周内微信订阅号文章阅读量 TOP1000 推送形式

形式	文章数量占比	订阅号数量
图文	98.6%	637
视频	1.4%	9

2. 微信服务号

微信服务号具有业务服务与用户管理能力，经认证的微信服务号，除了拥有自定义菜单外，还有高级接口中所有接口权限，如语音识别、客服接口、生成带参数二维码、获取用户基本信息、上传下载多媒体文件等。中医医院开通微信服务号定位于为患者提供便捷的就诊服务，让患者借助微信平台实现查询、预约、咨询、支付等功能，提高就诊效率。

（1）服务功能设置

从图7可知，全国中医医院微信服务号功能主要涵盖微官网、预约挂号、智能导诊（AI）、门诊缴费（含充值、押金、诊间缴费）、候诊排队、就诊记录、配送服务、报告查询（含检查、胶片结果）、导航、问卷调查、停车缴费、在线咨询等70余项。近90%的中医医院服务号具有预约挂号功能，30%的医院微信服务号具有智能导诊（AI）功能。另外，不少中医医院根据自身特色，开通特殊服务项目。

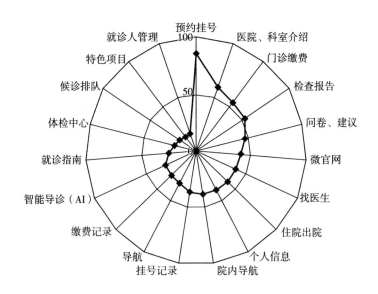

图7　全国中医医院微信服务号服务功能分布比例

（2）推送文章内容分析

监测数据显示，全国中医医院微信服务号共533个，其中三甲中医院221家，占总数的41%，较2016年增长123%。完成认证的微信服务号494家，占总数的93%。

由图8可知，中医医院微信服务号发布内容以服务百姓为主，涉及日常养生、药膳食疗、健康科普等方面，其中，日常养生类和健康科普类内容占比超50%。与节气时令、社会热点、民生关切相结合，在为百姓提供便民

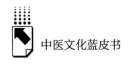

服务的同时，有效提升了中医药文化素养，对提高微信粉丝的活跃度和黏度都有显著效果。

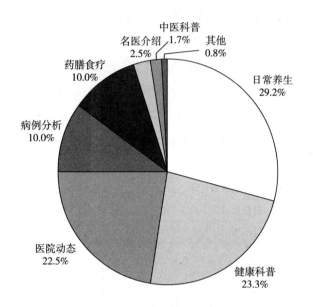

图8　全国中医医院微信服务号微信文章内容类型占比

3. 微博

微博是一种具有信息发布、转发评论、私信、互粉等交流功能和文字、图片、视频、超链接等传播方式的社交工具。① 中医医院可以通过官方微博，第一时间与公众分享信息，及时收到公众反馈。同时可以调节医患关系，进行网络舆情应对，更好地提升公众关注度。

监测数据显示，全国中医医院开通微博账号共有271个，北京、广东地区开设率较高。2019年后仍持续发文的有65个，各地区中医医院微博重视程度差异较大。

由表8可知，从传播角度看，广州中医药大学金沙洲医院发文频繁，且原创文章数量较多，与网民互动效果较好。从地区分布来看，北京地区中医

---

① 梁俊丽、谭一笑、潘嘉盛、冼咏琪：《医院官方微博在医院形象宣传工作中的应用》，《医学与社会》2016年第9期，第44~46、53页。

医院微博活跃数量最多，北京平谷中医院、房山医院、北京东直门医院和北京中医医院2019年仍在不断发布信息，且以养生健康知识为主。

表8　一周内微博账号发文情况

监测时间：2019年6月16～22日

微博号	发博数	评论数	原创微博数	总点赞数	BCI
广州中医药大学金沙洲医院	50	2	48	8	279.61
北京平谷中医院	19	2	13	1	263.23
房山中医	14	2	12	8	254.71
银川中医院	6	6	6	1	223.15
江苏省中医院	5	1	5	18	198.23
北京东直门医院	10	0	10	18	194.27
宣武中医医院	10	1	4	5	185.21
北京中医医院1956	6	1	6	13	175.9
四川省骨科医院	4	0	3	27	174.72
成都中西医结合医院	22	11	1	32	171.74

综合分析微博信息发现，中医医院整体在微博上活跃度较低，参与热点话题讨论信息较少，未能引起网民的大量关注，与网民互动有待加强。

4. 头条号

今日头条App是一款基于数据挖掘的推荐引擎产品，它利用海量数据智能分析热门资讯并向用户推荐有价值的、个性化的信息，提供连接人与信息的新型服务①。其对创作者有较高的要求，个人需要资质验证，拥有丰富的专业知识。此外，发布的文章内容要表达得体简练，有专业知识分析和独到的见解。

监测数据显示，全国中医医院开通头条号共有195个，2018年仍持续发文的有36个，这些中医医院以发布养生健康知识为主。

---

① 庞泰、韩秉辰：《今日头条自媒体账号运营的实践与思考》，《新媒体研究》2018年第4期，第71～72页。

由表9可知，综合发文量、总阅读数和总评论量数据，山西中医学院附属医院传播效果最好最高；从地区分布来看，广东地区的中医医院加入头条号数量最多，如广东省中医院、广州中医药大学一附院、佛山市中医院头条号运营情况都较为优秀。

表9 一周内头条号信息情况

监测时间：2019年6月16～22日

头条号	发文量	总阅读数	总评论量	TGI
山西中医学院附属医院	5	12866	18	621.06
广东省中医院	21	32256	22	620.10
云南省中医医院	3	8966	11	611.23
湖北省中医院	2	7073	4	597.46
天津中医一附院	13	20800	7	591.42
内蒙古自治区中医医院	6	6321	80	582.85
广州中医药大学一附院	24	11347	13	520.36
甘肃省中医院	10	6808	1	492.75
佛山市中医院	8	5738	1	490.21
兰州市中医医院	1	1857	0	480.29

相比于其他新媒体平台，中医医院头条号原创度需求高，信息接收者有特定群体。中医医院头条号文章应更加专业化，凸显医院专业水平。

5. 短视频

随着互联网技术的升级，网络视频制作、直播、短视频等视频媒体形式纷纷出现，构建了一个全新的网络视频生态环境[①]。抖音成为移动短视频中佼佼者，各行各业专家或学者、新闻媒体、院校等纷纷开通账号，部分中医医院也开通短视频账号，传播中医健康养生知识。

由表10可知，在监测周内，内蒙古自治区中医医院影响力最大，网民互动效果较好；襄阳市中医医院粉丝数量较大，但点赞数和转发数相对较弱。

---

① 陈小叶：《媒介生态学视角下移动短视频生态位研究》，西南交通大学硕士毕业论文，2018。

表10 一周内抖音号信息情况

监测时间：2019 年 6 月 16 ~ 22 日

抖音名	作品数	粉丝总数	粉丝增量	点赞数	转发数	评论数	DCI
内蒙古自治区中医医院	3	6524	193	966	24	42	438.53
襄阳市中医医院	2	13000	0	241	10	16	363.43
佛山市中医院	1	1363	150	152	34	6	348.6
西南医大中医院	3	407	32	270	6	17	315.83
南宁市中医医院	7	126	11	63	4	5	245.36
广州中西医结合医院	43	994	70	179	2	0	235.92
首都医科大学附属北京中医医院	1	7771	33	23	1	2	220.17
叙永县中医医院	3	166	20	84	3	1	207.68
安吉中医院	2	190	11	28	2	2	193.06
芜湖江城中西医结合医院	1	1157	0	31	0	4	184.86

总体来看，中医医院短视频数量还较少，但从粉丝增量上看，中医药相关短视频正在改变公众获取中医药信息的方式，更愿意选择生动、有趣的视频了解中医药。

（二）政务篇

近年来，国家颁布了一系列新媒体发展相关政策，推动全国一体化在线政务服务平台建设，同时也对政务新媒体工作提出了规范和要求，促进了政务新媒体迅猛发展。

2018 年 12 月 27 日，国务院办公厅发布《关于推进政务新媒体健康有序发展的意见》，明确到 2022 年，要建成以中国政府网政务新媒体为龙头，整体协同、响应迅速的政务新媒体矩阵体系，全面提升政务新媒体传播力、引导力、影响力、公信力[1]。中医药政务新媒体逐渐开通并成为政府实现与

---

[1] 国务院办公厅：《关于推进政务新媒体健康有序发展的意见》，《中国广播》2019 年第 2 期，第 47 页。

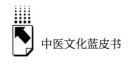

民众互动、信息咨询和发布的重要方式。

1. 政务新媒体开通情况

由图9可知，除微博、微信外，今日头条、抖音号、一点资讯等也成为各级政府和部门推进政务公开、优化政务服务的新载体。《关于推进政务新媒体健康有序发展的意见》指出，截至目前，全国各级行政机关、承担行政职能的事业单位开设政务新媒体共 17.87 万个[1]，监测数据显示，中医药政务新媒体共 29 个，数量较少，尤其是市级、县级政务新媒体有待提高。

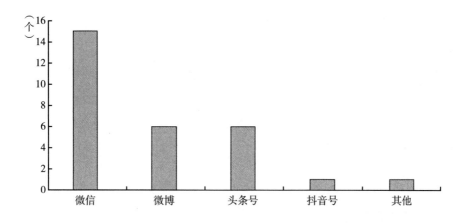

图9 中医药政务新媒体开通情况

2. 政务新媒体发布内容分析

由表11可知，从文章类型来看，政务新媒体文章阅读量高的主要为养生类文章。此外，政策通知类文章也是读者最为关注的信息，政务新媒体应多发挥其权威性，及时公布中医药行业新政策、新改变，分析发展形势，为中医药行业做指导。

---

① 武恒智：《新媒体环境下企业文化建设的新路径》，《办公室业务》2019 年第 2 期，第 17 页。

表11 中医药政务一周文章阅读量TOP10

监测时间：6月16~22日

公众号	标题	阅读数	在看数	文章序号	是否有原创标签
云南中医 yunnanzhongyi	超过这个时间睡觉比熬夜还伤身？你该注意8个睡眠禁忌	22100	63	1	否
云南中医 yunnanzhongyi	"毒五月"已过半,9个症状看你是否中招(附对治方法)	16742	88	1	否
云南中医 yunnanzhongyi	青头菌——女性的"疏肝散",老幼孕人群的草本"大脑营养剂"	16477	54	1	是
浙江中医药 zjzyy-zgj	2018年浙江省中医医术确有专长人员医师资格考核合格名单的公示	15144	42	2	否
云南中医 yunnanzhongyi	每天按摩这里2分钟,缓解你的颈椎病、关节炎、便秘……	14147	78	1	否
云南中医 yunnanzhongyi	夏天吃青头,清火不上头,健康减肥也不用愁！	12361	35	1	是
云南中医 yunnanzhongyi	老年痴呆早期的四大信号灯,你亮了几个？教你一招远离老年痴呆~	11811	83	2	否
云南中医 yunnanzhongyi	夏天在水杯里加点它,提升免疫力、扫除夏天病,爱生病的都看看	11075	56	1	否
广东中医药 gds_zyyj	可怕！这个习惯正在把中国人推向癌症的深渊！	10325	30	1	否
云南中医 yunnanzhongyi	养心、舒肝、健脾、润肺、藏肾,方法都在这里	10108	47	1	否

（三）院校篇

1.院校新媒体开通情况

监测数据显示（见图10），中医药院校新媒体账号共89个（包含其他类院校开设中医药专业开通的账号，但不包含中医药院校学院、党委等账号），其中大部分院校均已开通微信公众号，并将其作为院校内宣和外宣的重要窗口。

2.院校新媒体发布内容分析

由表12可知，院校信息阅读量较高的推文与校园生活紧密相连，通过

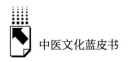

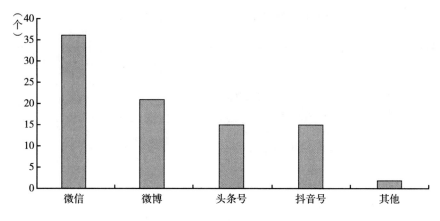

图10 中医药院校新媒体开通情况

分析数据发现，在招生、开学、毕业等时间节点的阅读量普遍高于日常推文。如6月份正值毕业季，与毕业相关信息就比较受关注。

表12 中医药院校一周文章阅读量TOP10

监测时间：6月16～22日

公众号	标题	阅读数	在看数	文章序号	是否有原创标签
湖南中医药大学 hnzyydxgf	围观！湖南中医药大学首届课程思政教学竞赛	37541	244	1	是
广州中医药大学 gzucm_edu_cn	毕业典礼｜吾行五行 弘道立业	21872	436	1	是
成都中医药大学 cdutcm2015	《成中医版知否知否》｜这首歌，记录你我之间最美的时光	18813	251	1	是
南京中医药大学 njucm1954	南中医2019年毕业季主题曲《格桑》首发！	18224	206	1	否
广西中医药大学 GXUCM1956	广西中医药大学毕业MV（一）：《你曾是少年》	13263	141	1	是
成都中医药大学 cdutcm2015	别人家的大学｜转圈圈、传麦穗、拨流苏，这个学校的毕业典礼真会玩儿！	11569	125	1	否
陕西中医药大学 sntcmjwc	Dream陕中医｜护理学院	10399	58	1	是
云南中医药大学 dwxcb1818	权威发布‖云南中医药大学本科招生历年分数线	10249	14	2	否

续表

公众号	标题	阅读数	在看数	文章序号	是否有原创标签
湖南中医药大学 hnzyydxgf	关于湖南中医药大学,你想知道的都在这里!	9936	79	1	否
陕西中医药大学 sntcmjwc	来不及想标题了,就想让你知道陕中大这两天发生了什么要事!	9483	116	1	是

（四）企业篇

1. 企业新媒体开通情况

微信、微博等形式多样的新媒体平台出现,给企业内容营销带来了很多机会。由图11可知,因新媒体推广的方式简便、成本低廉,中药企业通过微信、微博等新媒体载体宣传已较为普遍。企业可以通过图文、漫画、视频等形式多样的推广形式对产品、服务以及品牌进行宣传,尽可能地展现企业的面貌和形象,从而向消费者传递更形象、更直接的企业文化。

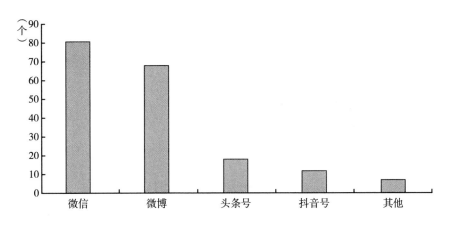

图11 中药企业新媒体开通情况

2. 企业新媒体发布内容分析

由表13可知,一方面可以看出中药企业本身带有健康属性,公众认可

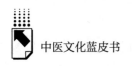

其发布的养生文章准确性；另一方面也可以看出，中药企业通过新媒体宣传企业文化方面存在不足，不能够吸引公众。

表13 中药企业一周文章阅读量TOP10

监测时间：6月16~6月22日

公众号	标题	阅读数	在看数	文章序号	是否原创
广药白云山 gybys1600	广药白云山首批50万元救灾物资送往地震灾区宜宾	33107	196	1	否
一心堂 yxtonline	央视曝光！身上戴这种东西真的会致癌，赶快告诉身边朋友！	31919	25	1	否
王老吉 wanglaoji-fw	100%中奖率｜扫码赢大奖，王老吉要承包你下半年的好运！	29838	280	1	否
一心堂 yxtonline	煮玉米的水不要倒掉了，它有6大功效，能为你省下不少钱！	22638	34	1	否
一心堂 yxtonline	月经量少的女人，4类食物最好别贪吃，容易引起提前绝经	20367	10	3	否
一心堂 yxtonline	不吃味精、鸡精的人，都看看吧！原来这么多年都错了！	18448	19	3	否
一心堂 yxtonline	吃了块西瓜，女子两眼发昏差点没命！她的习惯很多人都有	18139	17	1	否
一心堂 yxtonline	豆腐和它是天生一对，一起吃堪称"钙王"，医生都说好！	18010	148	2	否
一心堂 yxtonline	蜂蜜这8个时候吃最好，赶走疲劳、告别失眠！	17895	29	1	否
一心堂 yxtonline	藿香正气水用错了，就是火上浇油！尤其是第2种！	17110	25	1	否

三 中医药行业新媒体发展的优势和不足

（一）优势

新媒体技术的发展为文化传播带来了巨大的变革，全国各行各业充分利用新媒体技术增强行业文化软实力。同时，十九大报告指出，"深入挖掘中华优秀传统文化蕴含的思想观念、人文精神、道德规范"。中医药文化作为传统文化的重要分支，也积极推进新媒体发展，增强中医药文化的传播度，虽然在数量上还偏少，但从未缺位。

1. 群众基础好

中医药学是中国古代科学的瑰宝，也是打开中华文明宝库的钥匙。中医药学历史悠久，有着良好的群众基础，信任度高。目前，以中医医院为主的中医药行业形成了以微信公众号为代表的新媒体发展格局，一方面可以提高中医药行业的社会知名度和影响力；另一方面也能够使群众更加便捷地了解到中医药知识，形成信中医、爱中医、用中医的良好氛围。

2. 中医药价值多元，内容丰富

中医药作为我国独特的卫生资源、潜力巨大的经济资源、具有原创优势的科技资源、优秀的文化资源和重要的生态资源，涵盖范围广，与民众生活息息相关。在新媒体的传播中，中医药文化的知识传播不局限于某一单一内容，可以针对不同受众、不同行业、不同媒体类型发布信息，提高中医药知识传播度。

（二）存在的不足

新媒体以其开放性、互动性、多样性、灵活性、及时性等特点，成为信息传播的重要手段。各行各业都在探索新媒体传播方式可能创造的价值，但新媒体在提供新机遇的同时，也带来了巨大的挑战。综合中医药行业新媒体发展现状，总结出以下可能存在的问题。

1. 原创内容不足，同质化问题突出

大多数中医药行业新媒体账号会采取资料汇集、摘编、转载等方式发文，原创内容偏少。进行原创内容策划需要投入大量人力、物力和精力，从公众需求、行业发展、政策变化等多方面考虑，许多账号成为内容的搬运工，复制传播高阅读量和高点赞量的文章。

此外，部分账号为了吸引公众关注，提升阅读量，采用蹭热点、炒话题等方式，但内容克隆化，没有创新。新媒体语境下，人人都可以是信息传播者，但"内容为王"的呼声只会变强不会减弱。中医药行业自媒体要想可

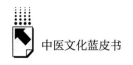

持续发展，原创内容不可少。

2. 新媒体运营团队素质有待加强

中医药行业在积极发展新媒体平台的同时，相关制度建立未跟上。绝大多数中医药机构没有配备新媒体运营的专职人员，没有组织建立专门的运营或管理团队。行业内人士虽然具备丰富的专业知识，但新闻传播素养和理论较为缺乏，宣传观念、思维方式、策划意识等素质还有待提升。

3. 形式单一、创新不足

当前，中医药行业新媒体信息发布多采用图文推送的形式，缺乏新意，不能突出多媒体融合的特有优势。近几年，短视频因其内容新奇有趣，以裂变式的传播，时常引爆移动互联网，掀起一波又一波的社会讨论热潮。然而中医药行业开通短视频数量较少，精品视频数量更少，在多媒体融合的形势下显得创新不足。

2019 年 1 月 16 日，"山西省中医院"微信公众号发布中医药版《生僻字》MV，迅速在朋友圈刷屏，人民日报、新华社和共青团中央等微信公众号转发此 MV，阅读量超 10 万。网友们纷纷表示，"这样传播中医药文化和知识的方法很棒"。可见，中医药传播需要创新方式，短视频也为中医药行业提高影响力提供了新的途径。

四 建议

"使用与满足"理论是从受众的角度出发，通过分析受众"使用"媒介的动机和需求得到"满足"的过程来考察大众传播给人类带来的心理和行为上的效用[1]。本部分建议内容基于满足受众获取信息的需求，探索利用新媒体传播中医药信息、增强中医药传播力的方式方法，构建新媒体时代中医药行业传播业态。

---

[1]　杨国舒：《基于使用与满足理论的高校官方微信公众号运营现状与对策研究——以四川农业大学官方微信公众号为例》，《新媒体研究》2019 年第 5 期，第 47～50 页。

（一）中医医院新媒体传播符合大众需求

中医医院最主要的职能是提供医疗服务，所以传播内容应紧贴受众需求。首先是医院微信订阅号应以健康知识传播为主，医院信息为辅，重点传播中医药文化，增强医院话语权；其次是医院微信服务号应增强服务功能，注重用户体验，突出服务功能，优化就诊流程；最后是其他多种新媒体平台协同发展，形成全媒体矩阵。

（二）政务新媒体确保信息权威性和丰富性

公众关注中医药政务新媒体账号，最重要的是了解中医药相关政策信息，所以中医药政务新媒体一方面要确保其内容的权威性和准确性，另一方面要保证其内容的丰富性，吸引公众。

（三）中医药院校新媒体发展应定位清晰

中医药院校信息受众群体主要是本校师生，辐射到其他民众范围较小。中医药院校应从中医药文化建设的独特视角、活跃思维、创意灵活、语言轻松的角度把握受众需求，将活泼、青春的内容传递给大家。

（四）中药企业新媒体发展应注重企业文化宣传

中药企业需要站在推广企业文化的立场上，针对新媒体受众，丰富中医药文化传播内容，从而达到在内部，增加员工参与度和积极性，让员工拥有更多的获得感和幸福感；在外部，提高民众对企业文化的认可度，进而促进企业的和谐健康发展。

B.9
2019年全国中医医院微信
服务号分析报告

高新军　崔文庚[*]

摘　要： 全媒体语境下，传统发布模式被打破。微信公众平台已经成
为重要的传播途径，受众也越来越习惯通过这种新型方式获
取信息。广大中医医院也不例外，越来越重视微信公众平台
为传播带来的巨大价值。本文运用统计分析方法，对全国中
医医院开通微信服务账号情况进行统计，研究其影响力、阅
读量、内容类型、服务功能等方面，呈现当前全国中医医院
微信服务号状态，并分析其存在的主要问题。

关键词： 中医医院　微信服务号　排名

随着新媒体的迅猛发展，微信公众平台已经成为医院与患者之间交流的
重要渠道，国内很多中医院利用微信平台发布医院信息、养生科普等资讯。
微信预约挂号、微信支付、微信查询检验结果等，在方便患者就医的同时，
微信也使医院资源得到最大化利用。中医院使用移动技术提升效率的大背景
下，微信服务号的使用越来越普遍。本报告运用统计分析法，对全国中医院
（含民族医医院、中西医结合医院、中医专科医院等）开通微信服务号情况

---

   * 高新军，《中国中医药报》社新媒体部主任，全国中医药新媒体联盟秘书长，研究方向为中
医药行业新媒体发展、中医药舆情分析与应对、中医药文化传播；崔文庚，《中国中医药报》
社舆情监测研究中心舆情分析师，研究方向为中医药舆情分析、中医药新媒体发展研究。

进行调查与分析。

监测数据显示，截至 2019 年 5 月 31 日 24 时，全国中医医院微信服务号共 533 个（以抓取数据为主），其中三甲中医院 221 家，占总数的 41%，较 2016 年增长 123%，完成认证的微信服务号 494 家，占总数的 93%。为确保数据的准确性、稳定性，数据抓取周期为一个月。

一 影响力排行

（一）各地区中医医院微信服务号数量

表1　各地区中医医院微信服务号数量

单位：个

地区	数量	三甲	认证
广　东	66	33	65
四　川	47	15	47
北　京	40	12	37
江　苏	37	14	34
河　北	36	9	32
浙　江	29	11	27
湖　南	28	10	23
山　东	24	11	24
云　南	23	5	22
湖　北	21	14	16
内蒙古	20	6	18
河　南	19	12	18
辽　宁	19	13	17
广　西	17	10	15
安　徽	14	8	13
甘　肃	12	5	12
陕　西	10	3	8
福　建	10	6	10
贵　州	9	2	7
江　西	9	4	8
宁　夏	8	2	8
上　海	7	4	7
天　津	7	1	5

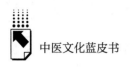

续表

地区	数量	三甲	认证
黑龙江	5	3	5
吉　林	5	3	5
海　南	3	2	3
山　西	3	1	3
青　海	2	2	2
重　庆	2	0	2
新　疆	1	0	1

注：资料来源于清博大数据，以三年内正常更新的服务账号为统计标的，监测周期为一个月，如有误差请谅解。

据上表可知：从医院分级来看，三级及以上等级的中医院开通微信服务号数量最多。广东、四川、北京三省市微信服务号数量超过或等于 40 个；江苏、河北、浙江、湖南、山东、云南、湖北、内蒙古微信服务号数量均超过或等于 20 个；河南、辽宁、广西、安徽、甘肃、陕西、福建微信服务号数量均超过或等于 10 个，其他地区较少。

整体来看，全国各大中医医院开通微信服务号总数较以往明显增多，南方省份开通微信服务号数量多于北方，且分化明显。其中广东省以 66 个微信服务号数量位居首位。

值得一提的是，由于微信服务号侧重医疗服务，并具备信息传播的功能，大多数中医医院微信服务号都进行了认证审核，说明越来越多的医院对自身宣传及微信服务号功能的重视程度显著提高。

（二）月度微信服务号 TOP10

表2　月度全国中医医院微信服务号 TOP10

单位：人

排名	公众号及账号	总阅读数	头条阅读	平均阅读	总在看数	WCI
1	广州中医药大学第一附属医院（gzzyydxdyfsyy）	66W +	40W +	41867	4080	956.23
2	广东省中医院服务号（gdhtcmfwh）	78W +	40W +	48767	2226	950.22

续表

排名	公众号及账号	总阅读数	头条阅读	平均阅读	总在看数	WCI
3	佛山市中医院（fsszyy）	36W +	18W +	22770	1010	810.68
4	中山市中医院（zsszyywxh）	25W +	14W +	12785	1189	757.89
5	河南中医药大学第一附属医院（hnzyyfywx）	20W +	15W +	12269	669	737.41
6	成都中医附院　四川省中医院（sctcm120_dyh）	14W +	10W +	20557	551	734.51
7	江苏省中医院 jsszyyfwh	19W +	53868	14979	952	693.43
8	湖南中医药大学第一附属医院（hnzyfy1）	20W +	10W +	10063	523	691.88
9	深圳市中医院（szsszyy001）	19W +	10W +	6598	359	664.36
10	涉县中医院（sxzyygzh）	47471	47471	11868	823	626.19

注：资料来源于清博大数据，以微信传播指数 WCI 值为参考标准，监测周期为一个月，如有误差请谅解。

分析上表可知：总体来看，随着全国中医医院广泛使用微信服务号，微信服务号文章月度总数据分化明显，且两极分化特征日益显著。

从地域看，月度阅读量排名前十的微信服务账号半数出自广东省，且头条阅读量均达到 10W + 人，TOP4 医院的微信文章平均阅读量超 1W 人，月度总在看数均超过 1000 人。排名第一的广州中医药大学第一附属医院各项数据表现都极为耀眼，特别是总在看数超过 4000 人，远超同区域的其他中医医院。河南中医药大学第一附属医院、涉县中医院作为上榜的北方医院，微信服务号文章阅读量均超 4 万人。

从月度微信服务号 TOP10 综合数据看，有 9 家医院微信服务号文章平均阅读量过万，广州中医药大学第一附属医院、广东省中医院服务号、中山市中医院、佛山市中医院四家医院的微信服务号文章总在看数过千人。

综上所述，不难看出以上十家医院服务号具有良好的粉丝黏性与活跃度，微信文章具有较高的打开率，新媒体传播效果明显。

二　内容分析

综合图 1 分析全国中医医院微信服务号微信文章内容类型，可知日常养生类和健康科普类内容占比超过50%，医院动态类内容占比为22%，病例分析和药膳食疗类内容均占10%，名医介绍占3%，中医科普类内容较少，占比为2%，其他内容亦少有分布。

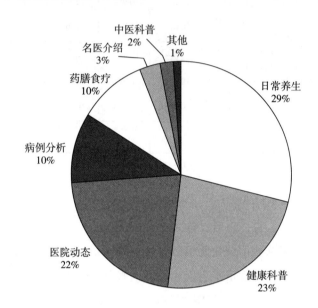

图1　全国中医医院微信服务号微信文章内容类型占比

总体来说微信服务号内容发布以服务百姓为主，因医院具体情况及地域不同，内容特色化显著，但不可否认的是，微信服务号内容存在同质化现象，创新性有待提高。

（一）微信服务号文章阅读量月度TOP10

表3　全国中医医院微信服务号文章阅读量月度TOP10

单位：人

序号	文章标题	公众号	阅读数	在看数
1	【食疗药膳】用3种豆一起煲出的鲜美靓汤，好适宜初夏时节食用，功效能健脾滋肾、益气养血、滋阴生津，究竟是什么汤？	广州中医药大学第一附属医院	10W+	1149
2	【食疗药膳】脾胃虚弱、气血不足？就来个令你"食指大动"的椰子花胶土鸡汤吧！	广州中医药大学第一附属医院	10W+	855

续表

序号	文章标题	公众号	阅读数	在看数
3	【食疗药膳】初夏时节,总觉乏力、睡眠不安? 就来个莲子百合花胶汤,能健脾祛湿、益气养血、宁心安神,老少咸宜!	广州中医药大学第一附属医院	10W+	747
4	保胃健康丨煲仔饭里的它竟也能健脾燥湿,很多人都忽略了!	广东省中医院服务号	10W+	480
5	【食疗药膳】在炎热持续、雨水阵阵的日子里,来个味道鲜美的家常靓汤——苦瓜蚝豉排骨汤,能健脾益肾、清热祛湿、消暑解毒!	广州中医药大学第一附属医院	10W+	474
6	话说补土丨术后益气血,产后催乳汁,这条鱼一年四季都好吃!	广东省中医院服务号	10W+	291
7	封面丨这事是真的! 耳垂上有折痕,可以预测冠心病	广东省中医院服务号	10W+	285
8	耳鼻喉医话丨耳朵痒? 随手掏一掏? 不,这个习惯你需要改	广东省中医院服务号	10W+	204
9	【推荐】这份"时令蔬果月历"快收藏! 日常可参考着吃	佛山市中医院	67665	172
10	【原创】脖子有点涨涨的,肩膀重重的,腰背酸酸的,哪儿哪都不对,中医专家带你一起动起来	成都中医附院四川省中医院	65621	219

注:资料来源于清博大数据,以微信传播指数 WCI 值为参考标准,监测周期为一个月,如有误差请谅解。

在全国中医医院微信服务号文章阅读量月度 TOP10 中,广州中医药大学第一附属医院名列前茅,和广东省中医院包揽前八名,单篇阅读量均达10W+人。佛山市中医院以近 7W 人的阅读量位居第九。值得一提的是,成都中医药大学附属医院(四川省中医院)的原创性文章以 6.5W 人的阅读量杀入十强,在看数超过 200 人,表现出不俗的微信运营能力。

(二)微信服务号原创文章阅读量月度 TOP10

表4　全国中医医院微信服务号原创文章阅读量月度 TOP10

单位:人

序号	文章标题	公众号	阅读数	在看数
1	脖子有点涨涨的,肩膀重重的,腰背酸酸的,哪儿哪都不对,中医专家带你一起动起来	成都中医附院四川省中医院	65621	219
2	国内知名专家齐聚中山市中医院,为了这件大事!	中山市中医院	31576	264

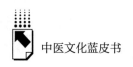

续表

序号	文章标题	公众号	阅读数	在看数
3	【有福利】医学美容科带你识斑祛斑,让你变成素颜女神秒杀一切美颜相机	成都中医附院四川省中医院	30421	127
4	【每周药膳】春夏之交,一杯"西洋参枸杞茶"喝出健康好心情	深圳市中医院	26725	76
5	4次怀孕4次流产,还有多少女性正在经历这种噩梦……	湖北省中医院	25467	74
6	哦买尬!!这群护士小姐姐的变身也太惊人了吧!	湖北省中医院	17859	67
7	【干货】便秘N+1天2天3天……不妨练练这套调养功法	佛山市中医院	14470	32
8	来咯来咯~夏天真的来咯,吃这些养生才对哦!	湖北省中医院	12936	106
9	立夏养生要祛湿丨不做《大湿兄》,祛湿方法速速来get!	深圳市宝安中医院集团	12384	38
10	确认过"演"神,是席卷抖音的美小护!就差你一个赞	深圳平乐骨伤科医院	11850	31

注: 资料来源于清博大数据,以微信传播指数WCI值为参考标准,监测周期为一个月,如有误差请谅解。

微信服务号湖北省中医院月度发布原创文章三篇,微信服务号成都中医药大学附属医院(四川省中医院)月度发布原创文章两篇,其他医院各发布一篇。

整体来说全国中医医院微信服务号原创文章月度阅读量均超过万次,主要内容涉及日常养生、药膳食疗等方面,并结合当时节令、社会热点发布百姓关心的微信内容,在为百姓提供便民服务的同时,有效提升了其中医药文化素养,对提高微信粉丝的活跃度及黏度都效果显著。

(三)微信服务号文章题目分析

综合分析月度微信服务号文章题目词云图可知,在全国中医医院微信服

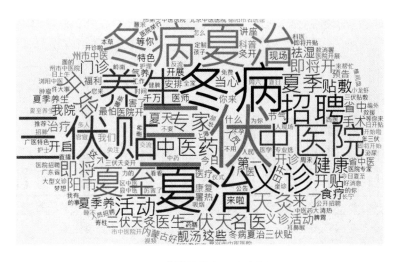

图2　月度微信服务号文章题目

注：本词云图以微信服务号月度文章排行前200名的题目为研究标的，以
提及频次为单位。

务号文章TOP 200的文章题目中，人为排除"中医医院"关键词后，提及
频次最高的词语分别为三伏贴、冬病夏治、招聘。这说明广大中医医院微信
服务号微信运营人员标题编辑技巧的提高，从百姓日常生活关切出发，内容
编排更人性化，有较强的吸睛性。

三　服务能力

　　微信服务号较订阅号相比，拥有更强大的业务服务与用户管理能力，帮
助用户快速熟悉全新的公众号服务平台。经认证的微信服务号，除了自定义
菜单外，更拥有高级接口中所有接口权限，如语音识别、客服接口、生成带
参数二维码、获取用户基本信息、上传下载多媒体文件等。

　　综合分析全国中医医院微信服务号，主要涵盖微官网、预约挂号、智能
导诊（AI）、门诊缴费（含充值、押金、诊间缴费）、候诊排队、就诊记录、
配送服务、报告查询（含检查、胶片结果）、导航、问卷调查、停车缴费、
在线咨询等70余项功能。

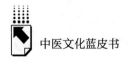

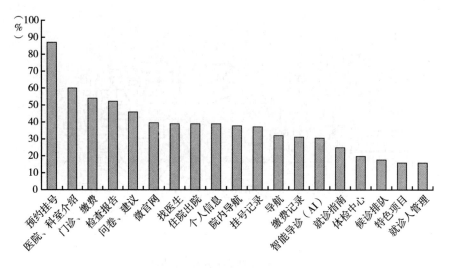

图3　全国中医医院微信服务号服务功能分布

图3为533家中医医院微信服务号各项服务功能分布图。近90%的中医医院微信服务号具有预约挂号功能，30%的医院微信服务号具有智能导诊（AI）功能。另外，不少中医医院根据自身特色，开通特殊服务项目。46%的微信服务号开通反馈功能（含建议、投诉、满意度调查等），有效加强了医患之间的互动性。本文按照患者就诊流程分为导诊、诊疗、互动三大部分，分别简析如下。

（一）导诊功能

各大中医医院的微信服务号导诊功能主要涵盖患者就诊前科室查询、预约挂号、挂号记录、找医生，有的医院还在此部分设置了就诊指南、体检预约、来院导航、停车缴费等。与2016年相比，全国中医医院的微信号服务功能除了数量方面发生变化外，最突出的变化是增加了智能导诊（AI）。当前主要的智能导诊（AI）界面有两种，见图4。

患者通过微信服务号的智能导诊功能，在就诊前通过自主查询，实现精准挂号，快速就诊。微信端智能导诊较线下导诊机器人，便于推广，且覆盖范围更大，也在一定程度上缓解了医院的就诊压力。在"互联网＋医

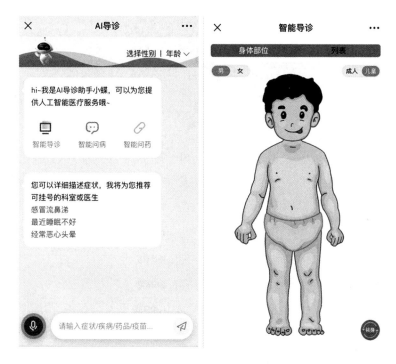

图4　主要智能导诊（AI）界面示意

疗"的大环境下，智能导诊（AI）可以作为一个跳板，让更多的人进入互联网。

（二）诊疗功能

1. 基础功能

以微信服务号福建省第二人民医院智慧医疗页面为例，展示当前各大中医医院微信服务号涵盖的主要功能。此部分涵盖各类缴费、候诊排队、配送服务、检验报告查询、复诊、住院出院、住院订餐、床位查询等患者就医的大部分环节，服务过程中的流畅性及简便易操作就变得尤为重要。40%的中医医院微信服务号虽然开通了微官网功能，但是存在栏目打开显示代码错误、系统维护、打开缓慢、暂未开通等问题。由此可见，中医医院微信服务号的诸多功能还有很大的完善空间。

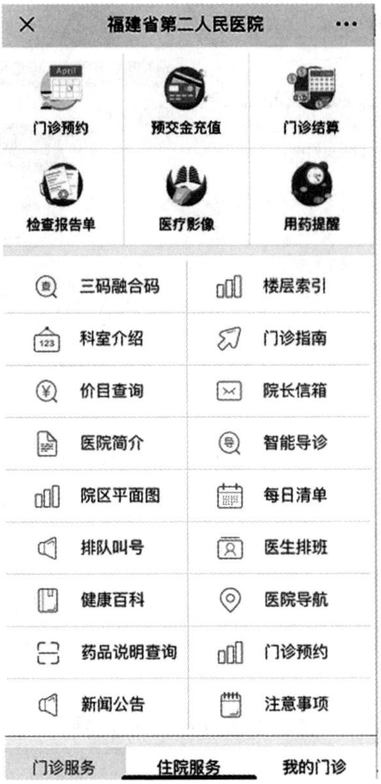

图5 福建省第二人民医院智慧医疗页面

注：三码融合是实现"电子健康卡（码）、医保结算码、金融支付二维码"融合的应用。

2. 其他非主流功能

表5 微信服务号"亮眼"功能中医医院示例

医院	服务号功能名称
深圳市中医院	新农合住院
安徽省中医院	退款流程
江门市五邑中医院	免费 WiFi
武安市中医院	免费 WiFi
江苏省中医院	院内制剂
宁波市中医院	信用制度

续表

医院	服务号功能名称
临沂市中医院	云急救、诊室
潍坊市中医院	云急救、诊室
内蒙古自治区国际蒙医医院	直播（含往期视频）
呼和浩特中安类风湿中医医院	直播（含往期视频）
柳州市中医医院	查询物价（含药品价格、收费项目）

注：此表仅作展示用，无先后顺序。

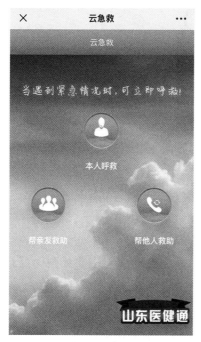

图6　云急救

　　除了表5中的非主流服务性功能外，有的医院还拓展添加本院服务功能。如广州中医药大学深圳医院微信服务号设置医院OA系统、员工报销栏目；惠州市中医医院微信服务号设置学术会议栏目，并形成科室微信矩阵；中国中医科学院广安门医院微信服务号设置招生信息、患者招募等栏目等。

　　另外，值得一提的是，不少医院接入应用小程序、跳转移动端App下载界面、链接医联体平台界面，这些都大大提高了医院自身的互联网医疗水平（见图7）。

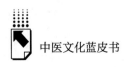

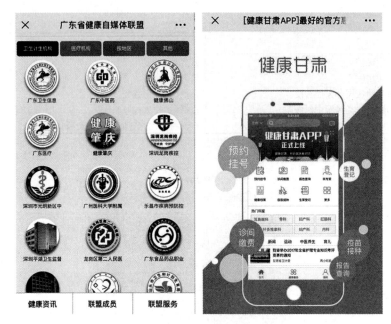

图 7　应用小程度

（三）互动功能

中医医院微信服务号的互动功能主要体现为反馈功能，包含满意度调查、在线咨询、建议反馈、投诉、院长直通车等方面。

虽然46%的微信服务号开通反馈功能，但是不少服务号都存在页面打开困难、暂无问卷等问题，加之，患者满意度、客诉率及沟通成功率等重要指标数据缺失，这并不能直接表明中医医院微信服务号的互动功能得到显著提高。

四　主要问题

1. 从微信运营效果来说，差异显著，两极分化明显

首先，本次研究纳入了全国533个微信服务账号，从日常更新来说，有37%的中医医院忽略了服务号的传播宣传属性，没有日常更新其内容，直接造成阅读量的巨大差异。其次，运营内容方面，同质化文章较多，原创性内

容水平有待提高，运营效果差异显著。最后，从地域分布来说，南方省份开通微信服务号数量多于北方，且分化明显。

2. 从服务能力来说，服务闭环虽已基本形成，但依然存在服务号栏目设置不合理等现象，用户体验满意度依然有待提高

随着互联网医疗的迅猛发展，越来越多的中医医院开通网上医院，为患者提供移动服务，包括导诊挂号、费用支付、就诊指引、报告查看、住院押金缴纳、住院清单、就医反馈等全流程闭环服务。

中医医院微信服务号的开通率较 2016 年有显著提高，栏目设置除满足患者日常诊疗外，个性化特征也日渐明显。但不可否认的是，存在部分中医医院的微信服务号栏目打开不流畅，甚至长时间处于测试阶段，部分内容陈旧、栏目设置与患者需求脱节等问题，用户体验度过低。

3. 移动端、小程序等新服务形式的推广，使部分医院忽略了微信服务号的服务价值与新媒体宣传功能

随着微信小程序的推广及移动端医疗服务方式的普及，不少中医医院服务号的服务功能因被替代而闲置，其宣传功能亦被忽略。当下人们传统的就医习惯及方式已经开始发生改变，这样将直接损失微信服务号有效的用户数据，也不利于中医医院自身的新媒体宣传。

调 研 篇

Survey

B.10

中医药领军人物网络学术
影响力的调研报告

李婧昳 杨 明 刘晴晴*

摘　要：　本文对 90 位国医大师、100 位全国名中医、99 位岐黄学者的
　　　　　网络学术影响力进行排名，发现了三者之间学术影响力存在
　　　　　很大差异，并对造成这种差异的原因进行了分析。

关键词：　国医大师　全国名中医　岐黄学者　学术影响力

---

* 李婧昳，就职于北京中医药大学国学院中医药文化研究与传播中心，研究方向为中医药文化
传播。杨明，北京中医药大学人文学院医药卫生法学专业 2018 级硕士研究生。刘晴晴，北京
中医药大学人文学院医药卫生法学专业 2018 级硕士研究生。

一 中医药领军人物网络学术影响力排名情况

学术影响力是衡量一个学者学术成就的重要指标之一，包括对人和对该学术专业理论和实践等的影响。作为国家级中医药工作者最高殊荣的获得者——国医大师、全国名中医和岐黄学者等，他们的网络学术影响力如何呢？本文通过采集和分析90位国医大师、100位全国名中医、99位岐黄学者的网络信息、论文等数据，进行网络学术影响力排名。这个排名并不能全面反映每位专家的学术成就，仅仅在一定程度上反映其在网络上的传播情况和影响力。

表1 学术影响力汇总排名（前100名）

序号	姓名	h指数	称号	序号	姓名	g指数	称号
1	王 华	92	岐黄学者	1	王 阶	183	岐黄学者
2	李 平	82	岐黄学者	2	李 平	181	岐黄学者
3	王峥涛	72	岐黄学者	3	王 华	141	岐黄学者
4	仝小林	72	岐黄学者	4	王 琦	113	国医大师
5	果德安	66	岐黄学者	5	危北海	111	全国名中医
6	陈士林	63	岐黄学者	6	陈士林	106	岐黄学者
7	陈可冀	61	国医大师	7	陈可冀	100	国医大师
8	屠鹏飞	58	岐黄学者	8	王峥涛	100	岐黄学者
9	王 琦	55	国医大师	9	果德安	95	岐黄学者
10	张伯礼	54	全国名中医	10	仝小林	90	岐黄学者
11	肖小河	53	岐黄学者	11	屠鹏飞	87	岐黄学者
12	王 阶	52	岐黄学者	12	肖小河	86	岐黄学者
13	王喜军	51	岐黄学者	13	王喜军	81	岐黄学者
14	段金廒	50	岐黄学者	14	沈自尹	76	全国名中医
15	沈自尹	50	全国名中医	15	张伯礼	75	全国名中医
16	高 颖	48	岐黄学者	16	刘保延	72	岐黄学者
17	刘保延	47	岐黄学者	17	高 颖	72	岐黄学者
18	李建生	47	岐黄学者	18	史大卓	68	岐黄学者
19	史大卓	43	岐黄学者	19	李建生	67	岐黄学者
20	凌昌全	43	岐黄学者	20	段金廒	65	岐黄学者
21	高 月	43	岐黄学者	21	彭 成	65	岐黄学者
22	高秀梅	42	岐黄学者	22	石学敏	64	国医大师

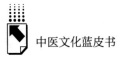

续表

序号	姓名	h指数	称号	序号	姓名	g指数	称号
23	危北海	41	全国名中医	23	高秀梅	63	岐黄学者
24	吴焕淦	40	岐黄学者	24	高 月	62	岐黄学者
25	石学敏	39	国医大师	25	凌昌全	61	岐黄学者
26	郭兰萍	38	岐黄学者	26	田金洲	60	岐黄学者
27	彭 成	38	岐黄学者	27	吕仁和	59	国医大师
28	蔡定芳	38	岐黄学者	28	郭兰萍	59	岐黄学者
29	王庆国	38	全国名中医	29	蔡定芳	59	岐黄学者
30	刘建勋	37	岐黄学者	30	王庆国	57	全国名中医
31	梁繁荣	37	岐黄学者	31	刘建勋	54	岐黄学者
32	李素云	36	岐黄学者	32	李素云	54	岐黄学者
33	汪受传	36	全国名中医	33	吴焕淦	54	岐黄学者
34	吴咸中	35	国医大师	34	张 冰	54	岐黄学者
35	田金洲	35	岐黄学者	35	季 光	54	岐黄学者
36	吕仁和	34	国医大师	36	王 平	53	岐黄学者
37	匡海学	34	岐黄学者	37	梁繁荣	53	岐黄学者
38	李义凯	34	岐黄学者	38	王拥军	52	岐黄学者
39	张 冰	34	岐黄学者	39	姚希贤	52	全国名中医
40	邓铁涛	33	国医大师	40	汪受传	52	全国名中医
41	许能贵	33	岐黄学者	41	韩明向	52	全国名中医
42	孙晓波	33	岐黄学者	42	吴咸中	51	国医大师
43	季 光	33	岐黄学者	43	许能贵	51	岐黄学者
44	姚希贤	33	全国名中医	44	翁维良	50	全国名中医
45	周仲瑛	32	国医大师	45	朴炳奎	50	全国名中医
46	王拥军	32	岐黄学者	46	邓铁涛	49	国医大师
47	贾振华	32	岐黄学者	47	周仲瑛	49	国医大师
48	乔延江	31	岐黄学者	48	刘嘉湘	49	国医大师
49	沈 洪	31	岐黄学者	49	乔延江	49	岐黄学者
50	房 敏	31	岐黄学者	50	刘 维	49	岐黄学者
51	董竞成	31	岐黄学者	51	李军祥	49	岐黄学者
52	王 平	30	岐黄学者	52	李振华	47	国医大师
53	罗颂平	30	岐黄学者	53	李 冀	47	岐黄学者
54	李灿东	29	岐黄学者	54	李义凯	47	岐黄学者
55	杜 建	29	全国名中医	55	杨宇飞	47	岐黄学者
56	刘嘉湘	28	国医大师	56	沈 洪	47	岐黄学者
57	吴勉华	28	岐黄学者	57	董竞成	47	岐黄学者
58	唐启盛	28	岐黄学者	58	匡海学	46	岐黄学者
59	王永钧	28	全国名中医	59	罗颂平	46	岐黄学者
60	单兆伟	28	全国名中医	60	唐启盛	45	岐黄学者

续表

序号	姓名	h指数	称号	序号	姓名	g指数	称号
61	方剑乔	27	岐黄学者	61	单兆伟	45	全国名中医
62	李浩	27	岐黄学者	62	房敏	44	岐黄学者
63	李冀	27	岐黄学者	63	贾振华	44	岐黄学者
64	张允岭	27	岐黄学者	64	蒋健	44	岐黄学者
65	翁维良	27	全国名中医	65	孙晓波	43	岐黄学者
66	刘维	26	岐黄学者	66	王永钧	43	全国名中医
67	陈立典	26	岐黄学者	67	孙树椿	43	全国名中医
68	蒋健	26	岐黄学者	68	杜建	43	全国名中医
69	孙树椿	26	全国名中医	69	吴勉华	42	岐黄学者
70	南征	26	全国名中医	70	陈立典	42	岐黄学者
71	韩明向	26	全国名中医	71	刘清泉	41	岐黄学者
72	王健	25	岐黄学者	72	洪广祥	40	国医大师
73	毛静远	25	岐黄学者	73	李佃贵	40	国医大师
74	刘清泉	25	岐黄学者	74	万海同	40	岐黄学者
75	连方	25	岐黄学者	75	李浩	40	岐黄学者
76	周铭心	25	全国名中医	76	周铭心	40	全国名中医
77	朴炳奎	25	全国名中医	77	南征	40	全国名中医
78	李佃贵	24	国医大师	78	郭赛珊	39	全国名中医
79	周岱翰	24	国医大师	79	王健	38	岐黄学者
80	王小云	24	岐黄学者	80	程海波	38	岐黄学者
81	杨明会	24	岐黄学者	81	蔡淦	38	全国名中医
82	郭赛珊	24	全国名中医	82	晁恩祥	37	国医大师
83	李振华	23	国医大师	83	毛静远	37	岐黄学者
84	洪广祥	23	国医大师	84	李灿东	37	岐黄学者
85	万海同	23	岐黄学者	85	杨春波	36	国医大师
86	马融	23	岐黄学者	86	周岱翰	36	国医大师
87	朱立国	23	岐黄学者	87	朱立国	36	岐黄学者
88	胡元会	23	岐黄学者	88	连方	36	岐黄学者
89	程海波	23	岐黄学者	89	张允岭	36	岐黄学者
90	蔡淦	23	全国名中医	90	胡元会	36	岐黄学者
91	韦贵康	22	国医大师	91	张琪	35	国医大师
92	李军祥	22	岐黄学者	92	马融	35	岐黄学者
93	李应东	22	岐黄学者	93	王小云	35	岐黄学者
94	杨文明	22	岐黄学者	94	徐凤芹	35	岐黄学者
95	杨宇飞	22	岐黄学者	95	魏玮	35	岐黄学者
96	魏玮	22	岐黄学者	96	方剑乔	34	岐黄学者
97	林毅	22	全国名中医	97	杨明会	34	岐黄学者
98	晁恩祥	21	国医大师	98	颜德馨	33	国医大师
99	杨关林	21	岐黄学者	99	韦贵康	33	国医大师
100	徐凤芹	21	岐黄学者	100	郭姣	33	岐黄学者

表1是针对90位国医大师、99位岐黄学者以及100位全国名中医在百度学术库显示的h指数①和g指数②进行汇总排名,取前100名。h指数代表该学者的学术影响力,而g指数由h指数计算公式进行优化和补充得到,能够更科学公平地反映该学者的学术影响力。h指数排在前100名的学者中有国医大师14人、全国名中医18人、岐黄学者68人;如图1所示,g指数排在前100名的有国医大师17人、全国名中医17人、岐黄学者66人。人数占比上可以说国医大师与全国名中医旗鼓相当,岐黄学者独领风骚。而前十名的构成则是岐黄学者7人、国医大师2人、全国名中医1人,且前三名全部由岐黄学者包揽。

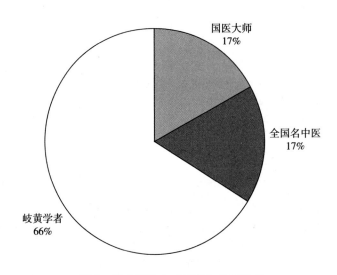

图1 学术影响力(指数)前100名

即使是排在前10名的学者,如图2所示,其学术影响力依然存在不小的差距,整个中医行业人才的学术影响力差距之大可见一斑。

---

① h指数:h代表高引用次数,一名科研人员的h指数是指他至多有h篇论文分别被引用了至少h次。

② g指数:将论文按照被引次数由高到低排序,将序号平方,被引次数按序号层层累加,当序号平方等于累计被引次数时,该序号则为g指数。

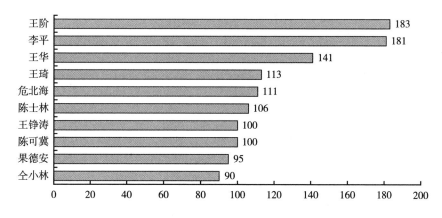

图 2　g 指数汇总排名（前 10 名）

表 2　论文被引量汇总排名（前 50 名）

单位：次

序号	姓名	被引量	身份
1	李　平	52075	岐黄学者
2	王　华	46238	岐黄学者
3	王　阶	37596	岐黄学者
4	王峥涛	24670	岐黄学者
5	陈士林	20099	岐黄学者
6	陈可冀	19224	国医大师
7	果德安	17906	岐黄学者
8	屠鹏飞	16091	岐黄学者
9	肖小河	15575	岐黄学者
10	王　琦	15098	国医大师
11	段金廒	14970	岐黄学者
12	张伯礼	12600	岐黄学者
13	危北海	12559	全国名中医
14	李建生	11655	岐黄学者
15	王喜军	10078	岐黄学者
16	高　颖	9279	岐黄学者
17	史大卓	8728	岐黄学者
18	刘保延	8539	岐黄学者

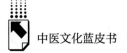

续表

序号	姓名	被引量	身份
19	沈自尹	8380	全国名中医
20	高秀梅	8315	岐黄学者
21	彭 成	8223	岐黄学者
22	凌昌全	8016	岐黄学者
23	刘建勋	7444	岐黄学者
24	石学敏	7178	国医大师
25	高 月	6846	岐黄学者
26	张 冰	6834	岐黄学者
27	吴焕淦	6774	岐黄学者
28	王庆国	6626	全国名中医
29	梁繁荣	6152	岐黄学者
30	郭兰萍	5868	岐黄学者
31	汪受传	5556	全国名中医
32	乔延江	5319	岐黄学者
33	李素云	5308	岐黄学者
34	蔡定芳	5127	岐黄学者
35	匡海学	4850	岐黄学者
36	季 光	4791	岐黄学者
37	李义凯	4727	岐黄学者
38	吴咸中	4591	国医大师
39	姚希贤	4562	全国名中医
40	沈 洪	4251	岐黄学者
41	吕仁和	4185	国医大师
42	李 冀	4140	岐黄学者
43	仝小林	3860	岐黄学者
44	房 敏	3704	岐黄学者
45	韩明向	3608	全国名中医
46	周仲瑛	3604	国医大师
47	田金洲	3591	岐黄学者
48	董竞成	3540	岐黄学者
49	许能贵	3467	岐黄学者
50	孙晓波	3452	岐黄学者

表 2 对 90 位国医大师、99 位岐黄学者以及 100 位全国名中医论文被引量进行汇总排名，取前 50 名，其中国医大师 6 位、全国名中医 6 位、岐黄学者 38 位。人数上依旧是国医大师与全国名中医势均力敌，岐黄学者遥遥领先。而论文被引量排在前五名的学者均为岐黄学者，相比于 g 指数，岐黄学者在论文被引量方面的领先优势更明显。然而从前 50 名的论文被引量数据来看，第 1 名与第 50 名却有着 15 倍的惊人差距。

表 3、表 4 将国医大师、全国名中医和岐黄学者的 g 指数与论文被引量前 20 名数据做对比，图 3、图 4 分别取三者的 g 指数和论文被引量前 5 名做对比，可以更直观地看到岐黄学者在学术影响力方面的巨大优势。

表 3　国医大师、全国名中医、岐黄学者 g 指数对比（前 20 名）

国医大师			全国名中医			岐黄学者		
序号	姓名	g 指数	序号	姓名	g 指数	序号	姓名	g 指数
1	王 琦	113	1	危北海	111	1	王 阶	183
2	陈可冀	100	2	沈自尹	76	2	李 平	181
3	石学敏	64	3	张伯礼	75	3	王 华	141
4	吕仁和	59	4	王庆国	57	4	陈士林	106
5	吴咸中	51	5	汪受传	52	5	王峥涛	100
6	邓铁涛	49	6	姚希贤	52	6	果德安	95
7	周仲瑛	49	7	韩明向	52	7	仝小林	90
8	刘嘉湘	49	8	翁维良	50	8	屠鹏飞	87
9	李振华	47	9	朴炳奎	50	9	肖小河	86
10	洪广祥	40	10	单兆伟	45	10	王喜军	81
11	李佃贵	40	11	杜 建	43	11	刘保延	72
12	晁恩祥	37	12	王永钧	43	12	高 颖	72
13	杨春波	36	13	孙树椿	43	13	史大卓	68
14	周岱翰	36	14	周铭心	40	14	李建生	67
15	张 琪	35	15	南 征	40	15	段金廒	65
16	颜德馨	33	16	郭赛珊	39	16	彭 成	65
17	韦贵康	33	17	蔡 淦	38	17	高秀梅	63

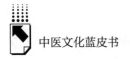
续表

国医大师			全国名中医			岐黄学者		
序号	姓名	g 指数	序号	姓名	g 指数	序号	姓名	g 指数
18	夏桂成	31	18	刘沈林	33	18	高 月	62
19	任继学	29	19	王伯祥	33	19	凌昌全	61
20	张志远	29	20	刘茂才	31	20	田金洲	60

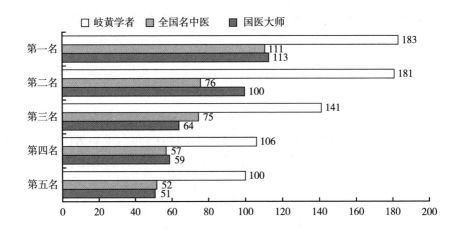

图 3 岐黄学者、全国名中医、国医大师 g 指数占比（前 5 名）

表 4 国医大师、全国名中医、岐黄学者论文被引量对比（前 20 名）

单位：次

国医大师			全国名中医			岐黄学者		
序号	姓名	被引量	序号	姓名	被引量	序号	姓名	被引量
1	陈可冀	19224	1	张伯礼	12600	1	李 平	52075
2	王 琦	15098	2	危北海	12559	2	王 华	46238
3	石学敏	7178	3	沈自尹	8380	3	王 阶	37596
4	吴咸中	4591	4	王庆国	6626	4	王峥涛	24670
5	吕仁和	4185	5	汪受传	5556	5	陈士林	20099
6	周仲瑛	3604	6	姚希贤	4562	6	果德安	17906
7	邓铁涛	3033	7	韩明向	3608	7	屠鹏飞	16091
8	刘嘉湘	2876	8	杜 建	3280	8	肖小河	15575
9	李振华	2676	9	王永钧	3269	9	段金廒	14970

国医大师			全国名中医			岐黄学者		
序号	姓名	被引量	序号	姓名	被引量	序号	姓名	被引量
10	李佃贵	2656	10	翁维良	3173	10	李建生	11655
11	周岱翰	1899	11	朴炳奎	2829	11	王喜军	10078
12	洪广祥	1794	12	单兆伟	2641	12	高　颖	9279
13	晁恩祥	1621	13	周铭心	2238	13	史大卓	8728
14	韦贵康	1522	14	孙树椿	2220	14	刘保延	8539
15	夏桂成	1486	15	范永升	2151	15	高秀梅	8315
16	杨春波	1452	16	南　征	2133	16	彭　成	8223
17	张　琪	1446	17	郭赛珊	1911	17	凌昌全	8016
18	颜德馨	1236	18	蔡　淦	1868	18	刘建勋	7444
19	梅国强	1176	19	丁　樱	1802	19	高　月	6846
20	禤国维	1161	20	刘沈林	1539	20	张　冰	6834

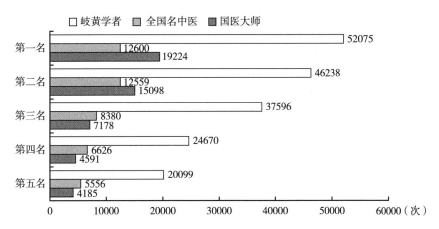

图4　岐黄学者、全国名中医、国医大师论文被引量对比（前5名）

纳入汇总排名的将近300位学者，可以说已经是站在我国中医行业顶峰、引领中医药事业发展，无论是学术还是临床都可谓我国现阶段中医药发展的领军人物。他们每个人在中医药行业内都颇负盛誉，甚至有些人的名字在全国都已经家喻户晓。即便如此，这289位中医药行业领军者在学术影响力方面还是有着巨大的差距。

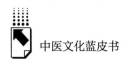

二　网络学术影响力存在差异的原因

为什么同样知名的中医大师在学术影响力方面会有如此大的差距？为什么有些人为中医行业做出了巨大贡献，却在论文被引量上榜上无名？为什么有些人的名字并不为普通民众所熟知却在业内有着极大的学术影响力？

（一）　临床与科研

医生是应该执着于临床诊疗、多救治几位病人、多累积一些经验，还是应该投身科研，多研发几味新药、多发表几篇论文？临床与科研孰轻孰重、如何取舍，一直是困扰中医人的一个难题。

临床经验与科研成果，其实是相辅相成、密不可分的。没有丰富的临床经验，如何能够研制出新药、开创出新的诊疗方法、提出新的医学理论？没有哪个刚从医学院校毕业的学生没有任何临床经验，仅凭自己的想象和试验就能取得重大科研成果的。因此，多年的临床经验与实践，是取得科研成果以及学术影响的基础。而科研成果和学术影响，终将反哺临床。经过科研试验研发的新药、新技术、新手法等科研成果，将广泛地应用于全国中医药临床当中，救治成千上万的患者。而基于中医传统经典和自身临床实践产生的新观点、新理论，对于中医药行业的未来——广大中医学子的中医理论基础有着深远影响。

"杂交水稻之父"袁隆平，不是作为一名农民去耕作，而是通过培植杂交水稻的科研创新，养活了半个中国的人口。1960 年 7 月，袁隆平在农校试验田中意外发现一株天然杂交水稻，这成为他研究人工培植杂交水稻的契机。中医药科研也是如此，临床实践中的发现和灵感，通过不断的科研试验逐渐成型结果。如今的中医药在整个医疗市场的占有率不足两成，想要拯救中医、振兴中医，靠的不是总结前人的成果，也不仅是提高个人的医术，而是中医药的科研创新。让中医能够治西医治不了的病、能够救西医救不了的人，在巩固中医优势领域的同时，弥补劣势领域存在的缺憾和不足，为这个传承了几千年的传统医学注入新的血液和活力，是每一个中医人肩负的使命和责任。"青蒿素"的发现，拯救了无数疟疾患者。如果屠呦呦没有领导课题组接受抗疟药研究任务，并且经过多年实验研究，多次失败，其间不断改进提取方法，是绝不可能取得如此重大成就的。她获得诺贝尔奖的理由是："因为创制新型抗疟药——青蒿素和双氢青蒿素，挽救了全球特别是发展中国家的数百万人的生命。"中医药科研创新目的也是如此，要挽救更广大患者的生命、减轻更广大患者的痛苦、提升更广大患者的就医体验，只有不断产生新的重大科研成果，这样才能让中医药在整个医疗市场站稳脚跟，才能让中医药跟上世界医疗的发展进程，才能够让全世界真正认识中医、了解中医、正视中医、相信中医。

（二）学术成果的传承与传播

能够入选国医大师、岐黄学者和全国名中医的这近 300 位中医药专家都是如今中医行业的顶尖人才。他们在各自领域取得的学术成果本身的差距并没有学术影响力指数所显示的这般巨大。造成学术影响力差距的主要原因是学术成果传播与运营方式的差异。同样在多年临床实践中取得学术成果的中医专家，有的选择将自己的所得所获传授给身边的弟子，有的选择将自己的所思所创公之于众。

我们的社会早已进入信息化时代，人们通过网络和媒体接触新的事物。在这个信息通过网络高速传播的时代，在这个新媒体即将取代纸媒的时代，学术成果如果没有被"中国知网""万方数据""维普资讯"等学术平台收录，将不被广大受众所知，更无法产生深远的学术影响。孔子，作为中国历史上最伟大的思想家、教育家，穷其一生不过三千弟子。而他的儒家思想影响了中国整个封建时代，至今仍然潜移默化地影响着中国人的处世之道，其根本原因在于他的思想和学说被其弟子记录了下来，并传播了出去。中医，自古以来都是通过师带徒的方式传承，诚然，跟在师父身边耳濡目染多年的徒弟自然是能够获得最完整、最精髓的传承，然而一位中医大家穷其一生的所学和所创，仅仅传授给了几个人、十几个人，从某种意义上讲，这难道不

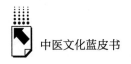

是一种学术财富的流失吗？

如表5所示，除却有年龄限制（65岁以下）的岐黄学者不谈，国医大师和全国名中医的入选者的年龄不可谓不高。也许有人会说，那些鲐背之年、期颐之寿的老中医，给人看了一辈子病，不会写论文，不知道什么是学术期刊，不懂什么是智库平台。即便如此，他们的学术成果也可以交由弟子、学生代为整理发布。作为中医大师的学术传承人，除了要将老师的理论和技术继承下来外，更重要的是要将它们记录并且传播出去。让更多的人了解和认可，将老师的学术成果发扬光大，才是最好的传承。

表5　年龄汇总排名

序号	姓名	年龄（岁）	称号
1	干祖望	107	国医大师
2	邓铁涛（故）	102	国医大师
3	阮士怡	102	国医大师
4	苏荣扎布	100	国医大师
5	李辅仁	100	国医大师
6	路志正	99	国医大师
7	颜正华	99	国医大师
8	朱良春（故）	98	国医大师
9	郭诚杰	98	国医大师
10	朱南孙	98	国医大师
11	张志远（故）	98	国医大师
12	周信有（故）	98	国医大师
13	陈彤云	98	全国名中医
14	张　琪	97	国医大师
15	裘沛然（故）	97	国医大师
16	颜德馨（故）	97	国医大师
17	方和谦	96	国医大师
18	李玉奇（故）	95	国医大师
19	班秀文	95	国医大师
20	王伯祥	95	全国名中医
21	李振华（故）	94	国医大师
22	吴咸中	94	国医大师
23	程莘农（故）	94	国医大师
24	李今庸	94	国医大师

序号	姓名	年龄(岁)	称号
25	郑　新	94	国医大师
26	王玉川(故)	93	国医大师
27	唐由之	93	国医大师
28	金世元	93	国医大师
29	许润三	93	国医大师
30	刘志明	92	国医大师
31	刘柏龄	92	国医大师
32	李文瑞	92	全国名中医
33	张沛霖	92	全国名中医
34	何任(故)	91	国医大师
35	周仲瑛	91	国医大师
36	张　磊	91	国医大师
37	张　震	91	国医大师
38	段亚亭	91	国医大师
39	沈自尹(故)	91	全国名中医
40	张鸣鹤	91	全国名中医
41	高上林	91	全国名中医
42	张灿玾(故)	90	国医大师
43	柴嵩岩	90	国医大师
44	姚希贤	90	全国名中医
45	贺普仁(故)	89	国医大师
46	陈可冀	89	国医大师
47	王　烈	89	国医大师
48	孙郁芝	89	全国名中医
49	陆长清	89	全国名中医
50	李济仁	88	国医大师

（三）团队与经费

要想取得重大科研成果，首先需要有一支优秀的科研团队，如今的科研课题早已不是一个人埋头苦干就能完成的，科研项目申报时非常重要的一项就是课题组成员的科研能力和水平。其次是要有足够的经费支撑。越重大的科研项目，就越是需要投入大量的人力、物力和财力。目前我国科

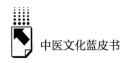

研项目经费除了有全部由政府财政支持的以外，还有国家提供引导经费、地方政府提供配套经费的，也有的科研课题经费需要项目单位自行筹措。无论是科研团队还是科研课题配套经费，都与课题负责人的工作单位密切相关。

表6 学术影响力（g指数）汇总排名前50工作单位情况统计

序号	姓名	g指数	称号	工作单位
1	王 阶	183	岐黄学者	中国中医科学院广安门医院
2	李 平	181	岐黄学者	中日友好医院
3	王 华	141	岐黄学者	湖北中医药大学
4	王 琦	113	国医大师	北京中医药大学
5	危北海	111	全国名中医	首都医科大学附属北京中医医院
6	陈士林	106	岐黄学者	中国中医科学院中药研究所
7	陈可冀	100	国医大师	中国中医科学院
8	王峥涛	100	岐黄学者	上海中医药大学
9	果德安	95	岐黄学者	中国科学院上海药物研究所
10	仝小林	90	岐黄学者	中国中医科学院广安门医院
11	屠鹏飞	87	岐黄学者	北京大学
12	肖小河	86	岐黄学者	中国人民解放军第三〇二医院
13	王喜军	81	岐黄学者	黑龙江中医药大学
14	沈自尹	76	全国名中医	复旦大学附属华山医院
15	张伯礼	75	全国名中医	天津中医药大学
16	刘保延	72	岐黄学者	中国中医科学院
17	高 颖	72	岐黄学者	北京中医药大学
18	史大卓	68	岐黄学者	中国中医科学院西苑医院
19	李建生	67	岐黄学者	河南中医药大学
20	段金廒	65	岐黄学者	南京中医药大学
21	彭 成	65	岐黄学者	成都中医药大学
22	石学敏	64	国医大师	天津中医药大学第一附属医院
23	高秀梅	63	岐黄学者	天津中医药大学
24	高 月	62	岐黄学者	中国人民解放军军事科学院军事医学研究院
25	凌昌全	61	岐黄学者	上海长海医院
26	田金洲	60	岐黄学者	北京中医药大学
27	吕仁和	59	国医大师	北京中医药大学东直门医院
28	郭兰萍	59	岐黄学者	中国中医科学院中药资源中心

序号	姓名	g指数	称号	工作单位
29	蔡定芳	59	岐黄学者	复旦大学附属中山医院
30	王庆国	57	全国名中医	北京中医药大学
31	刘建勋	54	岐黄学者	中国中医科学院西苑医院
32	李素云	54	岐黄学者	河南中医药大学第一附属医院
33	吴焕淦	54	岐黄学者	上海中医药大学附属岳阳中西医结合医院
34	张 冰	54	岐黄学者	北京中医药大学
35	季 光	54	岐黄学者	上海中医药大学附属龙华医院
36	王 平	53	岐黄学者	湖北中医药大学
37	梁繁荣	53	岐黄学者	成都中医药大学
38	王拥军	52	岐黄学者	上海中医药大学附属龙华医院
39	姚希贤	52	全国名中医	复旦大学附属华山医院
40	汪受传	52	全国名中医	河北医科大学第二医院
41	韩明向	52	全国名中医	安徽中医药大学第一附属医院
42	吴咸中	51	国医大师	天津医科大学
43	许能贵	51	岐黄学者	广州中医药大学
44	翁维良	50	全国名中医	中国中医科学院西苑医院
45	朴炳奎	50	全国名中医	中国中医科学院广安门医院
46	邓铁涛	49	国医大师	广州中医药大学
47	周仲瑛	49	国医大师	南京中医药大学
48	刘嘉湘	49	国医大师	上海中医药大学附属龙华医院
49	乔延江	49	岐黄学者	北京中医药大学
50	刘 维	49	岐黄学者	天津中医药大学第一附属医院

如表6所示，学术影响力高的专家几乎全部来自于全国知名的中医科研机构、中医药大学以及医院。工作单位之间科研实力的差异，也成为影响中医学者科研学术成就的重要原因。一个科研实力雄厚的单位，可以为承担科研项目的学者提供优质的科研团队和技术支持以及配套经费。

如图5所示，中国中医科学院、北京中医药大学、上海中医药大学等机构的中医药科研资源优势明显。工作单位不同、所属机构不同，可能也是导致同样获得国家级中医药工作者最高殊荣的专家学者学术影响力存在较大差距的原因之一。

从遴选条件上来看，国医大师注重医德和对行业的贡献，全国名中医注

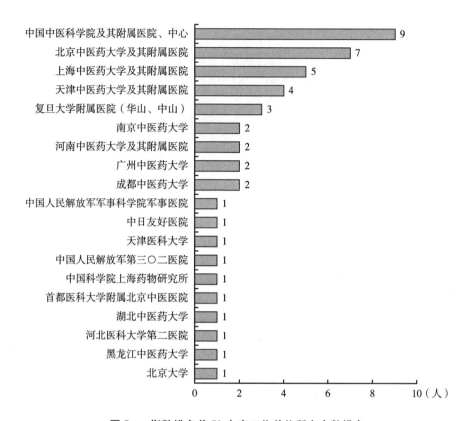

图5 g 指数排名前 50 专家工作单位所占人数排名

重传承和临床技术，岐黄学者注重学术和科研成果。因此岐黄学者的平均学术影响力高于前两者也在意料之中。然而无论是在国医大师还是全国名中医中，都有一些人能够将临床技术和学术科研两手抓，将自己在多年临床一线积攒下的经验以及学术理论、新药的研发、技术的创新形成专著、论文等学术成果。如果有更多的名医大家能够将自己行医多年的收获与感悟记录下来并且传播出去，让更多的中医学子受教、让更多的患者受益，中医药行业的振兴将指日可待。

全国名中医学术影响力调研报告

康赛赛　李婧昳　祝文静*

摘　要： 为了对首届评选出的 100 位全国名中医有更为直观、深入的了解，本文收集整理大量相关数据并对其进行了分析，对比了全国名中医的年龄、性别、工作地、学科分布、学术作品、临床科研成果，对全国名中医发表论文的 h 指数、g 指数和被引量进行了排名，可以看到虽然全国名中医们在中医药临床事业中有较高权威但是学术影响力指数从整体上来看并不算高，并且差距巨大。

关键词： 全国名中医　中医文化　学术影响力

　　为了表彰一些德高望重、医术精湛的名医名家们的突出贡献，打造名医辈出的良好氛围，调动广大中医药工作者的积极性和创造性，人力资源和社会保障部、原国家卫生和计划生育委员会、国家中医药管理局于 2017 年共同组织了首届全国名中医的评选。三部门密切配合，通力协作，严格程序，联合成立了评选表彰工作领导小组，制定了《评审工作办法》和《评审投票办法》，按照"自下而上、逐级推荐"的方式推荐，按照"两审三公示"的要求进行初审和公示，经专家评审，选出丁书文等 100 名国家级名中医。

---

* 康赛赛，北京中医药大学人文学院医药卫生法学专业 2017 级硕士研究生。李婧昳，就职于北京中医药大学国学院中医药文化研究与传播中心，研究方向为中医药文化传播。祝文静，北京中医药大学人文学院医药卫生法学专业 2017 级硕士研究生。

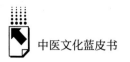

一 全国名中医基本信息

表1 全国名中医基本信息

单位：岁

姓名	年龄	性别	工作地	所在学科	作品数量	学术与临床
丁书文	78	男	山东	心血管内科	代表著作4部；论文78篇	率先提出心系疾病的热毒学说，发展了中医理论；积极研究老药新用，率先将传统抗疟中药青蒿、常山用于抗心律失常的治疗，提高了临床疗效；开发中药新药"正心泰片""正心泰胶囊""参龙宁心胶囊""心速宁胶囊"4个品种
丁锷（故）	83	男	安徽	中医骨伤科	代表著作8部；论文45篇	首创"养血益行痹"法，定方"强脊舒"、"脊舒散"结合辨证施治；研制专药"颈舒颗粒"，并提出"脊髓型颈椎病"按中医"痉"证治疗；化瘀破积法中药内服，治疗腰椎间盘突出症，总结制定了专病专方；探索出"对症治疗""辨证治疗""培元扶正"三法结合的中医药综合治疗顽固性类风湿性关节炎
丁樱	68	女	河南	中医儿科	代表著作18部；论文271篇	首创全国高等中医药院校规划教材的小儿肾病"标本"辨证分型体系；率先提出雷公藤的儿科新剂量；提出独到学术观点"扶正祛邪，序贯辨治"；研制"血尿停"、"肾必宁"颗粒；较早开展了肾病理、免疫、细胞及分子水平的研究

续表

姓名	年龄	性别	工作地	所在学科	作品数量	学术与临床
马骏	79	男	安徽	脾胃病科	代表著作 3 部;论文 24 篇	理论上倡导脾胃在脏腑学说中的主导地位,病机上强调升降失司是脾胃病发病的特点,治疗上强调"治胃贵在通,健脾贵在运",提出了治疗脾胃病的"十法";形成了以"权衡升降、润燥通补"为特色的治疗脾胃病的"和中"理论,为脾胃病的临床诊疗开辟了新思路、新方法;研制出"十三味和中丸"、"结肠宁"等多个院内制剂
王玉	80	女	吉林	呼吸科	代表著作 18 部;论文 76 篇	研制喘嗽宁治疗哮喘;研制成的银黄平喘气雾剂,尚属国内首创,达到国际水平;率先研制出治疗肺心病的新药"丹葶肺心颗粒";于 2003 年获得"老有所为"奖章,2014 年获中华中医药学会肺系病分会"突出贡献奖"
王永钧	84	男	浙江	中西医结合肾脏内科	代表著作7部;论文 298 篇	创建浙江省第一个肾脏病内科;提出肾病从风湿论治的创新理论;应用治虚、治瘀、治风湿的中药组方,以及中西医结合、联合、序贯、个体化的用药方案,治疗肾科常见的难治病 – IgA 肾病,疗效获显著提高;研制中成药"肾康宁片";研制中成药"复方积雪草软胶囊",已申请发明专利并被公示

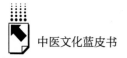

姓名	年龄	性别	工作地	所在学科	作品数量	学术与临床
王自立	83	男	甘肃	消化内科、妇科	代表著作7部;论文41篇	王自立在多年的临床工作中,形成了自己独特的学术思想,提出了"运脾思想"、"柔肝思想"及"温阳思想"被列为"十五"国家科技攻关计划;特色辩证被列为"十二五"国家科技支撑计划
王行宽	80	男	湖南	心血管内科	代表著作9部;论文107篇	主持厅级以上科研课题6项,如滋生青阳片减轻SHR左室肥厚的实验研究;获奖项目有心痛治肝理论及组方治疗冠心病心绞痛的作用及机理研究等4项;1998年获中华国际医学交流基金会颁发的1997年度林宗扬医学教育奖
王庆国	67	男	北京	中西医结合治疗消化系统疾病、风湿类疾病见长	代表著作13部;论文669篇	引领了全国证候研究的方向;进行了经方现代应用、经方作用机制、经方配伍规律等方面的研究,相关研究成果获国家科技进步二等奖;开展经方现代应用及仲景学说的研究;提出了名优中药二次开发的十六字原则,并以清开灵注射液为模板,进行了名优中药二次开发研究的示范,该研究的水平也居于国内领先地位;进行了四逆散、三草芍药甘草汤、柴胡三降汤的新药开发研究

姓名	年龄	性别	工作地	所在学科	作品数量	学术与临床
王伯祥	95	男	湖北	中西医结合肝病科	代表著作 3 部;论文 64 篇	国内应用腹腔镜研究肝脏形态的开拓者;开发出肝炎一号、肝炎二号、肝炎六号、保肝康、海珠益肝胶囊及软坚糖浆等几个系列的肝病药物
王坤根	74	男	浙江	内科、肿瘤	代表著作 16 部;论文 53 篇	主持和参与"痞痛舒治疗功能性消化不良的疗效与安全性研究""痰瘀同治防治冠心病的临床应用研究""冠心病中医临床分型客观指标研究""冠心病介入治疗前后中医证型的变化规律及胰岛素抵抗关系的研究""霜桑叶抗动脉粥样硬化的实验研究"等多项课题;"中医脾胃病学"学术带头人,"治未病学"学术带头人
王常绮	81	男	青海	中医脾胃病	代表著作1部;论文20余篇	精通中医理论,对《伤寒论》和《内经》有深刻理解,临床擅长消化系统疾病、类风湿性关节炎及癫痫等疑难杂症的治疗,参与国家"七五"攻关课题——类风湿性关节炎发病机理的研究,获得国家科技进步三等奖
王晞星	60	男	山西	中西医结合治疗肿瘤	代表著作 3 部;论文 95 篇	主持研制开发纯中药胃肠动力药"胃逆康胶囊",国家中医药管理局"十一五"重点专科建设单位及肠道灌疗重点研究室负责人;近年来在中西医结合防治肿瘤领域主持承担国家和省部级重大科研课题 10 余项,

姓名	年龄	性别	工作地	所在学科	作品数量	学术与临床
						获山西省科技进步奖 2 项,申请技术专利 1 项;研制抗肿瘤系列中药制剂 10 余种
王辉武	76	男	重庆	中医内科	代表著作 19 部;论文 80 篇	提出了"湿病活血能增效"、"湿为病毒说"、"郁乃心病"等创新思路;通过采用"化湿活血"法,研制化湿液,以及采用"通畅心神使道"的方法治疗郁病
王新陆	70	男	山东	中医内科杂病	代表著作 40 余部;论文 157 篇	先后承担国家级、省部级科研项目十余项;在学术上提倡"继承不泥古、创新不离宗",应时病创立"脑血辨证"和援药理论;撰写了《脑血辨证》、《王新陆内科经纬》等多部在国内有深远影响的著作
毛德西	79	男	河南	中医内科	代表著作 20 余部;论文 67 篇	国名老中医传承工作室指导老师,中华中医药学会首届中医科普专家,曾获中华中医药学会中医科普金话筒奖、河南省中医药事业终身成就奖、河南省科学技术奖;倡导"健康养生,中医治疗亚健康"的理念,善于运用中医经典理论辨证治疗疑难杂病,对养生保健有独到见解
田德禄	81	男	北京	中医内科疑难杂症	代表著作 20 余部;论文 92 篇	攻关课题——"董建华教授胃痛、胁痛电脑专家系统"荣获重大科技成果奖;在慢性胃炎、酒精性肝病等消化系统疾病上,摸索并建立了一套诊治系统,临床疗效良好,提出许多切合临床的新颖观点,在国内外消化领域具有一定影响力

姓名	年龄	性别	工作地	所在学科	作品数量	学术与临床
白长川	75	男	辽宁	中医内科、肿瘤	代表著作14部;论文59篇	提出"寒温融汇,各司其属",善用截断疗法治疗急性热病,透达气机之升降出入,以使邪有出路;顽症怪疾治湿瘀,杂病沉疴疗肾脾;健脾运用法,即健运、温运、升运、滋运、疏运和通运;"和胃汤对胃排空的临床及实验研究"获市科技进步一等奖
白凤鸣	80	男	辽宁	心脑血管疾病	论文10篇	在缺血性脑血管病方面,解决了高黏、高聚、高凝的问题,降低患者的致残率;在治疗心血管病方面,利用蒙医蒙药,实现了改善心肌供血,恢复心脏的正常供血供氧的目的;开展蒙医治疗再生障碍性贫血科研,在原有蒙药基础上研制新方剂;制定"再障"(血衰症)蒙医临床路径;翻译整理蒙、藏、汉三种文字的《蒙医方剂选》,为治疗疑难症提供宝贵方剂
皮持衡	79	男	江西	擅长中医内、儿科	代表著作18部;论文87篇	在学术上主张"循古拓今",并在实践中大胆创新,创制经验方;特别是在脾肾疾病方面,很有独到之处,掌握了一套行之有效的理、法、方、药及辨证论治的规律;自拟"益气泄毒汤"随证加减,运用自如,取得了消肿愈病的良好效果

姓名	年龄	性别	工作地	所在学科	作品数量	学术与临床
邢世瑞	84	男	宁夏	中药检验、中药质量标准和中药资源开发研究工作	代表著作6部；论文40余篇	先后主持科研课题15项，并获科技进步奖12项；"宁夏药用植物分布特征与区划"获1988年宁夏自治区优秀论文二等奖；"宁夏中药资源基本状况与分析"等4篇论文获宁夏药学会或宁夏标准协会优秀论文奖
朴炳奎	82	男	北京	中西医结合肿瘤科	代表著作10余部；论文127篇	长期从事中西医结合肿瘤的临床及科研工作，提出"毒邪致癌"的中医学发病机制，认为肿瘤发生乃由机体正气亏虚、虚邪留滞、脏腑机能失调、邪毒内生所致；研制出国家三类新药"益肺清化膏"；主持并参与国家"六五"~"十五"国家自然基金、科技攻关及首都发展基金等多项科研课题，多次获卫生部、国家中医药管理局科技成果进步奖
危北海	88	男	北京	消化科	代表著作10部；论文238篇	国内脾胃学说研究的开创人之一，建立了国内最大的脾胃理论知识库；首先创制成功病证结合的脾胃虚证，萎缩性胃炎与幽门螺杆菌结合的大鼠动物模型，取得了重大科研成果，经过长期临床和科研的实践，创造性地提出了"脾虚综合征"的概念和"胃肠复原"的治疗学说理念和方法

续表

姓名	年龄	性别	工作地	所在学科	作品数量	学术与临床
刘亚娴	75	男	河北	内科、妇科	代表著作16部;论文84篇	坚持辨证论治,平中出奇;"化疗肝损害的中医治疗"、"鱽宁治疗常年性变态反应性鼻炎"等7项,获省科委科技进步三等奖,申报国家专利1项
刘沈林	70	男	江苏	中医脾胃科	代表著作4部;论文193篇	国家中医临床研究基地(脾胃病)胃癌研究首席负责人;江苏省中西医结合优势学科带头人,江苏省"135"医学工程重点学科(消化病学)学术带头人;全国第四批和第五批名老中医药专家学术经验继承指导老师
刘启泉	63	男	河北	消化内科	代表著作19余部;论文188篇	独创了"一降、二调、三结合"的治疗大法;研制了胃安1~6号、胃康1~6号、肠宁1~6号;其所领导的河北省中医院脾胃病科是国家中医药管理局重点专科、重点学科和"十一五"重点研究室,是国内唯一一家浊毒证临床、科研教学基地和中医脾胃病专业国家重点临床专科
刘茂才	82	男	广东	中西医结合诊治神经内科	代表著作2部;论文114篇	创立了广东省中医院中医脑病专科,率先提出"痰瘀同治"论治缺血中风;他重视"脑为元神之府"说,力倡构建完整的中医脑髓理论体系以指导临床、解决证治中的难题;在临床救治中采用阴阳类证辨治体系,立"清热熄风、破瘀涤痰、通腑醒神"等治法,取得良好疗效

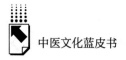

续表

姓名	年龄	性别	工作地	所在学科	作品数量	学术与临床
刘宝厚	87	男	甘肃	中西医结合肾病科	代表著作 5 部;论文 43 篇	提出了"中西医双重诊断,中西药有机结合"的临床医学模式;在诊治肾脏病方面,现已形成"标本兼治,祛邪安正","湿热不除,蛋白难消","瘀血不去,肾气难复"的学术理论,研制出的系列纯中药制剂创造了明显的社会效益和经济效益;提出的慢性肾炎中医辨证分型方案被全国中医肾病学术会议采纳为全国试行方案
米子良	80	男	内蒙古	中医内科、妇科疑难杂症	代表著作 2 部;论文 22 篇	国家"十二五"中医药管理局重点学科"伤寒学"学术带头人
孙申田	80	男	黑龙江	针灸、神经内科	代表著作 5 部;论文 92 篇	主持"针刺对周围神经损伤修复与再生的研究"、"针刺对脊髓损伤再生修复的基础研究"、"针刺对周围神经损伤修复与再生的研究"等科研课题
孙良佐	78	男	新疆	中医妇科	代表著作 10 部;论文 36 篇	对中医内科的疑难杂症及呼吸系统、心血管系统、消化系统疾病有深入的研究,尤其擅长妇科疾病诸如月经失调、痛经、闭经、功血、更年期疾病、乳腺疾病、各种妇科慢性疾病、产后疾病、不孕不育

姓名	年龄	性别	工作地	所在学科	作品数量	学术与临床
孙郁芝	89	女	山西	肾病	代表著作1部;论文20余篇	在肾病的治疗中,倡导要严守病机,祛邪扶正,祛邪注重活血解毒,扶正宜调整机体平衡,久病重视调护脾胃;治则宜掌握三个环节:清热利湿通三焦,活血化瘀通肾络,益气养血扶脾肾;西医治则也应从三方面着手:清除免疫性炎症,改善微循环,调节免疫
孙树椿	80	男	北京	骨伤科疑难疾病	代表著作10余部;论文120篇	形成具有独具特色的筋伤治疗方法;指出"筋喜柔不喜刚",手法运用时强调"外柔内刚、轻柔和缓",让患者不感到痛苦的同时缓解症状或痊愈;研发出国家级新药"颈痛颗粒"、"腰痹通胶囊"
买买提艾力·阿木提	78	男	新疆	维医	代表著作1部;论文11篇	主要从事维医药古籍整理编译工作,编写了"论维医研治白癜风"、"维医药学古今常用词汇对照"、"维医药学古文"等
严世芸	79	男	上海	心内科	代表著作20余;论文119篇	1989年承担课题"张伯奥老中医治疗急性心肌梗塞经验总结"获上海市卫生局科技进步二等奖;1993年承担课题"宋代医家学术思想研究"获国家中医药管理局科技进步三等奖;1985年"张伯奥教授治疗冠心病的智能程序"获上海市中医中西医结合科技进步二等奖

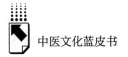
续表

姓名	年龄	性别	工作地	所在学科	作品数量	学术与临床
杜建	78	男	福建	中医内科、老年病	代表著作 12 部;论文 304 篇	秉承于温病理论,并结合现代医学进展发挥独创,形成了独具特色的老年病学术思想
李文瑞	92	男	北京	中医内科	代表著作 11 部;论文 25 篇	在提高治疗常见病和多发病效率的基础上,潜心研究多种疑难病症的治疗措施,辨证用药有独到之处;近年来,针对一些疾病特点,还分别采用了内服外用的药物治疗、心理干预治疗等,进一步提高了疗效
李延	77	男	黑龙江	中医内科	代表著作 5 部;论文 39 篇	擅长以"滋补肝肾、温补肾阳、阴阳双补"治疗再生障碍性贫血,"扶正固本,活血化瘀"治疗心脑血管病,"滋阴潜阳、化痰平肝"治疗原发性高血压病,"补肾活血"治疗风湿病免疫疾病;研制中药复方益肾康冲剂,对肾盂肾炎的缓解期有很好的治疗作用
杨震	75	男	陕西	中医内科	代表著作 2 部;论文 3 篇	首倡"相火气机学说",首创"肝经血热"乙肝病机理论,把乙肝从气分治疗直接引入血分治疗;研发新药"碧云砂乙肝灵"、"肝毒清"、"参虎解毒丸"
吴光炯	75	男	贵州	中医为主中西医结合治疗胃肠病和妇科、儿科疾病	代表著作2部;论文20余篇	主张研究中医中药要多学科、跨学科,应用中医中药科学、合理,主张"以人为本,疗效第一,与

姓名	年龄	性别	工作地	所在学科	作品数量	学术与临床
						时俱进",无条件服从现实逻辑的权威;认为人体是个复杂的系统,病时具有多因多果、一因多果、多因一果的特点,针对此提出复杂性思维临床诊疗模式、在和合论思想指导下的处方用药原则等思想,提高了中医中药的临床疗效
吴熙	79	男	福建	中西医结合、妇科疑难症	代表著作1部;论文19篇	撰写《吴熙妇科溯源》,独创"不孕症治疗五步法","提出了调经三部曲"
邱健行	78	男	广东	中医内科	代表著作1部;论文29篇	著有《杏林健行——全国名老中医邱健行临证薪传录》,擅长疑难杂症,主诊"脾胃专科"和"血症专科"
何成瑶	81	女	贵州	妇科	论文3篇	擅长治疗盆腔炎、不孕症、乳腺增生、月经不调、卵巢囊肿
余瀛鳌	86	男	北京	内科	代表著作4部;论文73篇	对中医古籍研究成果颇丰,以及在对"上病下治"、"下病上治"、"方剂研究"有独特见解;主张辨病与辨证论治相结合,对于常见病,着意于探求"删繁就简"的证治规律,并注重疾病的"通治方"研究,力求拟定切合病机和便于推广应用的通治效方,用"通治方"加减以体现施治中的"同中之异"

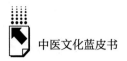

续表

姓名	年龄	性别	工作地	所在学科	作品数量	学术与临床
汪受传	73	男	江苏	中医儿科	代表著作4部；论文550篇	提出"小儿肺炎从热、郁、痰、瘀论治"、"胎怯从肾脾两虚论治"；精于小儿肺系疾病、脾胃疾病和疑难杂症，专长治疗小儿反复呼吸道感染、肺炎、泄泻、厌食、疳证、癫痫等疾病
沈自尹（故）	91	男	上海	中西医结合肾病	代表著作4部；论文314篇	率先发展了中医"肾"本质的研究；首次用现代科学方法在国际上证实肾阳虚证有特定的物质基础
张士卿	72	男	甘肃	小儿热病及精神神经疾病	代表著作4部；论文116篇	提出的"三因两辨一对症"的临证心得，及"经方头时方尾"的用药主张
张小萍	75	女	江西	中西医治疗疑难杂症、消化系统疾病	代表著作4部；论文139篇	擅长治疗脾、胃、肠、肝、胆疾病及内科疑难病；治疗功能性消化不良时提出"脾胃虚弱为本，肝郁气滞为标"的病因病机
张之文	82	男	四川	外感热病、消化系统疾病	代表著作5部；论文25篇	四川省学术和技术带头人，长于感染性疾病（特别是呼吸道疾病）的研究，提出各科感染或炎症性疾病，与中医外感热病相关，其中不少属于湿热症候；主张中医辨证与西医辨病相结合，突出中医特色，重视整体观念，祛邪治病与调养机体结合，标本兼治，注重疗效，冀使病除体安

姓名	年龄	性别	工作地	所在学科	作品数量	学术与临床
张永杰	63	男	海南	内科疑难杂症	代表著作 2 部;论文 34 篇	擅长运用中西医结合辨证与辨病方法治疗内科多种疑难证症,尤其对冠心病、心律失常、病毒性心肌炎、高血压病、糖尿病及其并发症、急慢性支气管炎、风湿性疾病、痛风以及神经内分泌失调、亚健康综合征等多种疑难杂证的治疗与调理具有丰富的临床经验
张发荣	84	男	四川	糖尿病	代表著作 8 部;论文 69 篇	研制了治疗糖尿病及其心、脑、肾、神经并发症的系列药物;擅长以脾肾学说为理论指导,采用补肾活血方法治疗多种老年病;擅治糖尿病及慢性并发症、脑血管病、健忘、痴呆、偏瘫、咳喘、郁证、疲劳综合征、性功能障碍等
张西俭	75	男	重庆	消化、呼吸、心脑血管疾病及疑难病	代表著作 2 部;论文 26 篇	注重发挥中医特色,精于平脉辩证,临床思路细腻活跃,擅长治疗发热、心血管疾病、消化系统疾病、免疫系统疾病、肿瘤及月经不调等病症;对重危疑难病症精于观察分析,投治准确,屡获治愈、缓解或改善
张伯礼	71	男	北京	心脑血管	代表著作 21 部;论文 723 篇	采用大样本临床流调方法,首次明确了中风病中医证候和先兆症动态演变规律;创立脑脊液药理学方法;主持血管性痴呆(VD)系统研究,制定了VD证类分型标准和按平台、波动及下滑三期证治方案,提出"益肾化浊法"治疗VD;中风病急性期常用治疗方法进行比较研究,建立了综合治疗方案

姓名	年龄	性别	工作地	所在学科	作品数量	学术与临床
张沛霖	92	男	云南	针灸	代表著作 2 部;论文 17 篇	擅长针灸治疗帕金森氏病、腰椎间盘突出、前列腺肿大、脑病后引发偏瘫视神经萎缩、视网膜色素变性、痛风等
张鸣鹤	91	男	山东	风湿免疫科	代表著作 1 部;论文 24 篇	创立了以清热解毒为主治疗风湿免疫性疾病的理论体系;主编了《中医内科学》,参编了《实用中医风湿病学》等大型著作
张静生	78	男	辽宁	心脑血管及神经内科疑难杂症	代表著作 3 部;论文 77 篇	主张辨证与辨病相结合,强调治病求本,理论联系实际,推崇朱丹溪的滋阴论和李东垣的脾胃学说,兼融两家之长,注重脾胃阳气和肝肾阴精在疾病发生、发展、演变中的作用,临床上治疗疑难病及老年病多从培补脾肾入手,逐渐形成了益气养阴之辨证论治特点
陆长清	89	男	青海	肾病、脾胃病	代表著作 1 部,论文 4 篇	提出了中医平衡学说"治病以脾胃为本,调理气机为先,护胃气为本""临证用药,以调气为先""治病之要,以平为期"等学术思想;擅长治肾病、脾胃病、小儿肤燥、小儿谵语多动症
阿古拉	79	男	内蒙古	蒙医科	代表著作7部;论文 123 篇	首次明确提出"寒热平调""引病外除""整体调节"等蒙医传统疗法学独特理论要点（1987年）,并在此基础上创立了蒙医传统疗法学理论体系;主编的《蒙医传统疗法》是第一部蒙医传统疗法理论及临床系统研究专著(1990 年)

续表

姓名	年龄	性别	工作地	所在学科	作品数量	学术与临床
陈卫川	80	男	宁夏	多种疑难杂症	代表著作 3 部;论文 17 篇	对脾胃病、肝胆病、肾病、血液病及妇科杂病,总结出"养胃气,扶正气,保护津液"、"治外感,宜清宣,祛邪必尽"、"疗内伤,辨病所,注重调理"等辨证论治十得;我国回族医药学科主要学术带头人之一,总结归纳提炼为"陈氏医技十法",并实践发展为"陈氏回医十技法"
陈民藩	84	男	福建	肛肠科	代表著作 3 部;论文 11 篇	擅长中西医结合治疗肛肠疾病,对内、外混合痔,复杂性肛肠疾病等运用单方草药、敷药、薰洗、注射、挂线、结扎、切除、电疗及激光等十几种中医或中西医结合疗法治疗,疗效确切
陈如泉（故）	81	男	湖北	中医、中西医结合治疗甲状腺病	代表著作5部;论文204篇	擅长于对甲亢、甲减、甲状腺炎、甲状腺肿瘤等常见病、疑难复杂病症的诊断、鉴别诊断及应用中医药辨证治疗或中西医结合治疗;先后主持或参加"龙珠平亢丸治疗甲亢"等中药新药临床研究 8 项,先后主持承担国家级、部级、省级等 20 余项课题,5 次获得湖北省科技进步奖,技术专利 1 项
陈彤云	98	女	北京	中医皮肤科	代表著作 3 部;论文 18 篇	成功研制以天然植物草药为治疗痤疮、黄褐斑、抗衰老等的专业护肤品,功效卓著;早期专注于临床治疗慢性湿疹、银屑病（牛皮癣）、神经性皮炎、慢性荨麻疹、带状疱疹及其后遗症等,疗效显著

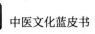

续表

姓名	年龄	性别	工作地	所在学科	作品数量	学术与临床
陈宝贵	70	男	天津	脾胃病、老年脑病	代表著作 2 部;论文 88 篇	总结出了"老年性痴呆从'神'论治"和治胃八法"重建胃肠生理功能"的学术思想
陈绍宏	77	男	四川	内科	论文 62 篇	擅长治疗内科急危重症和疑难杂症
陈慧侬	79	女	广西	中医妇科	代表著作 2 部;论文 24 篇	擅长诊治月经不调、妊娠期高血压疾病、子宫内膜异位症、不孕症等妇科病症
武连仲	78	男	天津	神经内科疾病	代表著作 3 部;论文 66 篇	著有《中英双解针灸大辞典》、《神针妙论》等;擅长运用中药、针灸治疗各种脑病、中风、偏瘫、面瘫、痛症、神经痛、神经内科系统病、神经衰弱、抽动、震颤等各种中医针灸疑难症
范永升	64	男	浙江	风湿免疫科	代表著作 10 部;论文 316 篇	临床上擅长用中西医结合方法治疗系统性红斑狼疮、类风湿性关节炎、皮肌炎、白塞氏综合征等
范崔生	88	男	江西	中药鉴定、中药炮制学	代表著作20 余部;论文 68 篇	擅于中药鉴定、中药炮制和中药资源开发利用,对江西省的土特产药材茶芎、彭泽贝母、江枳壳和江香薷等进行了系统研究
林天东	72	男	海南	中医男科	代表著作 19 部;论文 15 篇	其研究成果已制成强精胶囊、促液化胶囊、振萎胶囊、乙肝转阴丸等九种制剂;擅长治疗男性病、不育不孕症和老年病、高血脂症、心脑血管病、泌尿系及胆囊结石、肝炎及癫痫、三叉神经痛等疑难杂症

姓名	年龄	性别	工作地	所在学科	作品数量	学术与临床
林毅	77	女	广东	中西医结合治疗乳腺疑难疾病	代表著作1部;论文109篇	研制消癖口服液等系列乳腺病制剂14种;擅长中西医结合综合治疗乳腺炎性疾病、增生性疾病及良恶性肿瘤等乳腺疑难疾病
欧阳惠卿	80	女	广东	妇科	代表著作8部;论文33篇	率先提出采用西医辨病、中医辨证和中医特色诊疗方法治疗妇科疾病;尤为擅长不孕症、带下病、月经病、生殖器官炎症等妇科疑难病症的诊治
旺堆	71	男	西藏	藏医	代表著作3部;论文2篇	编写了《藏汉大辞典》(上、中、下册)中有关藏医方面的人物传记、历史知识、名词术语注释等内容;编著了《藏医辞典－玉妥意饰》《藏医药大辞典》(上、下册,约280多万字)、《藏医学史》等专著
金洪元	83	男	新疆	中医治疗疑难杂症	代表著作2篇;论文12篇	创制了"金氏乙肝冲剂""金水益肝胶囊""鼓胀黄疸方""金氏肾炎丸""滋肾化淤汤""清香降糖饮"等一批院内制剂
周铭心	71	男	新疆	中医内科、妇科疑难杂症	代表著作2部;论文200篇	首创中医时间医学学科,并制干支万年历和万年子午流注取穴卡;探索并实施辨证论治计量、方药计量、文献计量等中医计量学研究;提出"西北多燥"和"旁治法"的辨证论治思想和沙漠燥症概念,并对该症进行证治研究

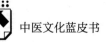
续表

姓名	年龄	性别	工作地	所在学科	作品数量	学术与临床
单兆伟	79	男	江苏	脾胃病	代表著作 10 余部；论文 207 篇	提出了气虚血瘀是 CAG 和 HP 感染性胃病共同的病理基础；创制了理气和胃口服液、清幽养胃胶囊、参芪精、和胃胶囊、仁术健胃颗粒等一系列行之有效的中药方剂
孟如	82	女	云南	疑难杂症	代表著作 12 部；论文 14 篇	擅长诊治疑难杂症，尤其对自身免疫病如红斑狼疮、硬皮病、皮肌炎、类风湿关节炎、重症肌无力等具有独到的学术见解和丰富的诊疗经验
南征	77	男	吉林	心、脑、肾疑难杂症	代表著作 10 部；论文 178 篇	创立了"滋阴清热、益气养阴、活血化瘀"综合疗法，擅长治疗糖尿病及糖尿病并发症及心、脑、肾等疑难病症
姚希贤	90	男	河北	消化科	代表著作7部；论文 341 篇	以"瘀血证"立论，结合名老中医国家攻关课题，对研制的新一代中药——"益肝康"辨证加减；研制出"胃忧康"，创用中药"灭 HP 四联疗法"；提高了 HP（幽门螺杆菌）根除率，使 PU 愈合质量明显提高，对慢性胃炎、萎缩性病变有良效
袁今奇	77	男	新疆	中医肝病	代表著作 1 部；论文 32 篇	擅长治疗病毒性肝炎、肝硬化、脂肪肝；对心脑血管病、胃肠病、风湿及腰腿痛、头痛、鼻炎、咽喉病、顽固性皮肤病、癌症及各种肾虚性疾病的治疗有独特疗效

姓名	年龄	性别	工作地	所在学科	作品数量	学术与临床
聂惠民	84	女	北京	疑难杂症	代表著作 26 部;论文 64 篇	研制了纯中药制剂"健脾金丹"主治厌食、慢性胃炎、萎缩性胃炎等;"咳喘宁"主治支气管哮喘、过敏性哮喘等;擅用经方治疗内、儿、妇科等疑难杂病,尤以消化系统和心血管系统为特长
格桑平措	74	男	西藏	藏医药	教材 8 部;论文 7 篇	西藏山南地区藏医医院学科带头人,亲自参与指导研制的藏药"汤庆卡擦尔"、"堆兹窍门"和"强伦丸"等;在他的带领和亲自指导下,1990年山南藏医历史上第一次仁青"坐台"炼丹成功
贾六金	78	男	山西	儿科	代表著作 2 部;论文 15 篇	研制出多首新方,如"复感灵"防治小儿呼吸道感染;"乳蛾消"治疗小儿急、慢性扁桃体炎;"消肿散结汤"治疗小儿颈部淋巴结炎;"三补固湿止遗汤"治疗小儿遗尿,疗效显著
钱英	82	男	北京	肝病、肾病	代表著作 6 部;论文 95 篇	创立了治疗慢性重型肝炎大法"截断逆挽法",从虚劳积聚论治慢性肝病创立"和血法";提出"见肝之病,其源在肾,亟当固肾"的学术思想
徐福松	79	男	江苏	男科	代表著作6部;论文 224 篇	现代中医男科学创始人和奠基人之一,首次提出男科"腺、性、精、育"四大类主病(症)概念,临床上开发出精泰治疗男性免疫性不育

姓名	年龄	性别	工作地	所在学科	作品数量	学术与临床
翁维良	82	男	北京	老年病、心脑血管疾病、内科杂病	代表著作 10 余部；论文 267 篇	总结出"活血化瘀十二法"，自创五参汤、冠心3号方、葛根天麻汤等方剂；提出"百病皆瘀""老年多瘀""怪病多瘀""以通为补"等观点
高上林	91	男	陕西	糖尿病、胆囊炎、哮喘等	代表著作 1 部；论文 14 篇	自拟丹芍小柴胡汤治疗阴虚发热、丹权小柴胡汤治疗烦躁不眠、金玉小柴胡汤治疗肝胆郁热、砂椒小柴胡汤治疗脾胃虚寒等，创"人体失和，百病由生"之说，主张"八法之中，以和为主"
高如宏	62	男	宁夏	中医临床皮肤病学	代表著作 4 部；论文 65 篇	提出从"湿毒"论治银屑病，研制了"活血消疣胶囊"，开发回药"青白散痰擦剂"
郭剑华	74	男	重庆	筋骨病	代表著作5部；论文 228 篇	提出"中医综合治疗筋伤疾病"学术观点，形成"筋伤顽疾、病证结合、广开治路、防治并重、提高疗效"的学术思想，成功研制颈舒胶囊、腰舒胶囊、膝舒胶囊、肩舒胶囊等院内制剂
郭赛珊	81	女	北京	中医内科	代表著作7部；论文 124 篇	提出"以补脾肾为根本，调肝为关键"的创新观点，创立"疏肝健脾治湿热之本、滋阴补肾救湿热所伤、活血化瘀助湿热消退"治疗疑难湿热证的特色理论
朗嘉	71	男	西藏	藏医药	代表著作 1 部；论文 4 篇	先后向地区藏医院无偿献出了"接骨散"、"止咳浆"、"安神丸"、"生发剂"等八种秘方和经验方，能够熟练地使用穴位放血、火灸、火罐、金针等藏医传统治疗器械

姓名	年龄	性别	工作地	所在学科	作品数量	学术与临床
桑杰	76	男	青海	藏医药	代表著作、教材、论文、技术标准等60余部	参与研制佐太及七十味珍珠丸等名贵藏药的加工炮制,成功试制和生产了青海省首批珍宝药品,并在临床应用
黄文政	78	男	天津	内科、肾脏病	代表著作4部;论文167篇	在中医药治疗肾病的研究中,运用活血祛风、软坚散结法,和解少阳法,益气养阴法等治疗慢性肾病、肾功能不全、慢性肾功能衰竭以及尿毒症等疾病,均取得良好疗效,其研究居全国领先地位
黄永生	77	男	吉林	中医内科、心血管疾病	代表著作11部;论文71篇	承担国家"85攻关课题"、国家科技部973项目、国家科技支撑计划、国家十二五科技部重大专项课题等多项国家科技重大专项课题
黄瑾明	82	男	广西	壮医药	代表著作10余部;论文102篇	西黄氏壮医针灸流派第一代代表性传承人,挖掘并推广壮医药线点灸疗法,开创壮医临床研究先河;在此基础上挖掘壮医浅刺、壮医莲花针拔罐逐瘀疗法,形成壮医针灸三大疗法
崔公让	81	男	河南	血栓闭塞性脉管炎为主的周围血管病	代表著作8部;论文84篇	首次提出"控制感染,由湿转干,分离坏死,促使愈合"的肢体坏疽外科处理原则,建立了糖尿病坏疽、血栓闭塞性脉管炎、动脉硬化闭塞症、坏死性肌膜炎等的中西医诊疗规范,研制了通脉丸、补气活血通脉丸、痛风胶囊等临床疗效可靠的中成药

姓名	年龄	性别	工作地	所在学科	作品数量	学术与临床
韩明向	79	男	安徽	内科、呼吸病、心血管疾病及内科杂病	代表著作 28 部;论文 253 篇	首次提出衰老是人体渐进性、全身性、衰退性的变化,特征是气虚阴亏血瘀;首次对肺气虚证进行临床分度;首次提出充血性心衰的病机特点为气虚血瘀水停,被中医界业内人士所认可;在临床研究的基础上,首次提出单味药治疗冠心病亦需辨证论治
蔡淦	81	男	上海	内科,尤其是胃肠疾病	代表著作 54 部;论文 157 篇	提出了诊治疾病的"三观"理论;研制了治疗本病的专方"肠吉泰";针对肠易激综合征提出"柔肝缓急、抑木扶土、酸敛收涩"的治则,现成为中医治疗该病的基本法则
廖润泉	83	男	贵州	外科	论文 17 篇	贵阳中医学院外科教研室的奠基人和学科带头人,首先应用"自体肾移植治疗输尿管广泛狭窄";在国内首先应用纤维胃镜观察"舌苔变化与胃粘膜病理变化的关系"
潘敏求	78	男	湖南	肿瘤和肝病	代表著作 4 部;论文 77 篇	首先提出肝病的基本病机是"瘀、毒、虚",创立治疗肝病的"健脾理气、化瘀软坚、清热解毒"法则,研制出首个国家级治疗肝病的三类新药"肝复乐"
戴永生	76	男	贵州	消化内科各种疑难病症	代表著作 4 部;论文 74 篇	系统研究五行提出"一源而三歧"发展观,将顺五行与倒五行方法论用于脏腑病机五行母子乘侮传变中,进行正反思维与思辨;独创中医五行辩证 7 类模式

1. 男女比例

如图 1 所示，100 位全国名中医中，男性 88 人，占总人数的 88%；女性 12 人，占总人数的 12%。相比于国医大师女性占比有较大提升，略低于岐黄学者的女性占比。可以预见到将来会有越来越多的女性名中医在临床、学术、科研领域产生影响力。

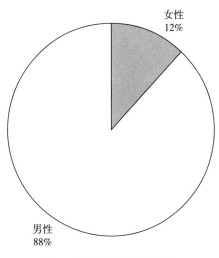

图1 全国名中医性别占比

2. 年龄分布

如图 2 所示，100 位全国名中医中，60~69 岁 7 人，70~79 岁 48 人，80~89 岁 37 人，90~99 岁 8 人。他们年龄最大的 98 岁，年龄最小的 60 岁。虽然从年龄分布图来看全国名中医的年龄是普遍偏高的，但 2017 年评选要求中有一项是"仍坚持临床工作"，所以说这些老一辈们仍勤勤恳恳坚持奋战在临床甚至是科研、教学第一线。

3. 地域分布

全国名中医工作地区分布如图 3 所示。其中北京 13 人；新疆 5 人；广东 4 人；江苏 4 人；贵州 4 人；安徽 3 人；重庆 3 人；浙江 3 人；西藏 3 人；天津 3 人；四川 3 人；上海 3 人；山西 3 人；山东 3 人；青海 3 人；宁夏 3 人；辽宁 3 人；江西 3 人；吉林 3 人；河南 3 人；河北 3 人；甘肃 3

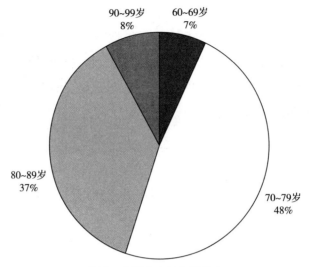

图2 全国名中医年龄分布

人；福建3人；云南2人；内蒙古2人；湖南2人；湖北2人；黑龙江2人；陕西2人；海南2人；广西2人。其中在北京工作的全国名中医占13%，其余省份分布较均衡，首都北京的名医资源依旧优于其他省份。

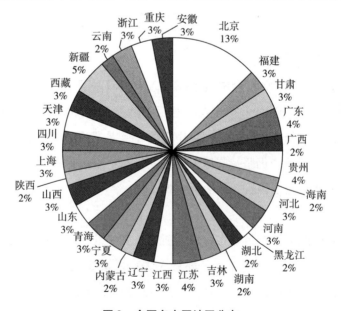

图3 全国名中医地区分布

4. 所在学科分布

中医内科（包含肾病、呼吸、脾胃病、风湿、肿瘤防治等学科）49 人，中西医结合内科 11 人，心脑血管疾病 8 人，民族医 7 人，妇科 4 人，儿科 4 人，骨科 3 人，针灸 2 人，中药鉴定、检验 2 人，疑难杂症 2 人，皮肤科 2 人，神经系统疾病 2 人，老年病 1 人，肛肠科 1 人，男科 1 人，外科 1 人。从学科分布上来看，中医内科稳占半壁江山，另外精于中西医结合、心血管疾病和民族医的中医名医数量较多。

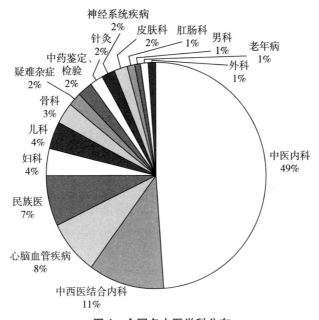

图 4 全国名中医学科分布

二 全国名中医遴选条件①

全国名中医人选应为省级名中医、省级以上老中医药专家学术经验继承

---

① 《中医药管理局、人力资源和社会保障部、国家卫生计生委、国家中医药局关于评选国医大师、全国名中医的通知》，http：//rjs. satcm. gov. cn/zhengcewenjian/2018 - 03 - 24/1848. html？from = singlemessage。

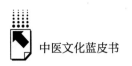

工作指导老师或全国优秀中医临床人才，同时应具备以下条件：

1. 热爱祖国，热爱人民，拥护党的领导，热爱中医药事业，品行端正，医德高尚；

2. 从事中医临床或炮制、鉴定等中药临床使用相关工作 35 年以上，仍坚持临床工作，经验丰富，技术精湛；

3. 具有主任医师、主任药师或同等专业技术职务；

4. 中医药理论造诣较为深厚，学术成果丰硕，学术经验丰富，在传承学术、培养继承人方面有显著成效；

5. 为发展中医药事业做出突出贡献，在全行业有较大影响，在群众中享有良好声誉；

6. 遵纪守法，廉洁自律，无违法违纪违规等问题。

三　全国名中医影响力排名

全国名中医的遴选标准重点关注中医专家在临床方面的能力和贡献，对学术成就和科研成果并没有定量要求。以此标准评选出的全国名中医的学术影响力究竟如何呢？表 2 对 100 位全国名中医的 h 指数、g 指数以及论文被引量进行排名，孙郁芝、买买提艾力·阿木提、何成瑶、陆长清、格桑平措、朗嘉、桑杰 7 人没有作为作者被单独收录在百度学术库中，因此无法进行指数统计，这里不计入排名。

表 2　全国名中医学术影响力排名

单位：次

序号	姓名	h 指数	序号	姓名	g 指数	序号	姓名	被引量
1	张伯礼	54	1	危北海	111	1	张伯礼	12600
2	危北海	41	2	沈自尹	76	2	危北海	12559
3	沈自尹	50	3	张伯礼	75	3	沈自尹	8380
4	王庆国	38	4	王庆国	57	4	王庆国	6626
5	汪受传	36	5	汪受传	52	5	汪受传	5556
6	姚希贤	33	6	姚希贤	52	6	姚希贤	4562
7	韩明向	26	7	韩明向	52	7	韩明向	3608

续表

序号	姓名	h 指数	序号	姓名	g 指数	序号	姓名	被引量
8	杜 建	29	8	翁维良	50	8	杜 建	3280
9	王永钧	28	9	朴炳奎	50	9	王永钧	3269
10	翁维良	27	10	单兆伟	45	10	翁维良	3173
11	朴炳奎	25	11	杜 建	43	11	朴炳奎	2829
12	单兆伟	28	12	王永钧	43	12	单兆伟	2641
13	周铭心	25	13	孙树椿	43	13	周铭心	2238
14	孙树椿	26	14	周铭心	40	14	孙树椿	2220
15	范永升	20	15	南 征	40	15	范永升	2151
16	南 征	26	16	郭赛珊	39	16	南 征	2133
17	郭赛珊	24	17	蔡 淦	38	17	郭赛珊	1911
18	蔡 淦	23	18	刘沈林	33	18	蔡 淦	1868
19	丁 樱	20	19	王伯祥	33	19	丁 樱	1802
20	刘沈林	17	20	刘茂才	31	20	刘沈林	1539
21	黄文政	19	21	林 毅	31	21	黄文政	1499
22	刘启泉	19	22	孙申田	31	22	刘启泉	1477
23	王新陆	19	23	杨 震	31	23	王新陆	1467
24	陈如泉	19	24	范永升	30	24	陈如泉	1382
25	刘茂才	21	25	刘启泉	30	25	刘茂才	1362
26	林 毅	22	26	王新陆	30	26	林 毅	1330
27	王行宽	21	27	丁 樱	29	27	王行宽	1245
28	王伯祥	19	28	王行宽	29	28	王伯祥	1199
29	田德禄	19	29	田德禄	29	29	田德禄	1191
30	孙申田	19	30	黄文政	28	30	孙申田	1165
31	徐福松	17	31	丁书文	28	31	徐福松	1136
32	杨 震	16	32	张发荣	28	32	杨 震	1039
33	丁书文	15	33	潘敏求	27	33	丁书文	954
34	张发荣	17	34	钱 英	26	34	张发荣	911
35	潘敏求	16	35	欧阳惠卿	26	35	潘敏求	875
36	钱 英	18	36	陈如泉	24	36	钱 英	849
37	张小萍	15	37	徐福松	24	37	张小萍	735
38	范崔生	16	38	范崔生	24	38	范崔生	720
39	张静生	17	39	陈绍宏	24	39	张静生	706
40	欧阳惠卿	16	40	武连仲	24	40	欧阳惠卿	704
41	陈绍宏	13	41	聂惠民	24	41	陈绍宏	696
42	武连仲	14	42	张静生	23	42	武连仲	687

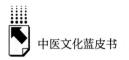

续表

序号	姓名	h指数	序号	姓名	g指数	序号	姓名	被引量
43	王晞星	12	43	崔公让	22	43	王晞星	647
44	刘亚娴	12	44	张小萍	21	44	刘亚娴	642
45	聂惠民	11	45	王晞星	21	45	聂惠民	630
46	阿古拉	14	46	刘亚娴	21	46	阿古拉	609
47	张士卿	13	47	皮持衡	21	47	张士卿	573
48	严世芸	12	48	丁锷	19	48	严世芸	572
49	皮持衡	15	49	刘宝厚	19	49	皮持衡	566
50	崔公让	11	50	阿古拉	18	50	崔公让	563
51	丁锷	13	51	张士卿	18	51	丁锷	417
52	刘宝厚	11	52	严世芸	18	52	刘宝厚	391
53	李文瑞	9	53	李文瑞	18	53	李文瑞	327
54	白长川	10	54	张鸣鹤	17	54	白长川	298
55	张鸣鹤	9	55	白长川	15	55	张鸣鹤	297
56	陈宝贵	9	56	王坤根	15	56	陈宝贵	272
57	王坤根	10	57	王辉武	15	57	王坤根	270
58	王辉武	7	58	邱健行	14	58	王辉武	247
59	邱健行	10	59	邢世瑞	14	59	邱健行	229
60	戴永生	8	60	陈彤云	13	60	戴永生	221
61	邢世瑞	7	61	张永杰	12	61	邢世瑞	205
62	张永杰	8	62	马骏	12	62	张永杰	205
63	郭剑华	7	63	陈慧侬	12	63	郭剑华	197
64	陈彤云	8	64	毛德西	12	64	陈彤云	192
65	马骏	8	65	袁今奇	12	65	马骏	168
66	陈慧侬	8	66	陈宝贵	11	66	陈慧侬	168
67	毛德西	6	67	戴永生	11	67	毛德西	165
68	高如宏	6	68	高如宏	10	68	高如宏	159
69	袁今奇	6	69	王自立	10	69	袁今奇	155
70	王自立	6	70	郭剑华	9	70	王自立	151
71	张之文	6	71	张之文	8	71	张之文	92
72	李延	6	72	李延	8	72	李延	84
73	余瀛鳌	4	73	陈卫川	8	73	余瀛鳌	83
74	陈卫川	6	74	米子良	8	74	陈卫川	73
75	米子良	5	75	孟如	8	75	米子良	70
76	孟如	5	76	高上林	7	76	孟如	68
77	高上林	5	77	吴光炯	7	77	高上林	64

续表

序号	姓名	h 指数	序号	姓名	g 指数	序号	姓名	被引量
78	吴光炯	5	78	陈民藩	7	78	吴光炯	56
79	陈民藩	3	79	林天东	7	79	陈民藩	55
80	林天东	4	80	余瀛鳌	6	80	林天东	51
81	张沛霖	4	81	张沛霖	6	81	张沛霖	49
82	白凤鸣	3	82	白凤鸣	6	82	白凤鸣	39
83	张西俭	3	83	张西俭	4	83	张西俭	33
84	金洪元	2	84	金洪元	3	84	金洪元	17
85	贾六金	1	85	贾六金	3	85	贾六金	14
86	黄永生	0	86	王常绮	3	86	黄永生	13
87	王常绮	2	87	旺 堆	2	87	王常绮	12
88	旺 堆	2	88	孙良佐	2	88	旺 堆	9
89	孙良佐	2	89	吴 熙	2	89	孙良佐	6
90	吴 熙	2	90	廖润泉	1	90	吴 熙	6
91	黄瑾明	1	91	黄永生	0	91	黄瑾明	4
92	廖润泉	1	92	黄瑾明	0	92	王 玉	3
93	王 玉	0	93	王 玉	0	93	廖润泉	2

关于 h 指数和 g 指数的定义前文已详细介绍过，这里不多做赘述，简而言之就是 h 指数越高，该学者的学术影响力越大，而 g 指数是对 h 指数的补充和优化，能够更公正客观地反映学者的学术影响力。从表 2 中的数据可以看出，100 位获得全国名中医称号的中医药工作者的学术影响力指数从整体上来看并不算大，并且差距巨大。由图 5 和图 6 可以更清楚地看到，即使是排名在前 10 位的专家，学术影响力差距都已经非常明显。毕竟全国名中医的评选标准侧重于临床工作和传承人的培养，因此大部分入选全国名中医的专家在专注临床的同时并不注重学术研究和科研创新。令人欣慰的是其中仍有一些专家，如张伯礼、危北海等人，在投身临床一线的同时兼顾了学术和科研，并取得了不俗的成绩。

正所谓闻道有先后，术业有专攻。将全部精力投入某一领域，自然是能够在该领域取得相应的成就。这 100 位全国名中医中，可以说绝大部分人都把自己的一生奉献给了中医药临床一线。他们将自己一生行医的经验和自己

227

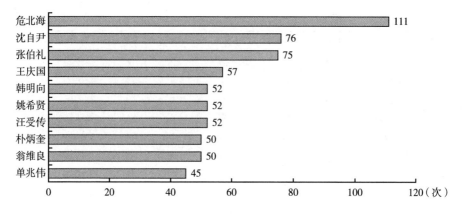

图 5 全国名中医 g 指数前 10 名

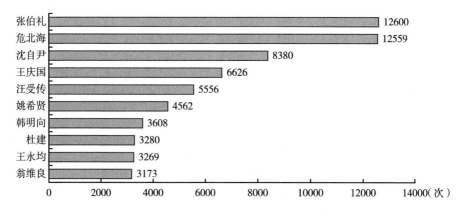

图 6 全国名中医论文被引量前 10 名

的体悟以及技术手法，以师承的方式传授给了自己的徒弟。就像卫生部前副部长、国家中医药管理局局长王国强在国医大师、全国名中医表彰大会上说的："发展好、利用好中医药，首先是要把中医药继承好。只有把中医药传承好，才能守住根和魂。要在师承教育中高度重视发挥国医大师、全国名中医的主体作用，全面系统整理国医大师、全国名中医的学术思想、临床经验和技术专长，确保中医药的学术精华薪火相继、代代相传。"①

① 新华网：《30 名"国医大师"和百名"全国名中医"获表彰》，http//www.xinhuanet.com/health/
2017－06/30/c_ 1121238799. htm。

　　如今已经有相当一部分全国名中医有了自己的传承工作室。相信这些名医传承工作室的建立，不仅能够将名医专家的学术思想、临床经验和技术专长完整地传承下去，也能够把它们广泛地传播出去，使得名中医们的学术成果和临床经验对整个中医药行业产生深远的影响。

B.12
岐黄学者学术影响力调研报告

李婧昳　陈远红　宋盼盼*

摘　要： 本文收集整理了99位岐黄学者相关数据并对其进行了分析，对比了对岐黄学者的年龄、性别、工作地、学科分布、学术作品、科研成果，并对他们论文的h指数、g指数和被引量进行了排名，发现岐黄学者学术影响力整体水平很高，但是个体间差距依然明显。

关键词： 岐黄学者　学术影响力　g指数　h指数　论文被引量

　　什么是岐黄学者？说到岐黄学者，就不得不提到中医药传承与创新"百千万"人才工程（岐黄工程）——国家中医药领军人才支持计划。该计划是由国家中医药管理局组织实施，旨在贯彻落实党和国家对高层次人才的相关政策，创造有利于领军人才成长和发展环境，充分发挥领军人才的引领带动作用，推动中医药事业传承发展。经推荐部门推荐、网上初选、会议遴选、现场答辩、人选公示等程序，确定万海同等99人为中医药传承与创新"百千万"人才工程（岐黄工程）岐黄学者。

---

　　* 李婧昳，北京中医药大学国学院中医药文化研究与传播中心，研究方向为中医药文化传播；陈远红，北京中医药大学人文学院医药卫生法学专业2018级硕士研究生；宋盼盼，北京中医药大学人文学院医药卫生法学专业2018级硕士研究生。

一　岐黄学者基本信息

表 1　岐黄学者基本信息

姓名	年龄	性别	工作地	所在学科	作品数量	学术与临床
万海同	54	男	浙江	脑血管病、外感热病	代表著作 3 部；论文 330 篇	提出"阴亏气虚，瘀阻脑络"是缺血性中风的重要病机，采用养阴生津、益气活血法治疗缺血性中风取得了显著疗效；较为系统地论述了温病热瘀证的治法，提出养阴生津是治疗温病热瘀的重要治法；采用清热解毒、解肌止痛方药——金平感颗粒治疗外感热病（如流感等）取得了显著疗效
马堃	57	女	北京	妇科生殖内分泌失调性疾病及不孕、不育	代表著作 5 部；论文 88 篇	在国内首先将国际上临床医学采用的 Logistic 回归和 CART 树型分析的统计学方法用于中医药的疗效评价，并证实这种多因素的统计学方法更适用于整体辨证分析，能更准确地、科学地、客观地说明中医疗效与辨证施治的关系
马融	63	男	天津	儿科	代表著作 18 部；论文 348 篇	提出小儿癫痫"抗痫增智治童痫"的学术观点、儿童铅中毒"肝肾双排"的驱铅新途径和儿童多动症"髓海发育迟缓"病机理论；研发了熄风胶囊、茸菖胶囊等中药院内制剂 4 种

姓名	年龄	性别	工作地	所在学科	作品数量	学术与临床
王平	57	男	湖北	中医基础理论、中医药延缓衰老理论及脑病	代表著作18部；论文2889篇	中药复方物质基础及作用机理研究学术带头人之一，湖北省优势重点学科中医基础理论学科带头人，承担国家科技部、国家中医药管理局、国家自然科学基金多项课题
王伟	55	男	北京	内科，心血管疾病、糖尿病	代表著作3部；论文305篇	创建了三维病证结合动物模型制备与评价方法，建立了9种病证结合动物模型；深入揭示了冠心病气血瘀证的生物学基础；创建了基于证候要素的辨证治疗方法；开展了中药防治慢性心衰、糖尿病并发症及高脂血症的效应机制研究及新药研发
王华	64	男	湖北	针灸	代表著作13部；论文3347篇	从事中医针灸教学、科研及管理工作三十年，在针灸效应的基础研究、经穴—脏腑相关性研究领域取得了显著成果，承担国家中医药管理局、教育部、国家自然科学基金多项课题
王阶	63	男	北京	心血管常见病及内科疑难杂病	代表著作12部；论文997篇	首次提出"冠心病证候要素"概念，创立了以证候要素为基础的冠心病病证结合辨证新体系，首次揭示了冠心病证候要素演变规律以及中医干预影响，研制出新药"活血安心方"、"丹参通络胶囊"

姓名	年龄	性别	工作地	所在学科	作品数量	学术与临床
王顺	54	男	黑龙江	针灸	代表著作8部;论文178篇	研制出面瘫胶囊、面舒胶囊和川菊止痛胶囊等中药制剂,承担国家中医药管理局、科技部、省自然科学基金多项课题
王健	48	男	吉林	脑病,脑血栓、脑出血、头痛、失眠、神经症等	代表著作4部;论文547篇	对中医脑病科疾病,如脑梗死、失眠、偏头痛等中医诊治有较深的研究,特别是对世界性难治疾病重症肌无力及多发性硬化治疗取得了很好的疗效,为本病治疗提供了一种有效的新方法
王键	63	男	安徽	心脑血管疾病、新安医学	代表著作18部;论文361篇	早期致力于新安医学的系统整理和研究,近年则以中医治法作用机理及其临床应用为主要科研方向,重点研究心脑血管疾病的临床辨治规律及其新安医学有效方药的筛选与作用机制;承担国家中医药管理局、省自然科学基金多项课题
王小云	65	女	广东	妇科	代表著作1部;论文282篇	国内首位对女性更年期综合征进行专门研究的领头人
王拥军	54	男	上海	脊柱、骨与关节退变性疾病	代表著作5部;论文209篇	首次建立了"动、静力失衡性大鼠颈椎间盘退变模型"和软骨细胞退变模型,提出并证实"动力失衡为先,静力失衡为主"的脊柱力学失衡学说;协助开发了治疗颈椎病的中药新药"复方芪麝片"和治疗腰椎间盘突出症的中药新药"复方芪灵片"

姓名	年龄	性别	工作地	所在学科	作品数量	学术与临床
王峥涛	63	男	上海	中药	代表著作 31 部；论文 1243 篇	将多学科技术有机整合，实现常用中药和珍稀濒危药用植物的真伪鉴别，建立反映内在质量的中药质量标准，并建立、完善其科学评价体系，负责研究制订了 50 余种药材、饮片、制剂、两种新方法的质量标准，被中国药典所收载
王喜军	58	男	黑龙江	中药	代表著作 51 部；论文 632 篇	长期从事中药血清药物化学及中医方证代谢组学研究，在中药药效物质基础及中药质量标志物研究方面取得了突出成绩
王富春	58	男	吉林	针灸、颈肩腰腿痛，胃肠病等	代表著作 150 余部；论文 543 篇	吉林省重点学科带头人，承担国家 973 项目计划、国家自然科学基金、教育部博士点基金项目及省部级科研项目多项
王新志	64	男	河南	脑梗死、脑出血等脑血管病及脑系疾病	代表著作 5 部；论文 131 篇	研制出针对中风病风、火、痰、瘀、虚、气、毒诸因素的系列中成药，如"中风星蒌通腑胶囊"、"中风七虫益髓胶囊"等院内制剂
王耀献	53	男	北京	肾炎肾病、内分泌疾病及风湿免疫性疾病	代表著作 5 部；论文 171 篇	提出了辨机论治学说，补充和完善了传统辨证论治的不足和缺陷；尤其对糖尿病、肾病研究更突出，在继承导师经验基础上，创新性提

姓名	年龄	性别	工作地	所在学科	作品数量	学术与临床
						出了糖尿病、肾病肾络症瘕聚散消长的三态四期学说,形成了一套理法方药完备的肾络症瘕聚散消长理论;并根据肾络症瘕理论,提出了中医慢性肾病治疗的一体化模式
毛静远	57	男	天津	冠心病、心力衰竭、心律失常、血压病、心肌炎、心肌病等	代表著作3部;论文291篇	提出构建能够体现中医药特色疗效的临床疗效评价体系的思路并以心力衰竭为疾病载体开展研究;提出"养血、活血、通络"防治冠心病PCI术后并发症及"理气宽胸活血"法防治心脏X综合征的方案,并构建了中西医结合冠心病单元诊疗规范体系
亢泽峰	52	男	北京	眼科	代表著作9部;论文79篇	先后主持国家自然科学基金项目、973项目子课题、卫生部重大课题、国家中医药管理局项目等20余项
方邦江	54	男	上海	内科,糖尿病及其心脑血管并发症,甲状腺疾病及疑难危急重症	代表著作9部;论文190篇	创新拓展中医"治痿独取阳明"、"肺与大肠相表里"理论运用针灸呼吸衰竭,创新使用"中药灌肠"、"胃肠减压技术"治疗上机和脱机困难取得显著成效;首倡"复元醒脑"、"荣脑醒神"应用脑复苏和脑梗死,创新性提出复苏后缺氧性

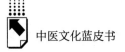

姓名	年龄	性别	工作地	所在学科	作品数量	学术与临床
						脑病多以"元气虚损为根本,痰瘀互结、脑窍闭阻、神灵失用"为核心病机,提出"复元醒脑"学术思想;提出"荣脑醒神法"学术思想;在"复元醒脑"、"荣脑醒神"理论指导下研发出治疗脑梗死的中药复方制剂"复元醒脑汤"
方剑乔	58	男	浙江	针灸镇痛与免疫调节效应的基础与临床研究	代表著作 6 部;论文 477 篇	在针灸镇痛、针药结合治疗风湿病和中医调理方面有较高造诣;擅长治疗头痛、三叉神经痛、顽固性面瘫、颈椎病、肩周炎、中风后遗症、失眠、焦虑、抑郁及各种亚健康状态等
方祝元	55	男	江苏	中医、中西医结合方法治疗高血压病、冠心病等	代表著作 8 部;论文 121 篇	从事中医临床和教学工作近 21 年,擅长运用中医、中西医结合方法和技术治疗病毒性心肌炎、心力衰竭、高血压病、冠心病、心律失常等心血管系统疾病;病毒性心肌炎与 Hcy 的关系及中药干预的临床研究
石岩	56	男	辽宁	中医基础理论	论文 228 篇	参与 21 世纪高等中医药教材《中医内科学》的编写工作,获中国中医药学会科技进步三等奖 1 项,获辽宁省科技进步三等奖 1 项,获省科技大会论文二等奖 1 项,获国家教学成果二等奖 1 项,获辽宁省教学成果一等奖 2 项

姓名	年龄	性别	工作地	所在学科	作品数量	学术与临床
卢传坚	55	女	广东	中医皮肤科学	代表著作5部;论文362篇	对皮肤常见病如银屑病、湿疹、荨麻疹、脱发等有较好疗效
田金洲	63	男	北京	老年病	代表著作5部;论文389篇	擅长运用辨证论治中药和靶向治疗西药,治疗阿尔茨海默病、血管性痴呆、额颞叶痴呆、轻度认知损害、帕金森病、正常颅内压脑积水、多发性硬化、老年性舞蹈症、脑梗死、脑供血不足,以及头晕、目眩、头痛、耳鸣、健忘、失眠、焦虑或抑郁等症
史大卓	59	男	北京	从事中西医结合心血管病的临床和基础研究,对心血管病、风湿病等有深入研究	代表著作6部;论文658篇	相继提出益气养阴、活血透毒治疗病毒性心肌炎,益气温阳、活血利水治疗慢性充血性心功能不全,养阴清热补肾、搜剔经筋骨骱风寒湿邪治疗风湿性疾病,活血生肌、祛浊化毒治疗急性心肌梗死等治法,临床获得了显著的疗效;根据现代西医内科临床疾病病理生理特点,系统提出心血管疾病的中医临床分期、分阶段辨病和辨证结合治疗的学术观点率先采用中医活血化瘀方药制剂进行冠心病介入治疗后再狭窄的临床干预研究

姓名	年龄	性别	工作地	所在学科	作品数量	学术与临床
仝小林	63	男	北京	中医治疗糖尿病	代表著作 10 部;论文 749 篇	突破传统"消渴"理论的局限,创建了以开郁清热法为核心的糖尿病早中期辨治理论体系,解决了中药不能独立降糖的难题;针对现代医学尚无法使代谢综合征"整体瓦解"的难题,以中医整体观为指导,系统提出代综"膏浊"理论,创建"通腑泄浊"系列治法方药;探索方药合理用量,从剂量角度为提高中医药应对糖尿病等急危重难疾病找到切实可行的路径
尼玛次仁	60	男	西藏	藏医	论文 27 篇	国家级非物质文化遗产藏医药(拉萨北派藏医水银洗炼法和藏药仁青常觉配伍技艺)国家代表性传承人
匡海学	64	男	黑龙江	中药天然药物药效物质基础研究	代表著作 17 部;论文 466 篇	对人参、黄芪叶、刺玫果、连翘、轮叶沙参、辽东木叶等20余种中草药进行了生物活性成分研究,达到国际先进水平
朱立国	58	男	北京	骨科	论文 158 篇	中西医结合治疗脊柱相关疾病的临床研究;中医手法治疗颈椎病的临床研究及其机理研究;中药治疗脊柱相关疾病的机理研究

姓名	年龄	性别	工作地	所在学科	作品数量	学术与临床
乔延江	63	男	北京	中药质量控制方法学研究，中药数据挖掘研究与虚拟筛选研究等	论文 645 篇	基于活血化瘀药效团的中药筛选方法学研究；清开灵注射液在线质量控制研究；基于中医药数据的海量信息挖掘；基于活血化瘀中药药效团的虚拟筛选方法学研究；含有难溶性无机物质中药的纳米制备方法及其理化性质
刘维	57	女	天津	中医内科、风湿科	代表著作 6 部；论文 302 篇	创立"毒痹论"，确立祛风胜湿、活血化瘀、解毒通络为治痹法则，研制院内制剂"清痹片"，形成理、法、方、药齐备的毒痹治疗体系；创立天津中医学院第一附属医院风湿科，将科室发展为华北地区最大的中西医结合风湿病诊疗基地，国家中医药管理局重点学科、专科；获国家级、市级、卫生局级科研成果 10 余项，国家科技进步二等奖 1 项，中华中医药学会科技进步二等奖、三等奖各 1 项，天津市科技进步三等奖 1 项，中国中西医结合学会科技进步三等奖 1 项
刘红宁	62	男	江西	中药学	代表著作 10 部；论文 326 篇	主持 973 计划项目、国家"重大新药创制"科技重大专项等部级以上课题 10 余项，荣

续表

姓名	年龄	性别	工作地	所在学科	作品数量	学术与临床
						获国家教学成果一二等奖、省科技进步一等奖、省自然科学三等奖、省教学成果一二等奖、2012 年全国高校德育创新发展研究成果一等奖等省级以上奖励 7 项
刘红霞	59	女	新疆	中医皮肤学	论文 179 篇	提出了"调理脾胃为重"的学术观点,总结出清热利湿、清热凉血、补脾益肾、健脾益气、养颜祛斑、调和阴阳等治疗方法,自拟银花汤、五花汤、皮炎方、银屑病方、祛脂洗方等,运用临床疗效显著,其中"银花汤治疗痤疮"被收录在《中国特色医疗大全》第二分册中
刘建勋	64	男	北京	中药药理学	代表著作 19 部;论文 587 篇	建立小型猪高脂饮食加介入冠脉内皮损伤"痰凝血瘀证冠心病"病证结合模型及慢性心肌缺血模型,冠脉介入自体血栓法制备小型猪和犬心肌缺血模型、电刺激猪和犬冠脉血栓形成诱发心梗模型、离体心脏缺血后控制再灌流量大鼠模型以及"疾病动物模型拟临床研究"的思路与方法;中药对心、脑血管系统影响试验方法与指标的研究等

续表

姓名	年龄	性别	工作地	所在学科	作品数量	学术与临床
刘保延	64	男	北京	针灸	代表著作 10 余部；论文 518 篇	组织研发了"中医临床科研信息共享系统"，开展中医病因、病机、证候特征以及临床效果评价等研究数十项；研究显示了中西医结合治疗 SARS 的特点，研究方案被 WHO 出专著进行推广；研发了中央随机系统与临床试验数据管理系统，建立了 100 多项操作规范，为 90 多项中医临床研究提供了技术支持；作为主研人员参与了"芪参益气滴丸对心肌梗死二级预防的大规模临床研究"证实芪参益气滴丸与阿司匹林疗效相当
刘清泉	54	男	北京	脓毒症、脓毒症多脏器功能障碍综合征、脑复苏	代表著作 6 部；论文 297 篇	主持省部级以上课题 6 项，20 余年来一直从事中医、中西医结合急危重病的研究，在国内中医界率先引进了血液动力学监测、急诊床旁血滤、机械通气、急性心肌梗死静脉溶栓等多项技术，极大地提高了中医急诊的抢救成功率
许能贵	55	男	广东	针灸治疗急性缺血性脑血管疾病	代表著作 8 部；论文 258 篇	针灸治病机理方面，尤其对针灸治疗急性缺血性脑血管疾病及其后遗症作用机制的研究取得了显著的成绩

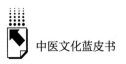

续表

姓名	年龄	性别	工作地	所在学科	作品数量	学术与临床
孙晓波	61	男	北京	天然药物研究	代表著作 10 部；论文 333 篇	充分发挥"中药及天然药物"在此类疾病中的独特疗效，将传统药物与现代化学技术结合，研制疗效显著的特色中药新药
李平	60	女	北京	中医治疗肾病	代表著作 15 部；论文 3265 篇	擅长诊疗慢性肾炎蛋白尿、中西医结合治疗慢性肾功能衰竭、肾病综合征、糖尿病肾病、高尿酸血症导致的痛风性肾病；领衔研究项目"益气活血法治疗糖尿病肾病显性蛋白尿的临床与基础"
李浩	54	男	北京	中西医结合治疗老年病	代表著作 14 部；论文 335 篇	从事临床 20 余年，对老年高血压、老年期痴呆、更年期综合征、失眠、内分泌失调及内科杂病等的诊治独具专长
李冀	59	男	黑龙江	内科	代表著作 20 部；论文 390 篇	研究方向为方剂配伍规律、作用机理及药效物质基础研究；先后研制出"芪药消渴胶囊"等 6 种新药
李义凯	57	男	广东	骨伤科	代表著作 2 部；论文 393 篇	1990 年以前主要从事西医骨伤科的临床工作，攻读硕士、博士以后主要从事中西医结合治疗骨伤科疾患的临床和基础研究工作，重点是周围神经再生的研究

姓名	年龄	性别	工作地	所在学科	作品数量	学术与临床
李军祥	55	男	北京	中医内科脾胃病及各种疑难病	代表著作 14 部；论文 283 篇	尤其擅长治疗慢性肝病如酒精性肝硬化、肝炎肝硬化、脂肪肝、肝癌、肝囊肿、自身免疫性肝病等疾病，以及慢性胃肠病如萎缩性胃炎、癌前病变、胆汁反流性胃炎、溃疡性结肠炎、习惯性便秘等
李应东	57	男	甘肃	中西医结合诊治心脑血管病	代表著作 3 部；论文 305 篇	长期围绕甘肃地道药材的研究与开发及中西医结合临床防治心脑血管疾病展开研究
李灿东	55	男	福建	中医诊断学研究	论文 360 篇	长期从事中医教学、科研和临床工作，担任十二五、十三五国家级规划教材《中医诊断学》主编；国家级教学团队以及国家级人才培养模式创新实验区负责人
李建生	56	男	河南	老年病	代表著作 3 部；论文 997 篇	重点研究方向为中医药治疗老年病（下呼吸道感染相关疾病、缺血性脑血管疾病）研究和中医疗效评价体系研究
李素云	54	女	河南	中西医结合防治呼吸道感染相关性疾病	代表著作 5 部；论文 387 篇	治疗慢性阻塞性肺疾病：分为两纲五证，即虚实两纲，痰热壅肺证、痰浊瘀肺证、肺脾气虚证、肺肾气虚证和肺肾气阴两虚证；临床施治多从急性发作期和缓解期分期论治，灵活化裁；注重外治法和中医传统疗法在临床施治中的应用，内外结合，临床疗效显著

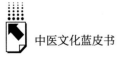

姓名	年龄	性别	工作地	所在学科	作品数量	学术与临床
李盛华	60	男	甘肃	中西医结合的方法治疗骨性关节病、骨肿瘤、脊柱疾病	代表著作 2 部；论文 391 篇	用显微外科技术治疗各种骨与软组织缺损、骨不连和断肢(指)再植;用中西医结合的方法治疗骨性关节病、骨肿瘤、脊柱疾病;整理陇中正骨手法治疗各种骨折、脱位;中医药治疗骨内科疾病等。引进和开展新技术、新业务百余项,并进行了创伤中药治疗体系的研究,先后开发出以"陇中损伤散"、"陇中消定膏"、"陇中消肿止痛合剂"、"陇中洁肤液"等为代表的 28 个疗效显著的"陇中"牌骨伤系列制剂
杨文明	55	男	安徽	神经系统疾病	代表著作 12 部；论文 263 篇	在国内率先提出脑血管疾病早期康复治疗及中药注射液治疗脑血管疾病必须辨证理念,并积极应用于临床取得较好疗效;在国内提出脾肾亏虚,痰瘀阻窍的"虚 - 实致呆论",揭示了痴呆发病的中医病机本质;首次建立了既有动物行为学改变又有神经生化改变的老年性痴呆动物疾病模型,并在国内外首次引进了老年性痴呆动物模型的病理学指标作为药物筛选及药效学评价的关键指标

姓名	年龄	性别	工作地	所在学科	作品数量	学术与临床
杨关林	57	男	辽宁	中西医结合心脑血管病及老年病的基础研究、诊断和治疗	代表著作 7 部；论文 406 篇	发展了"痰瘀同源"学说，提出冠心病不稳定性心绞痛的中医病机应以"痰瘀"立论，治宜"祛痰化瘀"，发明祛痰化瘀颗粒剂；在整体、生化、分子生物学和细胞生物学水平上，分别研究具有化痰降浊功效的大柴胡颗粒剂和具有"祛痰化瘀"功效的化瘀祛痰颗粒剂防治动脉粥样硬化性疾病的机理，总结了祛痰法和化痰祛瘀法的适应证，并强调现代人冠心病的预防以祛痰法为核心，治疗以化痰祛瘀、兼顾健脾为核心
杨宇飞	57	女	北京	中医治疗恶性肿瘤	代表著作 29 部；论文 225 篇	擅长治疗各种恶性肿瘤，以健脾益肾解毒活血，扶正祛邪为特色；擅长化疗或放疗期间中医药调理，其三部曲治疗方法和理念使患者轻松度过治疗关；擅长抗转移复发中医治疗，牵头开展的国际多中心临床研究已证实，中医健脾益肾解毒活血长期治疗可提高结直肠癌根治率
杨明会	57	男	北京	老年病、心脑血管病、肿瘤、呼吸和消化系统疾病以及亚健康研究	代表著作 8 部；论文 309 篇	提出"肾虚血瘀"是帕金森病之主要病因的新观点，将 PET 检测技术成功地应用于观察中药治疗前后脑

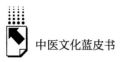

中医文化蓝皮书

续表

姓名	年龄	性别	工作地	所在学科	作品数量	学术与临床
						功能的变化,获国家科技支撑计划和国家自然科学基金资助;在国内首先开展针对老年人免疫功能紊乱的早期诊断,并研制中药制剂保元活血颗粒,揭示老年病之气虚肾虚证与免疫功能紊乱及其细胞分子生物免疫学基础和益气活血补肾法的作用机理,取得较好的临床疗效
连方	62	女	山东	妇科	代表著作 10 部;论文 303 篇	对更年期综合征主张因人因时辨证施治;主持多项国家自然科学基金与省科委、省中医管理局科研课题,所进行的中药治疗经前期综合征,中药配合导管扩通术治疗输卵管阻塞与输卵管妊娠,中医药配合人工授精与试管婴儿技术治疗不孕症等研究多次获奖;获国家专利 2 项
肖小河	56	男	北京	中药	代表著作 5 部;论文 892 篇	秉专注于建立将中药"品、质、性、效、用"研究转化为临床科学用药、有效用药和安全用药支持手段的中药转化医学研究模式及方法体系,同时着力寻求治疗重大疑难肝病系列药物的解决方案,为显著提高中药品质保证水平与临床疗效提供理论、技术和产品支撑

246

续表

姓名	年龄	性别	工作地	所在学科	作品数量	学术与临床
吴勉华	64	男	江苏	中医内科急难症研究	代表著作 10 部;论文 267 篇	形成能够指导中医内科难治病临床治疗的创新病机学说,充实和发展了中医病机和治疗学内容,有效地提高了临床治疗水平,相关成果获得省科技进步奖与发明专利,癌痛平胶囊治疗癌性疼痛的作用机理研究
吴焕淦	62	男	上海	针灸治疗胃肠病	代表著作 5 部;论文 560 篇	灸补脾胃调和阴阳在针灸治疗溃疡性结肠炎中的运用与发展
沈洪	60	男	江苏	慢性萎缩性胃炎幽门螺杆菌感染相关性疾病	代表著作 4 部;论文 430 篇	"益气活血方治疗慢性胃炎气虚血瘀症的临床与实验研究";"胃舒胶囊治疗慢性萎缩性胃炎癌前病变的临床与实验研究"
张冰	60	女	北京	中药	代表著作 12 部;论文 694 篇	中药防治代谢性疾病的临床与实验研究;中药毒副作用及其药源性疾病的研究;中药药性理论基础与应用的研究
张允岭	56	男	北京	脑病	代表著作 3 部;论文 368 篇	中医脑病内科常见病、多发病、疑难病的临床与研究工作。擅长采用中医、中西医结合,对失眠焦虑抑郁、头痛眩晕、记忆障碍、痴呆、癫痫、帕金森病、运动神经元病、多发性硬化、脱髓鞘等多种疾病进行综合防治及对偏瘫、截瘫、语言吞咽等功能障碍进行综合康复

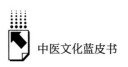

姓名	年龄	性别	工作地	所在学科	作品数量	学术与临床
张洪春	55	男	北京	中医肺病	代表著作9部;论文96篇	开展肺系病稳定期临床疗效与机理研究、流感证候规律与方药机理研究、中医药行业的规范化工作等;以中医药防治肺系病、脾胃病的临床与临床基础为主要研究方向,擅长诊疗慢性咳嗽、慢阻肺、哮喘、间质性肺病、肺心病、流感,以及慢性胃炎、功能性胃肠疾病等
陆华	55	女	四川	妇科	代表著作9部;论文140篇	现为国家中医药管理局西部重点学科(妇科)学科带头人,四川省中医药管理局首批学术和技术带头人后备人选
陈士林	58	男	北京	中医药材研究	代表著作3部;论文984篇	陈士林在国际上创建了基于ITS2的中草药DNA条形码鉴定方法体系,完成专著《中国药典中药材DNA条形码标准序列》,从基因层面解决中草药物种真伪鉴定的难题,被评为2016中国十大医学进展;获国家发明专利和美国专利授权36项
陈立典	56	男	福建	中医康复	代表著作10余部;论文335篇	通过全基因组解析提出灵芝为首个中药基原药用模式真菌,被Nature China选为中国最佳研究亮点推介;获省部级等成果奖5项

姓名	年龄	性别	工作地	所在学科	作品数量	学术与临床
陈达灿	57	男	广东	皮肤性病学医疗、教学、科研工作	代表著作 6 部;论文 244 篇	主攻中医皮肤性病,尤其是非淋菌性尿道炎和变态反应性皮肤病;主持各级科研课题 7 项(其中省部级以上课题 4 项),参与课题 10 项,获成果 8 项(其中国家中医药管理局中医药基础研究二等奖 1 项,广东省科技进步三等奖 2 项,广东省中医药管理局科技进步三等奖 2 项)
纳顺达来	48	男	内蒙古	蒙医学、心病科	代表著作 6 部;论文 15 篇	国家"十一五"重点心血管专科建设项目和自治区重点心血管专科学术带头人;特长:心绞痛、心梗、心律失常、心肌炎、心肌病、心衰、高血压的蒙医特色诊疗,心脏介入治疗、蒙医药防治支架术后再狭窄
范永升	64	男	浙江	结缔组织病	代表著作 10 余部;论文 366 篇	创建了中药复杂体系活性成分"化学分析 - 代谢分析 - 生物分析"三位一体的系统分析方法,构建了中药整体质量标准体系并应用于国家药典、国际药典和中药产品标准提升中;获省部级等成果奖 5 项
果德安	57	男	上海	中药	代表著作 12 部;论文 747 篇	长期从事中药分析与质量标准研究,在中药质量标准相关基础和应用研究以及推动中药国际化方面取得突破和创新成果

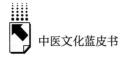

姓名	年龄	性别	工作地	所在学科	作品数量	学术与临床
罗颂平	62	女	广东	妇科	代表著作 7 部;论文 278 篇	主持"肾脾虚弱型自然流产的系列研究"、"免疫性自然流产与免疫性不孕的中医治疗"、"月经周期的调节及其与月相的关系"等项目;参与罗元恺教授经验方"滋肾育胎丸"的研究开发;参与"七年制中医专业中医妇科学"课程改革的研究;获国务院颁发的政府特殊津贴,是国家级有突出贡献的中青年专家
季光	51	男	上海	中医药防治消化肝病临床和科研工作	代表著作 11 部;论文 388 篇	创建了中药复杂体系活性成分"化学分析 – 代谢分析 – 生物分析"三位一体的系统分析方法,构建了中药整体质量标准体;牵头制定的丹参、三七等 7 个中药 26 个标准首次载入美国药典,钩藤等 4 个中药标准被欧洲药典采纳;承担"新药创制重大专项"、中医药行业专项等一系列国家项目,领导全国中药标准研究核心团队制定 100 余个中药国际推荐标准;获授权发明专利 12 项
金明	62	女	北京	中医眼科	论文 148 篇	擅长中西医两种诊治技术治疗眼科疾病,对视网膜静脉阻塞、血管炎、糖尿病性视网膜病变、黄斑水肿和湿性黄斑变性等擅长中药联

姓名	年龄	性别	工作地	所在学科	作品数量	学术与临床
						合激光治疗;对迁延性葡萄膜炎、顽固性角膜结膜炎和重度干眼症等擅长中西药物和内服外治方法的联合应用,以增进疗效;对视神经萎缩、视网膜色素变性疑难性眼病擅长中药联合传统医学疗法的综合治疗
郑心	54	女	山东	呼吸内科	代表著作3部;论文52篇	研究总结的间质1号、间质2号、肺康方、肺抑瘤合剂、哮喘1号、哮喘2号、芪蛭合剂等协定处方,治疗间质性肺病、肺癌、支气管哮喘、冠心病等获得极好的疗效,临床广泛应用
郑玉玲	64	女	河南	中西医结合防治肿瘤	代表著作6部;论文111篇	以"中医药防治恶性肿瘤的研究"为研究方向,提出了新的"邪气致病学说";采用局部抗癌与整体调整相结合的治疗程序;在不同层次上开展了中医药抗癌、减毒增效及抗信息传导、抗复发转移、诱导分化凋亡、抗肿瘤免疫反应、抑制肿瘤血管形成、调控基因表达和细胞增殖周期的研究
房敏	54	男	湖南	针灸	论文287篇	近年来主攻脊柱推拿,对颈性眩晕的发病机制和临床治疗做出了独创性的工作成绩,擅长治疗颈肩腰腿痛

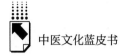

姓名	年龄	性别	工作地	所在学科	作品数量	学术与临床
赵瑞华	60	女	北京	妇科	代表著作3部；论文85篇	主要从事中医妇科疾病的研究和临床，在临床一线，熟悉和掌握妇科常见病、多发病和疑难病的中西医诊断和治疗；研究重点为中医药治疗月经不调、多囊卵巢综合征、子宫内膜异位症、闭经、盆腔炎、不孕症等。临床强调辨证辨病结合，中西医结合，内服与外用药结合，疗效肯定
胡元会	56	男	北京	中医药防治心血管系统疾病的研究	论文265篇	中医中药理论完成心血管系统疾病的诊治，应用中西医结合方法完成心血管系统危、重、急证的抢救工作；擅长冠心病危险因素防治知识和技能
段金廒	63	男	江苏	中药资源化学与资源循环利用	代表著作3部；论文1305篇	先后承担了20余项国家和区域性重大基础研究、科技支撑和行业专项等科研项目。申请国家专利154项，已获授权87项，其中27项已转化应用；研制中药新药、新药材及功能性产品18个
姜泉	58	男	北京	风湿类疾病、系统性红斑狼疮	论文162篇	在治疗"强直性脊柱炎"、"系统性红斑狼疮"、"干燥综合征"、"类风湿关节炎"、"痛风"等疑难病症方面具有丰富的临床经验和较强的专业技术能

姓名	年龄	性别	工作地	所在学科	作品数量	学术与临床
						力;重点开展中医临床治疗和疗效评价研究,主要以强直性脊柱炎、类风湿关节炎等中医治疗有优势的病种为主;主持18项课题
贾振华	44	男	河北	心血管病科	代表著作3部、教材1部;论文282篇	致力于中医络病理论与脉络学说研究,先后参与国家973、国家"十一五""十二五"重大新药创制、国际科技合作计划等国家级课题,如"中医脉络学说构建及其相关病理生理学基础研究"、"中药连花清瘟胶囊治疗流行性感冒研究"等6项;研制新药"连花清瘟胶囊"
徐凤芹	57	女	北京	中西医结合心血管病临床医疗、科研与教学	论文128篇	擅长运用中西医结合的方法诊治心血管科常见病、难治病,如冠心病心绞痛、心肌梗死、高血压病、心律失常、心力衰竭、病毒性心肌炎、心脏神经官能症等,治疗中突出中医特色,辨病与辨证相结合,注意探索疾病发生发展规律,总结疾病诊疗经验,掌握最新国内外诊疗及研究动态
凌昌全	62	男	上海	中医药防治肿瘤、肝癌	代表著作2部;论文588余篇	认为中医药的防治应该贯穿于肿瘤的全过程,肿瘤发生、发展的不同阶段,术前期、手术后的近期和恢复后

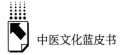

续表

姓名	年龄	性别	工作地	所在学科	作品数量	学术与临床
						期、术后的放疗期或化疗后期,根据其不同的特点中医药都应当采取针对性的治疗
高月	56	女	北京	药理毒理学	代表著作 1 部;论文 483 篇	主要从事新药临床前评价、中药药理毒理和中药复方现代化等研究工作;承担国家自然科学基金重点课题"四物汤作用机理的系统研究"、国家十一五科技支撑计划课题"四物汤及其衍生方有效成分群间的功效关联性评价技术研究"和军队特需药重大专项等课题12项
高颖	56	女	北京	神经系统疾病	代表著作 6 部;论文 780 篇	开展了中风病辨证论治综合治疗方案和个体诊疗规律的研究,探索建立了中风病中医诊断与临床疗效评价标准;注重将科学研究与临床实践紧密结合,建立了以东直门医院为中心的脑血管病中西医临床信息采集系统,为进一步开展北京地区脑卒中的防治工作奠定了基础;者获省市部级以上科技成果奖9项
高秀梅	53	女	天津	中医内科	代表著作 2 部;论文 549 篇	获国家科技进步一等奖1项、二等奖2项,研发中药新药3项已获临床批件

姓名	年龄	性别	工作地	所在学科	作品数量	学术与临床
高树中	57	男	山东	针灸经典理论与临床研究	代表著作10余部；论文141篇	主持完成《国家标准针灸操作规范第5部分拔罐》(中华人民共和国国家标准GB/201709.5-2008)；现主持参加国家973、十一五支撑计划、国家自然科学基金课题4项；已获6项科研奖励
高思华	62	男	北京	中医基础理论的教学与研究	代表著作10余部；论文203篇	对中医理论体系尤其是阴阳五行学说的研究有独到见解，对糖尿病等内分泌系统疾病的内科临床治疗研究亦有独到之处；擅长中西医结合治疗糖尿病、泌尿系统疾病、内分泌失调、心脑血管疾病、甲状腺病、肿瘤、月经病等内科和妇科疑难病症
郭姣	58	女	广东	中医药防治代谢性疾病及创新药物研发	论文192篇	首提"糖脂代谢病"概念及"综合一体化治疗策略"、"调肝启枢化浊"理论及"枢纽肝代谢稳态调节系统"，显著提高临床疗效，丰富和发展了中医学病机理论；获省级成果奖5项，申请国家、国际发明专利5项
郭兰萍	50	女	北京	中药资源生态学及道地药材形成的环境机制研究	代表著作9部；论文534篇	主持中药材重金属、农药残留及二氧化硫的ISO国际标准3项，主持或参与建立中医药团体标准100余项；获国家级科技进步二等奖3项，省部级奖励8项，获专利及数据库软件9项

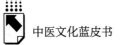
续表

姓名	年龄	性别	工作地	所在学科	作品数量	学术与临床
唐旭东	60	男	北京	脾胃病科	代表著作 8 部；论文 122 篇	主持国家科技部医药技术博士创新项目"通降粒治疗胃食管反流病的实验研",中国中医研究院创新项目"中医药防治早期肝硬化的临床和实验研究",国家科技部八五攻关课题"消痞灵治疗胃癌前病变的临床和实验研究",国家自然科学基金课题"中药复方治疗慢性萎缩性胃炎的实验和临床研究"等各级科研课题 15 项
唐启盛	63	男	北京	中医药防治脑病	论文 213 篇	承担省部级课题 6 项；获国家科技进步二等奖两项,教育部一等奖两项；获省部级科技进步一等奖 2 项；二等奖 2 项,三等奖 5 项
梁繁荣	63	男	四川	针灸	代表著作 12 部；论文 706 篇	国家重点学科针灸推拿学学科带头人,国家重大基础研究"973"项目首席科学家
屠鹏飞	56	男	北京	天然药物活性成分与新药研究	代表著作 9 部；论文 1073 篇	对肉苁蓉属、远志属、铁线莲属、大风子科药用植物及中药黄芪、红花等 40 多种中药和天然药物及中药复方"补阳还五汤"等进行了系统的活性成分研究,分离鉴定了 1600 多个化合物,其中新化合物 400 多个；对大

姓名	年龄	性别	工作地	所在学科	作品数量	学术与临床
						黄、黄芪、红花等20多种中药及黄芪注射液等5种中药注射剂进行了系统的质量标准（包括指纹图谱检测标准）的研究,建立了有效的质量控制方法
彭成	55	男	四川	中药药理	代表著作9部;论文752篇	首次提出中药创新药物"方病证、药病证、有效部位与病证、有效成分与病证"的研究发现模式,并进行产品开发研究,获新药证书或临床批件10个;建立了乌头类有毒中药的化学库指纹谱、安全性评价模式和控制乌头类有毒中药的方法体系;以川产道地药材为研究对象,提出中药"种质性效用"多维评价模式,系统研究和开发川产道地药材
斯拉甫·艾白	59	男	新疆	维医	论文187篇	促进维医维药的研究开发;促进维吾尔医专病专科建设;抓紧维吾尔医新药的科技成果转化;创造维药新药研究与技术创新道路
董竞成	60	男	上海	中西医结合治疗肺部疾病	代表著作4部;论文270篇	长期从事中西医结合内科医教研工作,是我国首批认识到哮喘发病的"炎症理论"和把抗气道过敏炎症作为该病治疗主要措施的

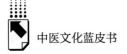

姓名	年龄	性别	工作地	所在学科	作品数量	学术与临床
						学者之一;对肺癌和哮喘的早期诊断也颇有研究;在常见肿瘤治疗方面影响也较大;对中医学有较为科学的认识,提出了"中医学基本内核由三个部分组成"理论
蒋健	63	男	上海	肝胆脾胃消化、内科杂症	代表著作9部;论文351篇	提出了原发性胆汁性肝硬化(PBC)的临床诊断方案及中西医结合的治疗方案;合成了第271~288与第776~795之间的核苷酸,以此为引物以RT-PCR法克隆成地高辛素标记的RNA探针,用原位杂交的方法,从形态学上证实了血管游走(迁徙)细胞以及肝细胞等均有弹力蛋白酶的mRNA表达,这在国际上是首次发现;专利1项
程海波	40	男	江苏	中医药防治肿瘤研究	论文126篇	主要研究方向为中医药防治肿瘤研究,先后主持承担国家重点研发计划项目、国家自然科学基金项目、江苏省自然科学基金项目、江苏省科技支撑计划项目等,以第一完成人获得教育部科技进步奖一等奖、中华中医药学会科学技术奖一等奖、江苏中医药科学技术

姓名	年龄	性别	工作地	所在学科	作品数量	学术与临床
						奖一等奖;江苏省有突出贡献中青年专家、江苏省"333高层次人才培养工程"培养对象、江苏省"六大人才高峰"高层次人才等
蔡定芳	63	男	上海	中西医结合神经内科临床与实验研究	代表著作9部;论文293篇	长期从事中西医结合神经内科临床与科学研究,在脑血管病、睡眠障碍、帕金森病等研究领域做出成绩;首次提出1+1>1的中西医结合临床理念,支持中西医病证结合是单纯中医辨证论治的发展与提高的观点;获国家与省部级科学成果奖6项
魏玮	56	男	北京	脾胃系统疾病	代表著作6部;论文225余篇	中西医结合防治消化系统疾病的临床与实验研究,国家中西医结合临床重点学科、国家临床重点专科学科带头人、国家中医药管理局"辛开苦降法"重点研究室创始人;获省部级科技进步奖5项,获国际胃肠电生理学会最高奖"阿尔瓦雷茨"奖;发明专利2项

1. 男女比例

如图1所示,99位岐黄学者中,男性77人,占总人数的78%;女性22人,占总人数的22%。虽然仍是男性占大多数,但是相比于国医大师来说,女性占比已经有了很大提升。值得一提的是，岐黄学者中发表论文最多的李平（3265篇）就是一位女性。这是对女性在中医药科研领域所做贡献的认可，也预示着未来中医药人才的构成将更加均衡与多元化。

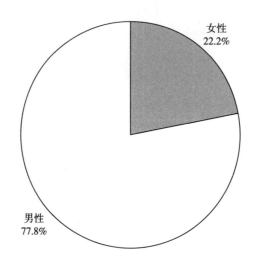

女性
22.2%

男性
77.8%

图1　岐黄学者男女比例

2. 年龄分布

如图2所示，99位岐黄学者中，60岁～69岁37人，50岁～59岁59人，40岁～49岁4人。他们中年龄最大的65岁，年龄最小的只有40岁。从年龄分布中我们可以清楚地看到，年龄在60岁以下的岐黄学者占比超过百分之60%。这说明大部分岐黄学者还正当壮年，他们在中医药行业科研的前沿还可以走很长一段时间。

3. 地域分布

岐黄学者工作地区分布如图3所示。北京37人，浙江3人，天津4人，湖北2人，黑龙江4人，吉林2人，安徽2人，广东7人，上海9人，河南4人，江苏5人，辽宁2人，西藏1人，新疆2人，内蒙古1人，江西1人，甘肃2人，福建2人，湖南3人，四川3人，山东3人。其中在北京工作的岐黄学者占据了全国的三成以上。由此可见北京作为全国的文化中心，中医药行业人才的学术水平还是高于全国其他省市的。

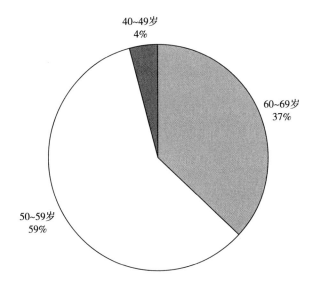

图2　岐黄学者年龄比例

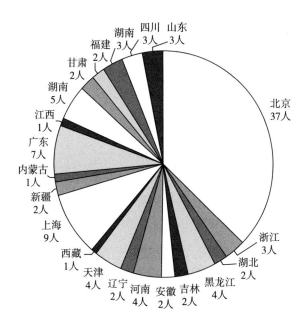

图3　岐黄学者地区分布

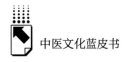

4. 所在学科分布

如图 4 所示，心脑血管疾病 15 人，妇科 6 人，儿科 1 人，中医基础理论 3 人，中医内科（包含肾病、呼吸、脾胃病、风湿、肿瘤防治等学科）24 人，针灸 9 人，中药及天然药物研究与应用 18 人，骨科 4 人，老年病 4 人，眼科 2 人，皮肤科 3 人，精神系统疾病防治 4 人，民族医 3 人，中医诊断学 1 人，康复类 1 人，中西医结合危重病学 1 人。从学科分布上来看，除了包含肾病、脾胃病等多个学科的中医内科占比较大以外，中药的研究以及心脑血管疾病都是我国中医药科研人才研究的主要领域。

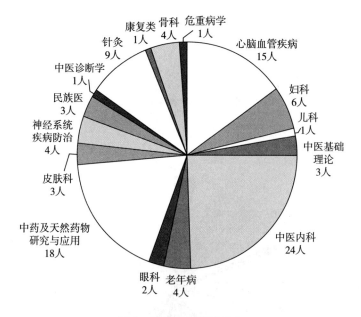

图 4 岐黄学者学科分布

二 岐黄学者遴选条件

国家中医药管理局 2018 年 6 月 4 日发布的《中医药传承与创新"百千万"人才工程（岐黄工程）——国家中医药领军人才支持计划》中对岐黄学者的遴选条件进行了详细的说明。

岐黄学者（临床型）应当同时具备以下遴选条件：

（1）品德高尚，热爱中医药事业，坚持学术传承与创新，严守学术道德规范，坚持求真务实和勇于创新的科学精神；

（2）2018年12月31日未满65周岁；

（3）具有正高级专业技术职称；

（4）长期坚持中医临床或与中医临床相关的中药实践工作，有丰富独到的学术经验和技术专长，临床诊疗或实践能力突出；

（5）中医药理论扎实，学术成果丰硕，在全国有重要学术影响力，具有引领本学科（专科）发展的能力。主持并完成省部级及以上中医药临床研究项目或课题。撰写并出版与本人研究领域相关、体现本人学术思想或研究成果的专著，或在国内外期刊发表与本人临床研究或实践领域相关、体现本人学术思想或研究成果的高水平学术论文；

（6）依托单位提供不低于中央财政专项资金2倍的经费支持，并配备人员稳定、结构合理、具有较强传承创新能力的人才团队。

岐黄学者（科研型）应当同时具备以下遴选条件：

（1）品德高尚，热爱中医药事业，坚持学术传承与创新，严守学术道德规范，坚持求真务实和勇于创新的科学精神；

（2）2018年12月31日未满65周岁；

（3）具有正高级专业技术职称；

（4）长期从事中医药基础研究、应用研究工作，坚持中医药原创思维，运用现代科技手段开展相关研究，具有引领本学科创新发展方向的能力；

（5）主持并完成国家级科技计划项目或课题。作为第一完成人获得省部级自然科学奖、或科技进步奖、或技术发明奖一等奖及以上奖励。撰写并出版与本人研究领域相关、体现本人学术思想和研究能力或成果的专著，或在国内外期刊发表与本人研究领域相关、体现本人学术思想和研究能力或成果的高水平学术

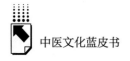

论文；

（6）依托单位提供不低于中央财政专项资金 2 倍的经费支持，并配备人员稳定、结构合理、具有较强传承创新能力的人才团队。①

三　岐黄学者影响力排名

既然学术影响力是岐黄学者遴选的重要指标，那么我们就来看一下本次入选的岐黄学者学术影响力究竟如何。下文将通过百度学术库的 h 指数和 g 指数被引量分别对岐黄学者进行排名。

指数定义：

如果一位科学家的出版成果以它们被引生命周期的数字进行排序的话，那么 h 指数就是一个最大值，这个最大值是指每篇论文至少被引了 h 次的 h 篇文章。

g 指数是 h 指数的衍生指数，主要是弥补 h 指数不能很好反应高被引论文的缺陷提出的。被引量排序靠前的文章的被引次数越大，g 指数越大。②

本文根据百度学术提供的 h 指数和 g 指数对岐黄学者学术影响力分别进行了排名，其中王伟没有作为作者被单独收录在百度学术库中，因此无法进行指数统计，这里不计入排名。以下是岐黄学者 h 指数、g 指数以及被引量的排名。

---

① 《国家中医药管理局关于印发〈中医药传承与创新"百千万"人才工程（岐黄工程）——国家中医药领军人才支持计划〉的通知》（国中医药人教发〔2018〕12 号）第二章遴选条件。
② 指数定义均来自百度百科。

表2　岐黄学者学术影响力排名

序号	h 指数		序号	g 指数		序号	被引量	
1	王 华	92	1	王 阶	183	1	李 平	52075
2	李 平	82	2	李 平	181	2	王 华	46238
3	王峥涛	72	3	王 华	141	3	王 阶	37596
4	仝小林	72	4	陈士林	106	4	王峥涛	24670
5	果德安	66	5	王峥涛	100	5	陈士林	20099
6	陈士林	63	6	果德安	95	6	果德安	17906
7	屠鹏飞	58	7	仝小林	90	7	屠鹏飞	16091
8	肖小河	53	8	屠鹏飞	87	8	肖小河	15575
9	王 阶	52	9	肖小河	86	9	段金廒	14970
10	王喜军	51	10	王喜军	81	10	李建生	11655
11	段金廒	50	11	刘保延	72	11	王喜军	10078
12	高 颖	48	12	高 颖	72	12	高 颖	9279
13	刘保延	47	13	史大卓	68	13	史大卓	8728
14	李建生	47	14	李建生	67	14	刘保延	8539
15	史大卓	43	15	段金廒	65	15	高秀梅	8315
16	凌昌全	43	16	彭 成	65	16	彭 成	8223
17	高 月	43	17	高秀梅	63	17	凌昌全	8016
18	高秀梅	42	18	高 月	62	18	刘建勋	7444
19	吴焕淦	40	19	凌昌全	61	19	高 月	6846
20	郭兰萍	38	20	田金洲	60	20	张 冰	6834
21	彭 成	38	21	郭兰萍	59	21	吴焕淦	6774
22	蔡定芳	38	22	蔡定芳	59	22	梁繁荣	6152
23	刘建勋	37	23	刘建勋	54	23	郭兰萍	5868
24	梁繁荣	37	24	李素云	54	24	乔延江	5319
25	李素云	36	25	吴焕淦	54	25	李素云	5308
26	田金洲	35	26	张 冰	54	26	蔡定芳	5127
27	匡海学	34	27	季 光	54	27	匡海学	4850
28	李义凯	34	28	王 平	53	28	季 光	4791
29	张 冰	34	29	梁繁荣	53	29	李义凯	4727
30	许能贵	33	30	王拥军	52	30	沈 洪	4251
31	孙晓波	33	31	许能贵	51	31	李 冀	4140
32	季 光	33	32	乔延江	49	32	仝小林	3860
33	王拥军	32	33	刘 维	49	33	房 敏	3704
34	贾振华	32	34	李军祥	49	34	田金洲	3591

续表

序号	h指数		序号	g指数		序号	被引量	
35	乔延江	31	35	李冀	47	35	董竞成	3540
36	沈洪	31	36	李义凯	47	36	许能贵	3467
37	房敏	31	37	杨宇飞	47	37	孙晓波	3452
38	董竞成	31	38	沈洪	47	38	王平	3377
39	王平	30	39	董竞成	47	39	王拥军	3318
40	罗颂平	30	40	匡海学	46	40	刘维	3291
41	李灿东	29	41	罗颂平	46	41	贾振华	3267
42	吴勉华	28	42	唐启盛	45	42	方剑乔	3245
43	唐启盛	28	43	房敏	44	43	陈立典	3237
44	方剑乔	27	44	贾振华	44	44	罗颂平	3237
45	李浩	27	45	蒋健	44	45	王键	3125
46	李冀	27	46	孙晓波	43	46	李灿东	3030
47	张允岭	27	47	吴勉华	42	47	蒋健	3026
48	刘维	26	48	陈立典	42	48	张允岭	3006
49	陈立典	26	49	刘清泉	41	49	唐启盛	2952
50	蒋健	26	50	万海同	40	50	李军祥	2941
51	王键	25	51	李浩	40	51	吴勉华	2928
52	毛静远	25	52	王键	38	52	李浩	2868
53	刘清泉	25	53	程海波	38	53	毛静远	2825
54	连方	25	54	毛静远	37	54	杨明会	2773
55	王小云	24	55	李灿东	37	55	杨宇飞	2711
56	杨明会	24	56	朱立国	36	56	刘清泉	2702
57	万海同	23	57	连方	36	57	万海同	2683
58	马融	23	58	张允岭	36	58	马融	2461
59	朱立国	23	59	胡元会	36	59	李应东	2306
60	胡元会	23	60	马融	35	60	杨关林	2277
61	程海波	23	61	王小云	35	61	连方	2271
62	李军祥	22	62	徐凤芹	35	62	王小云	2162
63	李应东	22	63	魏玮	35	63	范永升	2151
64	杨文明	22	64	方剑乔	34	64	胡元会	2123
65	杨宇飞	22	65	杨明会	34	65	卢传坚	2006
66	魏玮	22	66	郭姣	33	66	杨文明	1886
67	杨关林	21	67	张洪春	32	67	李盛华	1826
68	徐凤芹	21	68	李应东	31	68	朱立国	1783
69	郭姣	21	69	杨关林	31	69	刘红宁	1741

序号	h 指数		序号	g 指数		序号	被引量	
70	张洪春	20	70	王 顺	30	70	王富春	1736
71	范永升	20	71	卢传坚	30	71	程海波	1690
72	高树中	20	72	范永升	30	72	郭 姣	1672
73	高思华	20	73	姜 泉	30	73	魏 玮	1671
74	王 顺	19	74	高思华	29	74	陈达灿	1501
75	王富春	19	75	唐旭东	29	75	高思华	1445
76	王耀献	19	76	王富春	28	76	徐凤芹	1421
77	卢传坚	19	77	王耀献	28	77	王 顺	1401
78	刘红宁	19	78	高树中	28	78	姜 泉	1339
79	姜 泉	19	79	马 堃	27	79	王耀献	1256
80	方邦江	18	80	杨文明	27	80	张洪春	1237
81	陈达灿	18	81	陈达灿	27	81	方邦江	1205
82	金 明	18	82	金 明	27	82	高树中	1146
83	马 堃	17	83	刘红霞	26	83	刘红霞	1025
84	刘红霞	17	84	李盛华	26	84	金 明	974
85	李盛华	17	85	刘红宁	25	85	唐旭东	965
86	王新志	16	86	陆 华	25	86	石 岩	895
87	陆 华	14	87	方邦江	23	87	陆 华	838
88	斯拉甫·艾白	14	88	石 岩	22	88	斯拉甫·艾白	831
89	方祝元	13	89	王新志	21	89	王新志	785
90	石 岩	13	90	郑玉玲	21	90	马 堃	782
91	郑玉玲	13	91	斯拉甫·艾白	19	91	郑玉玲	694
92	赵瑞华	13	92	方祝元	17	92	方祝元	602
93	唐旭东	13	93	赵瑞华	17	93	赵瑞华	452
94	亢泽峰	12	94	亢泽峰	14	94	亢泽峰	375
95	王 健	5	95	王 健	7	95	郑 心	83
96	尼玛次仁	5	96	尼玛次仁	6	96	王 健	62
97	郑 心	5	97	郑 心	6	97	尼玛次仁	59
98	纳顺达来	4	98	纳顺达来	5	98	纳顺达来	38

　　由表2可以看出，岐黄学者的整体学术影响力非常大，尤其是排在前几位的岐黄学者，已经可以代表中医药行业人员的学术影响力最高水平。然而如图5、图6所示，岐黄学者之间学术影响力差距之大却令人咋舌，尤其是论文被引量方面，即使是排在前十名的学者，都存在着很大的差距。

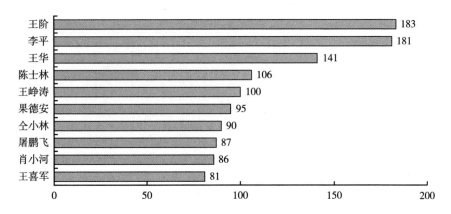

图 5　岐黄学者 g 指数前 10 名

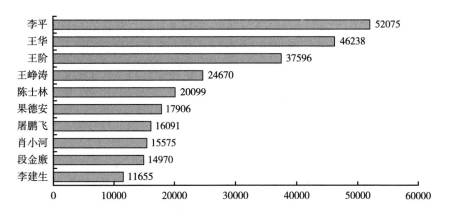

图 6　岐黄学者被引量前 10 名

　　造成这种情况有多种原因，比如有的学者更偏重临床治疗或者新药的研发，有的学者早已不带研究生、博士生，因此发表的学术成果相对较少；有的学者学术成果没有被百度学术库收录，有的学者在全国的知名度没有那么高或者擅长的学科比较偏门，导致他们的学术成果被人引用的次数少。但这并不能代表他们对中医药行业的贡献比别人少，只是他们的学术成果不为人熟知。岐黄学者的评选，不仅对那些对中医药行业有着巨大学术影响力的学者给予了认可与鼓励，也为一些对中医药事业做出了杰出贡献却不被人熟知的学者搭建了一个展示自己的平台。

北京市三级中医医院"互联网+"服务现状调查[*]

北京市三级中医医院"互联网+"服务现状调查[*]

郑秋莹　吴　鑫　李瑞锋[**]

摘　要：　技术改变生活，中医作为传统医学也在积极拥抱新技术，中医医院正通过积极开展"互联网+"服务，提升患者就医体验。本文分别从医疗机构"互联网+"建设视角和患者对"互联网+"服务感知视角，采取点面结合的方式，对北京市三级中医医院（含中医医院、中西医结合医院、中医专科医院、针灸医院，共24家）"互联网+"服务情况展开调查。首先，调查了北京市三级中医医院在2019年1~6月主要"互联网+"服务平台（包括微博、微信公众号和小程序、App）的建设情况，并通过与2017年的发展情况进行对比，分析北京市中医医院"互联网+"服务的发展趋势。其次，通过对广安门医院"互联网+"服务的现场调研，以患者视角探寻中医医院"互联网+"医疗服务体验的发展现状。调查结果显示，不同中医医院"互联网+"服务情况存在显著差异，中医医院"互联网+"服务的主要平台正在从微博端向微信端发展，中医医院"互联网+"就医体验存在可提升空间。

---

　*　本文受北京市社会科学基金项目"北京市医疗机构'互联网+'就诊体验评价及提升路径研究"（项目号17GLC047）资助。
　**　郑秋莹，北京中医药大学管理学院副教授，研究方向为智慧医疗与智慧养老、健康服务营销；吴鑫，北京中医药大学管理学院硕士研究生；李瑞锋，北京中医药大学管理学院教授，研究方向为中医药健康服务、卫生统计。

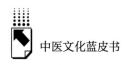
关键词： 北京市三级中医医院 "互联网＋"医疗服务 患者体验

"互联网＋"医疗服务是对传统医疗服务的有益补充。目前，许多中医医院已经建设了"互联网＋"服务平台，患者可以通过微信公众号、小程序、App、微博等多种方式完成门诊信息查询、预约就诊、自助缴费、报告查询、健康信息获取等活动，极大优化了患者的就医流程。本文分别从医疗机构"互联网＋"建设视角和患者对"互联网＋"服务感知视角，采取点面结合的方式，对北京市三级中医医院（含中医医院、中西医结合医院、中医专科医院、针灸医院，共24家）"互联网＋"服务现状展开调查。

一 北京市三级中医医院"互联网＋"服务总体情况

本文根据北京市卫生健康委员会官网医疗服务机构执业登记信息查询系统选取了24家北京市三级中医医院（11家中医医院、11家中西医结合医院、1家中医专科医院、1家针灸医院）作为调查对象，对这些医院在2019年1月至6月的微信公众号、新浪微博、App和微信小程序运营情况进行分析。

（一）微信公众号

调查结果显示，所有北京市三级中医医院都开通了微信公众号服务，但各个中医医院微信公众号运营情况差异较大，大致可分为三档。北京市中西医结合医院、北京市顺义区中医医院和首都医科大学附属北京中医医院3家医院的微信公众号运营情况最好，平均每月推送数在25条以上；北京市第一中西医结合医院、中国中医科学院广安门医院、北京市宣武中医医院、北京市平谷区中医医院、北京市大兴区中西医结合医院、北京市丰台中西医结合医院、北京中医药大学东方医院、北京中医药大学第三附属医院、北京市和平里医院和北京中医药大学护国寺中医医院10家医院的微信公众号运营情况较好，平均每月推送数在 15～25 条；其余 11 家中医医院的微信公众号平均每月推送数低于 15 条，微信公众号运营情况有待提升。

微信公众号可分为服务号和订阅号，服务号重在推送医院服务，订阅号重在推送消息，北京市三级中医医院在微信公众号的建设和运营上更重视服务的推送，微信公众号在类型上以服务号居多，占 75%。

表 1　北京市三级中医医院微信公众号推送情况

医院名称	账号名	账号性质	2019 年上半年推送数（条）	平均每月推送数（条）
北京市中西医结合医院	bj_zxyjh	订阅号	218	36.3
北京市顺义区中医医院	gh_b3dcf0fbcb0b	服务号	172	28.7
首都医科大学附属北京中医医院	zyyybj	服务号	162	27
北京市第一中西医结合医院	gh_8de0b132c13a	服务号	136	22.7
中国中医科学院广安门医院	gamhospital	服务号	134	22.3
北京市宣武中医医院	bjsxwzy	订阅号	132	22
北京市平谷区中医医院	pgzyyy	订阅号	121	20.2
北京市大兴区中西医结合医院	dxhxyy1958	服务号	118	19.7
北京市丰台中西医结合医院	bjsftzxyjhyy	服务号	114	19
北京中医药大学东方医院	dfyy_wechat	服务号	101	16.8
北京中医药大学第三附属医院	bzydsy	订阅号	99	16.5
北京市和平里医院	hepingliyiyuan	服务号	96	16
北京中医药大学护国寺中医医院	hgsyiyuan	服务号	92	15.3
中国中医科学院西苑医院	gh_81fe64a56ce8	服务号	57	9.5
北京王府中西医结合医院	bjrimh	服务号	56	9.3
北京中医药大学东直门医院	dzmyy1958	服务号	52	8.7
北京市回民医院	bjshmyygzh	订阅号	50	8.3
中国中医科学院望京医院	gh_3ea64d67521e	订阅号	30	5
北京市昌平区中西医结合医院	bjscpqzxyjhyy	服务号	18	3
中国中医科学院眼科医院	ykhospital	服务号	18	3
北京裕和中西医结合康复医院	yuhocare	服务号	16	2.7
北京市房山区中医医院	fszyfw	服务号	2	0.3
北京市昌平区中医医院	gh_fe11b95a44f8	服务号	1	0.2
北京市肛肠医院(二龙路医院)	ellyyfwh	服务号	0	0

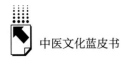

（二）新浪微博

北京市三级中医医院微博运营情况差异较大，大致可以分为三档。北京市平谷区中医医院和北京市和平里医院2家医院微博运营情况最好，平均每月发布微博数超过50条，其中又以北京市平谷区中医医院最为突出，平均每月发布微博数为98.2条；中国中医科学院广安门医院、北京市房山区中医医院、北京市中西医结合医院、北京市大兴区中西医结合医院、北京市第一中西医结合医院、北京中医药大学东直门医院、北京市宣武中医医院和北京市顺义区中医医院8家医院微博运营情况较好，平均每月发布微博数在10~50条；其余14家医院微博运营情况有待提升，其中，中国中医科学院西苑医院、北京市肛肠医院（二龙路医院）和北京市丰台中西医结合医院2019年上半年微博数量为0，中国中医科学院望京医院未开通微博。此外，并非所有医院微博都经过认证，未经过认证的医院微博在一定程度上会影响微博内容的权威性和传播效果。

表2　北京市三级中医医院微博运营情况

医院名称	粉丝数	2019年上半年微博数（条）	平均每月发布微博数（条）
北京市平谷区中医医院	535	589	98.2
北京市和平里医院	686	352	58.7
中国中医科学院广安门医院	10523	255	42.5
北京市房山区中医医院	258	231	38.5
北京市中西医结合医院	798	143	23.8
北京市大兴区中西医结合医院	829	136	22.7
北京市第一中西医结合医院	1144	105	17.5
北京中医药大学东直门医院	140238	98	16.3
北京市宣武中医医院	794	81	13.5
北京市顺义区中医医院	455	68	11.3
首都医科大学附属北京中医医院	20722	59	9.8
北京市回民医院	198	51	8.5
北京中医药大学东方医院	12064	31	5.2
中国中医科学院眼科医院	1037	29	4.8

医院名称	粉丝数	2019年上半年微博数(条)	平均每月发布微博数(条)
北京市昌平区中医医院	105	26	4.3
北京市昌平区中西医结合医院	17	5	0.8
北京中医药大学第三附属医院	596	4	0.7
北京王府中西医结合医院	157	4	0.7
北京裕和中西医结合康复医院	194	4	0.7
北京中医药大学护国寺中医医院	223	2	0.3
中国中医科学院西苑医院	6289	0	0
北京市肛肠医院(二龙路医院)	547	0	0
北京市丰台中西医结合医院	32	0	0
中国中医科学院望京医院	0	0	0

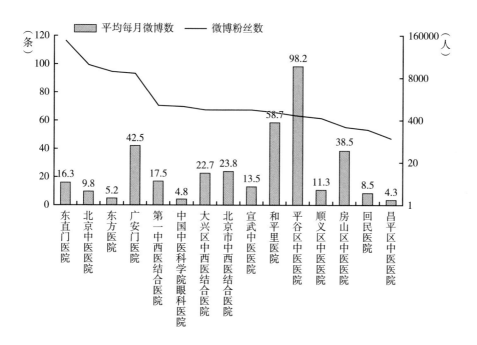

图1　北京市三级中医医院微博活跃程度与粉丝数对比

通过对比平均每月微博数和微博粉丝数发现，除去不重视微博运营（每月发布微博数小于1条）的中医医院微博，北京市三级中医医院微博运营情况大致可分为两种类型：一是拥有大量粉丝但微博更新并不活跃的类型，如北京中医药大学东直门医院、首都医科大学附属北京中医医院和北京中医药大学东方医院等，其中又以北京中医药大学东直门医院最为突出，该医院微博平均每月仅发布16.3条微博，却拥有14万微博粉丝，这可能是由于医院名望、前期粉丝积累和每月发布的微博质量共同所致；二是粉丝数量较少但每月积极运营微博的类型，如北京市平谷区中医医院、北京市和平里医院和北京市房山区中医医院等，尤其是北京市平谷区中医医院微博平台，每月推送近100条微博，为所有中医医院微博中最为活跃的微博平台。中医医院的微博运营需要引起医院管理者的足够重视，在用户注意力有限、碎片化阅读的前提下，如何在保证数量的基础上提升每条微博的质量是中医医院微博运营人员急需解决的问题。

（三）App

App 是英文 Application 的简称，即手机上的应用软件。截至2019年6月底，统计 ios 系统应用商店中北京市三级中医医院官方 App 的服务情况，共有5家三级中医医院开通了面向患者的医院官方 App，占20.8%，分别为中国中医科学院眼科医院、北京中医药大学东直门医院、北京市昌平区中医医院、中国中医科学院广安门医院和北京中医药大学东方医院。

全部的三级中医医院 App 都具备医院介绍、医院导航、预约挂号的基本功能。除此之外，80%的中医医院 App 具有查看检查报告的功能，60%的中医医院 App 具有健康科普的模块，40%的中医医院 App 具有在线咨询的功能，40%的中医医院 App 具有在线缴费的功能。

表3　北京市三级中医医院 App 功能统计

医院名称	医院介绍	医院导航	预约挂号	报告查询	健康科普	在线咨询	在线缴费
中国中医科学院眼科医院	√	√	√	√	√	√	√
北京中医药大学东直门医院	√	√	√	√	√		√
北京市昌平区中医医院	√	√	√	√	√		
中国中医科学院广安门医院	√	√	√			√	
北京中医药大学东方医院	√	√	√				

（四）微信小程序

从 2017 年微信小程序宣布上线至今，小程序逐步成长为使用频率较高的一种新型互联网应用。对医疗机构而言，微信小程序开发门槛和成本相对较低，难度不及 App，可以满足患者的简单应用需求；对于患者而言，微信小程序是一种无须安装下载、触手可及、用完即走、无须卸载的更加便利的轻型应用。然而由于微信小程序上线和推广开来的时间较晚，小程序的开发和运营仍处于摸索阶段，截至 2019 年 6 月底，北京市三级中医医院中仅中国中医科学院广安门医院开通了微信小程序，其界面和功能与其 App 完全一致，具有医院介绍、医院导航、预约挂号、报告查询、在线咨询功能。

二　北京市三级中医医院"互联网＋"
服务发展趋势分析

本文选取 2019 年 1 月至 6 月北京市三级中医医院"互联网＋"服务情况与 2017 年同期进行对比，分析北京市三级中医医院"互联网＋"服务发展趋势。

（一）微信公众号和新浪微博

通过对比 2017 年上半年与 2019 年上半年北京市三级中医医院微信公众号与微博运营情况发现，2019 年上半年较 2017 年上半年北京市三级中医医院微信公众号平均每月推送数增加了 0.5 条，平均每月发布微博数减少了 4.3 条。

两年来微信公众号运营情况变化不大。共有 14 家中医医院微信公众号平均每月推送数在增长，除去 2017 年上半年还未向用户推送消息的北京中医药大学东方医院、北京裕和中西医结合康复医院和北京市昌平区中医医院微信公众号之外，两年来增长最多的微信公众号为北京市顺义区中医医院的公众号，平均每月推送数增长了 14.7 条。另外 10 家中医医院微信公众号平均每月推送数有所减少，减少最多的为中国中医科学院西苑医院的公众号，平均每月推送数下降了 17.2 条。中医医院微博运营情况略有下降，共有 8 家中医医院每月微博数量在增长，增长最多的为北京市平谷区中医医院的微博，平均每月微博数增长了 45.5 条。2 家中医医院未开通新浪微博。其余 14 家中医医院每月微博数量皆存在不同程度的减少，减少最多的为首都医科大学附属北京中医医院的微博，平均每月微博数减少了 44.7 条。

表4　2017 年、2019 年北京市三级中医医院"互联网 +"服务发展情况比较

医院名称	医院公众号平均每月推送数（条）			医院名称	医院微博平均每月发布微博数（条）		
	2017 年上半年	2019 年上半年	变化量		2017 年上半年	2019 年上半年	变化量
北京中医药大学东方医院	0	16.8	16.8	北京市平谷区中医医院	52.7	98.2	45.5
北京市顺义区中医医院	14	28.7	14.7	北京市房山区中医医院	6.5	38.5	32
北京中医药大学护国寺中医医院	2	15.3	13.3	北京市顺义区中医医院	0	11.3	11.3
北京市中西医结合医院	25.7	36.3	10.6	北京市第一中西医结合医院	13	17.5	4.5
北京市宣武中医医院	12.7	22	9.3	北京市昌平区中医医院	0	4.3	4.3
首都医科大学北京中医医院	17.7	27	9.3	北京市中西医结合医院	21.8	23.8	2
北京市平谷区中医医院	11.2	20.2	9	北京市昌平区中西医结合医院	0	0.8	0.8
北京市丰台中西医结合医院	10.2	19	8.8	北京裕和中西医结合康复医院	0	0.7	0.7
北京中医药大学第三附属医院	9.5	16.5	7	北京市丰台中西医结合医院	0	0	0
北京裕和中西医结合康复医院	0	2.7	2.7	中国中医科学院望京医院	0	0	0
中国中医科学院眼科医院	1.8	3	1.2	北京市肛肠医院（二龙路医院）	0.5	0	- 0.5
北京市第一中西医结合医院	21.7	22.7	1	北京王府中西医结合医院	1.3	0.7	- 0.6
北京市大兴区中西医结合医院	19.2	19.7	0.5	北京中医药大学东直门医院	17	16.3	- 0.7

续表

医院名称	医院公众号平均每月推送数（条）			医院名称	医院微博平均每月发布微博数（条）		
	2017年上半年	2019年上半年	变化量		2017年上半年	2019年上半年	变化量
北京市昌平区中医医院	0	0.2	0.2	北京市宣武中医医院	16.2	13.5	-2.7
中国中医科学院望京医院	6	5	-1	北京市回民医院	14.7	8.5	-6.2
北京市和平里医院	18	16	-2	北京中医药大学东方医院	11.7	5.2	-6.5
中国中医科学院广安门医院	26.7	22.3	-4.4	北京中医药大学第三附属医院	8.2	0.7	-7.5
北京中医药大学东直门医院	14.3	8.7	-5.6	北京中医药大学护国寺中医医院	9.2	0.3	-8.9
北京王府中西医结合医院	17	9.3	-7.7	中国中医科学院广安门医院	62.5	42.5	-20
北京市房山区中医医院	11.5	0.3	-11.2	北京市和平里医院	79.7	58.7	-21
北京市昌平区中西医结合医院	16.5	3	-13.5	中国中医科学院西苑医院	21	0	-21
北京市肛肠医院（二龙路医院）	14.8	0	-14.8	中国中医科学院眼科医院	25.8	4.8	-21
北京市回民医院	24.5	8.3	-16.2	北京市大兴区中西医结合医院	65.8	22.7	-43.1
中国中医科学院西苑医院	26.7	9.5	-17.2	首都医科大学北京中医医院	54.5	9.8	-44.7
平均值	13.4	13.9	0.5	平均值	20.1	15.8	-4.3

　　总的来说，经过两年的发展，中医医院微信公众号运营情况趋于稳定，微博运营情况略有下降。从个体上来看，各个医院微信公众号与微博平台运营能力存在不同程度的提升或下降。相比于西医，中医具有简便验廉的特色优势，中医药知识更适合向基层群众普及，基层群众也更容易接受中医药知识，同时也有想要学习中医药知识和了解中医药行业动态的需求。而微信公众号和新浪微博平台被基层群众广泛使用，是最方便最触手可及的"互联网＋"服务平台之一，是十分合适的传播中医药知识、发布中医药行业动

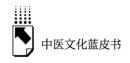

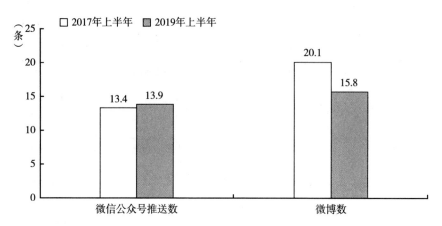

图2　2017年、2019年北京市三级中医医院"互联网＋"服务发展情况比较

态的途径。从中医药行业"互联网＋"服务整体发展需要来看，中医医院未来仍需提升微信公众号和微博平台的运营能力。

（二）App

随着智能手机的普及，手机上的软件逐渐成为人们生活的一部分，人们在沟通、社交、娱乐等活动中越来越依赖于手机App，医疗机构也逐渐推出各自的"掌上医院"应用软件。统计在ios系统上上线的北京市三级中医医院App，中国中医科学院广安门医院App于2015年正式上线，具有医院介绍、医院导航、预约挂号、报告查询和在线咨询的功能；2016年长城医疗助力北京中医药大学东方医院App成功上线，App具有医院介绍、医院导航、预约挂号的功能。

随着时间的推进，中医医院App也在不断地进行维护与更新，如广安门医院App从上线至今共更新23次，App的界面和功能变得更加简洁与完善。另一方面，近两年新上线的中国中医科学院眼科医院App、北京中医药大学东直门医院App和北京市昌平区中医医院App在功能上则更加全面：北京市昌平区中医医院App除了具有医院介绍、医院导航、预约挂号的基本功能外，还具有报告查询和健康科普的服务；北京中医药大学东直门医院

App 除了具有上述功能外还具有在线缴费的功能；中国中医科学院眼科医院
App 功能最为全面，具有医院介绍、医院导航、预约挂号、报告查询、健康
科普、在线咨询、在线缴费的功能。中医医院 App 提供的线上服务能有效
节约患者的时间，如预约挂号、报告查询、在线缴费、在线咨询等功能有助
于减少患者在医院停留的时间，缓解门诊压力。此外，医院 App 提供的服
务越完善，患者满意度越高，医院在医疗服务市场的综合竞争力也越强，患
者通过 App 感受到的便利和学习到的科普知识也将转换为患者对医院的信
任与忠诚。随着技术的进步和医院对 App 的重视，中医医院 App 的数量将
逐步增长，功能呈不断完善与扩充的趋势。

三 中西医医院 App 服务情况比较

截至 2019 年 6 月底，分别统计 ios 系统应用商店中北京市三级中医医院
和西医医院（除中医医院以外的其他三级医院）官方 App 服务情况，除去
无法正常使用的北京老年医院 App 外，共有 5 家中医医院和 12 家西医医院
开通了 App 服务。

总体上来看，医院 App 建设以挂号及挂号前流程为重点，包括医院介
绍、医院导航、预约挂号功能模块，所有医院 App 都具有预约挂号的功
能，大部分医院 App 都具有医院介绍、医院导航的功能。但可能受限于技
术和成本问题，医院 App 对在线咨询和在线缴费功能的建设情况有待提
高，分别有 40% 和 41.7% 的中医医院和西医医院 App 具有在线缴费功能，
分别有 40% 和 33.3% 的中医医院和西医医院 App 具有在线咨询功能，为
了方便患者缴费和咨询，医院未来应加强 App 在线缴费和在线咨询功能的
建设。

对比中医医院和西医医院 App 服务情况，可以看出其 App 功能差别不
大。其中，中医医院在医院介绍、医院导航、预约挂号和在线咨询方面运营
较好，在报告查询、健康科普和在线缴费功能上稍有落后。其中，报告查询
功能上中医医院落后最多，分别有 80% 和 91.7% 的中医医院和西医医院

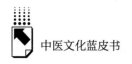

App 开通了报告查询功能，这可能是因为中医诊疗对检查化验的依赖性较弱。

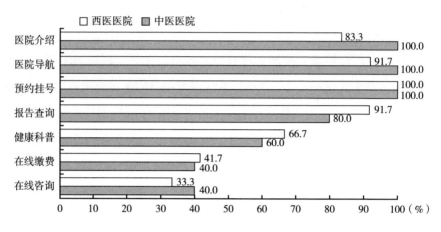

图3　北京市三级中医医院 App 与西医医院 App 功能比较

四　以患者视角探寻中医医院"互联网＋"
医疗服务体验现状

——以广安门医院为例

　　近年来，为了方便患者就医与提升患者满意度，中医医院投入大量资源建设"互联网＋"服务体系，而评价这些服务开展的情况最终还是要听到患者的声音。中国中医科学院广安门医院设有医院自助挂号机，开通了微信平台、114 平台、App 等预约挂号服务，为了从患者视角评价中医医院"互联网＋"服务质量，本部分以中国中医科学院广安门医院为例，对 127 份"互联网＋"就诊体验问卷所收集的数据进行分析。

　　127 名患者中男性患者 43 人，占 33.9%；大部分被调查者为本地患者，占 61.6%；31～40 岁年龄段被调查者最多，占 31.5%，其次为 21～30 年龄段，占 29.1%；绝大部分被调查者具有大专及以上学历，占 89.7%；4001～8000 元月收入被调查者最多，占 33.6%。

根据问卷收集到的患者数据，被患者普遍知晓的预约就诊方式为自助挂号机、114 平台预约挂号，分别有 73.0% 和 72.2% 的患者勾选了选项；患者一般知晓的为 App 平台挂号、微信平台挂号，分别有 65.9% 和 64.3% 的患者对其知晓；患者对医院官网挂号了解程度最低，仅 41.3% 患者了解该挂号方式。对于患者偏好的预约就诊方式的调查显示，使用现场自助挂号机挂号的患者占比最多，为 56.0%；其次是使用 App 平台进行挂号的患者，占 24.8%；使用微信平台、114 平台预约挂号和医院官网挂号的患者较少，分别占 12.8%、9.6% 和 3.2%。

患者对中医医院所提供的"互联网+"服务中功能种类的了解程度的调查显示，绝大多数患者了解"互联网+"服务中的预约就诊功能，占 89.8%；大多数患者了解医生信息查询功能，占 70.1%；部分患者了解检查报告查询、院内信息查询和在线缴费功能，分别占 41.7%、40.2% 和 36.2%；只有少部分患者知晓中医医院"互联网+"服务中的在线咨询功能，占 22.8%。总的来说，大部分患者对中医医院"互联网+"服务建设比较满意，占 45.2%，对其不满意的患者仅占所有被调查者的 5.6%。

（一）中医医院"互联网+"服务患者体验评价

"互联网+"服务患者体验部分分为 5 个维度，每个维度包括 2~3 个问项，采用李克特 5 级评分方法。其中，获得性指患者在使用医院"互联网+"服务时获取号源的难易程度；吸引性指患者在使用医院"互联网+"服务时是否能找到医生介绍、出诊情况等信息；接待性指患者在使用医院"互联网+"服务时对人工服务、留言咨询等方面的服务体验；便利性指患者认为的医院"互联网+"服务在功能、界面上的友好方便的程度；安全性指患者在接受医院"互联网+"服务时认为个人财产安全的程度。

从图 4 可以看出，中医医院"互联网+"服务对患者的吸引性得分最高，平均得分为 4.1 分，其次为便利性和安全性，平均得分分别为 3.9 分和 3.7 分。这说明大部分患者在使用中医医院"互联网+"服务时认为服务是有吸引力的、便利的和安全的。而接待性和获得性得分较低则表明患者对中

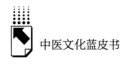

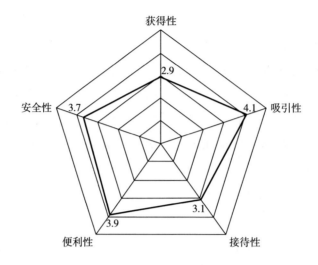

图4　中国中医科学院广安门医院"互联网＋"患者体验得分雷达图

医医院"互联网＋"服务上的人工服务和号源获取的体验质量较低，其评分分别为3.1分和2.9分。根据调查后对患者的访谈得知，获得性评分较低受限于中医医院专家数量较少，获取专家号较难所致。另外，由于患者的年龄、教育程度等背景具有较大的差异，而"互联网＋"服务作为新技术的产物在使用上需要一定的理解能力和操作能力，人工指导或平台的留言咨询则显得尤为重要，未来中医医院应加强"互联网＋"服务的人工指导和平台交流方面的建设。

（二）中医医院"互联网＋"服务患者忠诚评价

"互联网＋"患者忠诚包括行为忠诚和态度忠诚，行为忠诚主要指患者生病时选择通过该医院"互联网＋"服务就医的程度，态度忠诚主要指患者对该医院"互联网＋"服务的推荐意愿，2个维度分别包含3个问项，采用李克特5级评分方法。问卷调查结果显示，中医医院"互联网＋"服务行为忠诚得分3.9分，态度忠诚得分4.0分，患者对中医医院"互联网＋"服务总体上忠诚程度较高，愿意长期关注医院提供的"互联网＋"服务并推荐给他人，同时在再次生病时愿意再通过"互联网＋"服务前来该医院就诊。

五　结论及建议

（一）结论

通过对北京市三级中医医院"互联网+"服务的研究，主要有如下发现。

1. 不同中医医院"互联网+"服务情况存在显著差异

一是表现为北京市不同三级中医医院微博、微信公众号每月推送数的显著差异，同时不同中医医院推送的内容也存在差异，部分医院推送数量多是因为推送了大量医院新闻动态，而用户则对健康科普的兴趣更高。二是表现为是否开通微信小程序、App 的差异，大部分中医医院未开通微信小程序和App 服务，已经开通了的 App 服务在界面和功能上也存在差异，部分中医医院 App 界面设计不友好或功能较少，甚至存在设有相关功能却无法使用的情况。

2. 中医医院"互联网+"服务的主要平台正在从微博端向微信端发展

通过分析两年间北京市中医医院"互联网+"服务运营情况的变化发现，中医医院"互联网+"服务正在从微博端向微信端（公众号、小程序）和 App 发展，表现为北京市三级中医医院微博平台活跃程度的降低、微信公众号运营情况的稳定、微信小程序的新兴以及 App 数量上的增长和功能上的扩充。其中，中医医院微博平台运营情况有所下降，超过半数中医医院微博推送数存在不同程度的减少，粉丝数增长较少或甚至为负增长，部分中医医院微博已经停止更新。中医医院微信公众号运营情况趋向稳定，但也存在部分无服务菜单或推送消息频率低的账号。另外，部分中医医院微信公众号和 App 功能比较单一，重视预约挂号相关功能的同时，忽视了在线咨询、在线缴费等功能的建设，这些功能同样能起到合理配置资源、减轻门诊压力、提高办事效率的目的。

3. 中医医院"互联网+"服务患者体验仍有提升空间

通过对患者调查发现，患者对中医医院"互联网+"服务总体上比较

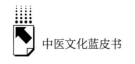

满意，但对使用"互联网＋"服务时平台上号源的紧张程度以及人工服务、咨询等功能体验较差。大部分患者都反映专家号很难抢到，同时存在医院就医时无法实现线上挂号预约的时间安排的现象。部分中老年患者反映自己不熟悉微信、App 或自助挂号机的使用，容易误操作，但很难在平台上找到人工服务，即使设有留言功能也无法及时回复患者的问题。大部分患者都认为中医医院"互联网＋"服务使就医更加便利，但从具有温度的人工窗口服务转到冷冰冰的自助机或手机上操作时，中医医院"互联网＋"服务并未给予他们精神上的关怀与支持。

（二）建议

1. 中医医院需要加强"互联网＋"服务功能的建设

除了医院介绍、医院导航、预约挂号功能外，中医医院微信公众号、小程序和 App 还需要探索更多的功能，加强报告查询、在线缴费、在线咨询和健康科普等功能的建设与完善。中医医院可以在微信公众号服务菜单、小程序或 App 功能界面根据患者需求细化服务步骤，加强"互联网＋"服务的接待性，设置人工服务或留言咨询功能，实时解答患者的问题，消除医患之间的隔阂。中医医院需要平衡线下挂号服务和"互联网＋"服务平台号源，保证"互联网＋"服务平台号源的充裕，同时保证从线上挂号预约的就诊时间与线下就诊时间的一致。此外，中医医院应成立技术小组，根据用户意见及时更新 App 修复漏洞，保证相关功能的正常使用。

2. 中医医院"互联网＋"服务需要提升推送信息的内容质量

中医医院微博和微信公众号具有宣传功能，通过向用户推送信息可以提升医院竞争力，培养忠诚患者，而其宣传效果不在于推送数量的多寡，而在于推送内容的质量。中医医院应在保障推送数量的同时更加重视推送内容的质量，多发布患者感兴趣的内容，如健康科普、中医知识，减少发布医院新闻动态，发布中医药行业新技术新发现的同时辅以简单易懂的解读说明。此外，中医医院"互联网＋"平台消息推送时间应固定下来，培养用户习惯，推送用户感兴趣的高质量内容。

3. 打通"互联网+"服务平台，建立患者档案，给予人文关怀

中医医院要充分认识"互联网+"服务平台的价值，打通微信公众号、小程序和 App 等服务平台，实现各平台信息互联互通互享，便利患者就医活动。同时建立患者档案，依据患者病历推送相关疾病知识，帮助患者预防相关疾病或促进康复，在患者使用预约挂号等功能时，给予患者人文关怀和精神支持，让患者不仅感受到"互联网+"服务平台的便利，也感受到平台的温暖。

B.14
《黄帝内经》学科状况的调研报告

贺娟 禄颖*

摘 要： 《黄帝内经》是中医学第一经典，不仅为中医学发展做出了
巨大贡献，而且还将会在新的健康医学体系中发挥巨大作用。
然而《黄帝内经》学科目前的发展状况却不容乐观，表现为
人才队伍萎缩、学科发展迟缓、教育教学压缩等。为了更客
观全面地了解《黄帝内经》面临的问题，中华中医药学会内
经学分会就全国24所高等中医药院校的内经学科状况进行了
调研，从五个方面分析指出发展存在困境的原因，并从六个
方面提出发展建议，包括重视文化价值、学科发展、人才队
伍、教育教学、科学研究、机构设置等。

关键词： 内经学科 师资队伍 高层次人才培养 科研状况

　　《黄帝内经》是中医学第一经典，它以哲学思想规范医学实践经验与知识，建构起完善的理论体系，是中医药学发展的基石，是中医药知识传承的载体，是中华医脉第一座巅峰之作。《黄帝内经》从天文、历法、地理、人文诸多维度解读生命本质，阐释维护生命健康、诊治疾病的方法，为历代医家所称颂。中医学发展历史上的著名医家，凡于医学有所成就者，无一不精

* 贺娟，北京中医药大学教授，主任医师，博士生导师，中华中医药学会内经学分会主任委员，世界中医联合会内经专业委员会副会长，世界中医联合会五运六气专业委员会副会长，研究方向：《黄帝内经》理论；禄颖，北京中医药大学副教授，博士，研究方向：《黄帝内经》理论。

研《黄帝内经》，如张介宾、李中梓、吴昆、张志聪、高士宗等；中医学各学科的发展，如内、外、妇、儿等科，亦无一不是基于《黄帝内经》的思想与理论。没有《黄帝内经》，中医药的博大精深、中医药的源远流长都无从谈起。但在当今时代，虽然在十九大"传承发展中医药事业"的精神引导下，中医药整体发展迎来了"天时、地利、人和"的大好机遇，然而作为中医药的奠基之作的《黄帝内经》的发展，却不容乐观，面临着严峻的挑战，具体表现为：人才队伍的萎缩、科研成果的走低、教育教学的边缘化等。

基于此现状，中华中医药学会内经学分会对全国24所高等中医药院校、2所综合医科大学内经学科状况进行了全面调研，就学科情况进行全面调查，并邀请教育部中医专业教指委领导、部分经典学科著名专家，就《黄帝内经》的当代价值、学科发展存在的问题，以及解决问题的举措进行了广泛、深入的研讨，并形成此文。

一　调研结果

1. 近半数院校无独立的"黄帝内经"学科（以下简称内经学科）

调查的26所院校中，12所院校内经学科与中基学科（教研室）合并，占调查院校的46%，独立设内经学科和教研室的有14所，占54%。即近半数院校无独立的内经学科或教研室。我们认为，学科独立设置，才能保证其健康发展，将《黄帝内经》并入中医基础理论学科，极大限制了其发展。

2. 师资与研究队伍严重萎缩

作为《黄帝内经》研究与教学的主要群体，是全国高等中医药院校内经教研室的教师，这个队伍目前统计的结果是总计198人，即全国的专门从事《黄帝内经》研究的队伍不足200人。其中有14所院校内经教研室只有6个人以下，3所院校只有4个人以下。这种师资数量，除了承担教学任务，难以开展学术探讨。也说明很多院校"黄帝内经"被列为非主流的小学科。

专任教师情况，专门从事内经教学的纯粹的师资队伍是125人，其中有2所学校没有专业内经教师，兼任教师有73个。专职教师队伍少，则意味

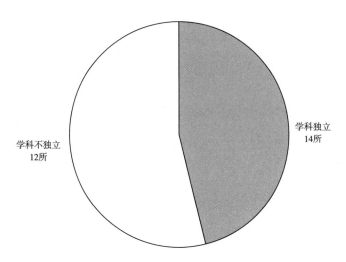

学科不独立
12所

学科独立
14所

图1　全国内经学科独立设置情况

着专门从事《黄帝内经》研究的人员少，兼职教师常常几门课轮流上，这样的师资队伍，极难有充分的精力从事《黄帝内经》学术研究。

3. 部分院校无学科带头人

师资队伍的情况，职称的分布，正高、副高和讲师的比例，各占 1/3，整体尚属均衡。但在具体不同的院校，则存在严重的失调。其中有 6 所院校没有正高，8 个院校正高仅 1 人。没有正高，意味着一是没有学科带头人；二是整个学科在相当长时间发展是停滞的；在正高只有 1 人的情况下，很难形成良好的发展势头和氛围。

4. 近1/3院校存在低学历情况

我们全国的《黄帝内经》师资队伍当中，有 1/3 其实是没有博士学位的，并且有 4 所院校存在着助教，有 8 个还存在本科毕业生。目前全国高校引进人才基本上都是要求博士毕业，《黄帝内经》师资的这种局面，说明对优秀人才吸引力不够。

5. 高层次人才培养岌岌可危

在全国 26 所院校当中，拥有内经博士点，并且依然在招生的仅仅存有 5 所院校，包括北京中医药大学、上海中医药大学、山东中医药大学、湖北中

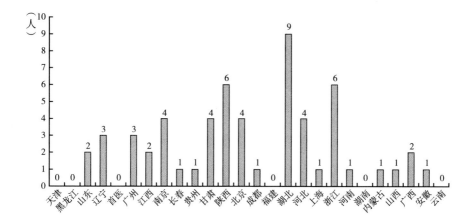

图2　全国高等中医药院校师资职称分布情况

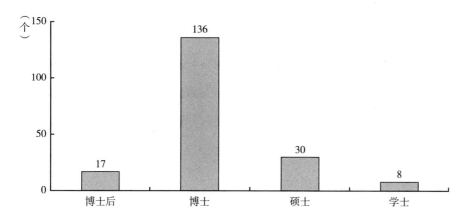

图3　全国高等中医药院校师资学历情况

医药大学、辽宁中医药大学。博士生是基本的后备高层次人才，目前的博士生数量之少，导致很多中医院校在引进内经师资时，不得不从其他专业引入。

6.《内经选读》课学时逐步减少

数据一：80年代高等中医院校，《内经选读》课程是108学时，90年代变成了90学时，2000年进一步减少，变成了81学时，目前情况是：《内经选读》在所有的专业平均学时是61.70学时。中医专业相对来讲比较高，平均为74.87学时，中医针推专业是52.35学时，中西结合是54.75学时。

说明很多院校将针灸推拿列为中医专业之外，与《黄帝内经》关系不密切。中医专业中，《内经选读》低于60学时的有4所院校，其中2所老五校，如南京中医药大学、成都中医药大学中医专业的《内经选读》是54学时。一般院校的主干课或核心课程，学时不低于72学时，低于这个学时量，说明这门课已经被核心课程排除。

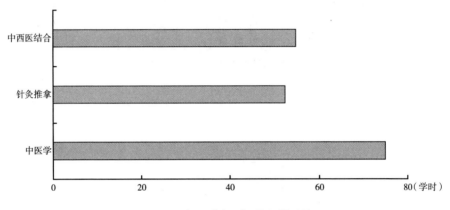

图4 不同专业《内经》课程学时情况

数据二：《内经选读》和其他的核心主干课程的对比情况：《内经选读》74学时，《中基》83学时，《中诊》80学时，《中药》84学时，《方剂》81学时。比其他核心学科都要少，说明内经的重要性没有被充分重视。

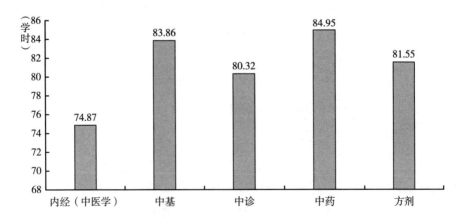

图5 《内经选读》与其他主干课学时对比情况

数据三：各院校中医学专业，内经课程与伤寒论、金匮要略、温病学等四大经典课程相比较，《内经选读》与其他课程基本持平。将《黄帝内经》等同于其他经典，亦是对《黄帝内经》的不当定位。

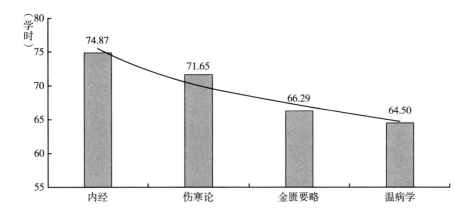

图6　四大经典课程学时情况

二　发展困境形成原因

1. 政策导向问题

部分政府机构的政策导向，对内经学科发展形成影响，包括以下几方面。

一是学科合并，使内经学科丧失良性健康发展的条件。目前教育部学科目录把《黄帝内经》归属在中医基础理论学科下面，是目前多数院校取消内经学科或内经教研室的重要原因。但内经学科和"中医基础理论"从学科内涵到属性定位都存在巨大差异，如刘燕池主编的《中医基础理论》把中医基础理论的内涵与任务表述为："中医基础理论，是研究和阐释中医学的哲学基础，中医学对正常人体和疾病的认识，以及关于疾病的防治，养生康复等理论原则的基础学科。主要任务是阐明中医基础理论体系的基础知识，诸如精气学说等各种知识板块的基本概念，基本原理基本规律和基本原则。"作为课程的《中医基础理论》是入门课。关于《黄帝内经》学科，王洪图主编的《内经学》将其定义为："是研究《黄帝内经》的学术思想，医学理论及其相关研究成果的一个学问，研究内容包括《黄帝内经》的哲学思想、医学理论、临床应用以及涉及的其他相关学科的内容，包括思维方法、天文学、立法学、语言学、训诂学、气象学、心理学、教育学等学科的内容，以及内、外、妇、儿等临床学科。"从学科定位上，《中医基础理论》是学习和掌握中医学入门知识的一个学科，《内经学》是深化与提高中医学理论，并且为临床各科提供理论先导的学科。所以把内经学科并入《中医基础理论》学科，极大限制了《黄帝内经》的学术研究，限制了《黄帝内经》的学科发展。

二是《住院医师规范化培训》等政策的施行。2013 年 12 月 31 日，国家卫生计生委等七部门联合出台了《关于建立住院医师规范化培训制度的指导意见》，要求到 2015 年，各省（区、市）须全面启动住院医师规范化培训工作；到 2020 年，基本建立住院医师规范化培训制度，所有新进医疗岗位的本科及以上学历临床医师，全部接受住院医师规范化培训。在这一政策影响下，很多院校规定临床专业研究生，在进行硕士学位学习的同时，可以同步进行"住院医师规范化培训"，而基础的科学学位研究生则没有这种机会，导致科学学位研究生进入医院出现障碍，缺乏择业优势。

2. 文化认知问题

内经学科所面临的境况，实际上就是中医经典学术传承的困境，正如山东中医药大学王振国教授在"《黄帝内经》学科发展论坛"所谈：这种困境形成的原因主要是两个方面，即"文化断层"与"思维异化"。第一方面是文化断层。从近代以来对中国传统文化的全面否定开始，经过百余年的逐渐发展，形成了传统文化的断层现象。这种"文化断层"导致当代中国人对传统文化，包括中医学，特别是对《黄帝内经》等中医经典的阅读、理解与认知形成了重大障碍。就像前两年中宣部、科技部发布的《中国公民科学素质基准》将"阴阳五行""天人合一""格物致知"写到其中，引起了轩然大波，甚至被很多人认为是宣传"伪科学"。文化断层导致现代人对中国传统文化、包括对中医学术体系的理解面临困难并产生了严重的误读。第二方面就是思维异化。在文化断层的大背景之下，随着近代以来西方医学的广泛传播，我们中医学原本的概念被移植，也就是说西方医学进入中国的时候，中国传统医学的固有名词，最典型者如"五脏六腑"的名称，均被借壳而用，用一个词形容叫"鹊巢鸠占"，久占不还，最终导致中医概念的嬗变与中医理论的"失语"，还有后期的各种按照西方科学体系进行的一系列"规范"与"科学化"改造，最终导致中医思维方式的异化乃至完全西化。

3. 学科性质问题

在中央政策的导向与支持下，目前整个中医药行业发展态势良好，但学科内部发展极不平衡，以药学等市场化程度高的学科为最好，其次是临床学科。以基础研究、思想探讨、理论研究、文字训诂等为主要内容的基础学科则发展状况不佳，呈现趋冷态势，诸如医史文献学科、临床基础学科、中医基础理论、中医诊断学、内经学等，发展皆存在一定的困境。内经学科特征是以理论文献研究为主，与实用性强、市场化程度高、具有经济效益的学科存在距离。

4. 科学研究问题

目前整个中医药以现代自然科学研究为主流，从事理论与文献研究者，在科研项目、科研经费、人才项目等方面获取困难，并形成恶性循环。在以科研为主要显示度的学术界，内经学科这些经典学科的话语权小，项目数量少，导致当今以科研经费为主导的评价机制下，学科吸引力下降，青年教师生存、发展都极为艰难。

5. 评价标准问题

各层面的成果评价，包括奖项、人才等，单位的职称评审、岗位聘任等，基本皆呈现同质化趋势，即以科研经费、发表的 SCI 论文等为基本指标，而这些标准评价《黄帝内经》学科研究成果，则导致对很多《黄帝内经》学科成果的不公正，甚至疏漏与否定，亦青年教师、研究人员发展受限。

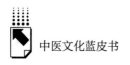

三 促进内经学科发展的建议

1. 努力提升内经学科地位

《黄帝内经》是中医学第一经典，是中医学之本。树高百丈，地下有根；江河万里，上有源头。应充分评价《黄帝内经》对中医学发展、对整个中华文明乃至世界文明体系的价值与影响。正如原安徽中医药大学校长王键所言，对《黄帝内经》，我们要放在四个体系中去评价它：第一是放到中华文明的体系当中去看。总书记已经把中医药定位了"打开中国文明宝库的一把钥匙"，我们要把《黄帝内经》放到中华文明体系当中发挥这把钥匙的作用。这样在整个文化、人文、哲学、社会学都会有认同感。第二是放到中国传统医学脉络当中看。没有《黄帝内经》也就没有中医药的发展，真正意义上的高水平高素养的医生，高明的医生，皆是精研《黄帝内经》的大家。第三个要放到世界医学体系当中去看。与《黄帝内经》同时起步的有古埃及医学、古印度医学等，那些古医学都遗失了、都发展不起来，而我们中医药走到今天，就是《黄帝内经》这本书的影响。《黄帝内经》是古代文明、古代医学的代表成果，对世界文明都是有重大贡献的。第四个要放在大健康趋势的背景下来看。我们应该拓展的看《黄帝内经》。它是一部哲学经典、文化经典、中国思维经典，也是一部养生经典。整个中医学术体系，哪个学科体系都离不开《黄帝内经》。

2. 给予内经学科政策支持

呼吁教育部、卫健委、国家中医药管理局、中华中医药学会等政府部门，从各项政策制定中充分体现对"黄帝内经"等经典学科的重视，其中包括如下。

①独立设置内经学科。学科独立设置是其健康发展的前提。

②加强《黄帝内经》的考核。在各类业务考核中，增加《黄帝内经》的考核内容，以充分体现对《黄帝内经》等经典知识继承的重视，使《黄帝内经》思想、理论精粹得以充分弘扬。

③增加对《黄帝内经》的项目支持。鉴于目前学术界过分注重自然科学研究内容与方法的大背景，建议行业主管部门、学术机构等，对《黄帝内经》相关文献、理论、哲学研究给予一定的科研项目和人才项目等支持。

3. 形成《黄帝内经》人才评价体系

纵观中医学整个发展历史，很多中医临床大家都是《黄帝内经》研究大家，说明《黄帝内经》在培养中医药人才方面具有重要作用。但是，目前《黄帝内经》学科师资队伍和人才梯队，都面临着严重的断档问题。因此，呼吁教育部等政府部门，充分关注人才队伍建设的重要性，细化经典学科人才评价标准，给予从事《黄帝内经》等经典学科理论研究的人员一定的发展空间。

4. 做好《黄帝内经》精粹理论的传承

建议教育部及各高校充分重视《黄帝内经》的教育教学，包括：（1）课程性质定性：高等中医药院校皆应将《内经选读》列为专业核心课程；（2）学时下限规定：中医学、针灸学专业《内经选读》不少于72学时；（3）推广经典分级考试：在各校推广中医经典分级考试，加强本科生、研究生学习经典的压力与动力。

5. 加强《黄帝内经》研究队伍的建设

鉴于《黄帝内经》研究目前存在的状况，建议重点高等中医药院校，成立《黄帝内经》研究机构，汇集各方内经专业研究力量，扩大《黄帝内经》的研究队伍、学科影响，传播研究成果，真正发挥《黄帝内经》作为第一经典的作用与影响。

6. 有效提升《黄帝内经》的学术影响

《黄帝内经》研究者，应基于当今大健康医学趋势，组织相关学科专家进行论证，凝练方向，提出具有研究价值与意义的医学重大问题，有效提高《黄帝内经》学术价值，并为当今时代大健康医学做贡献。包括加强《黄帝内经》的理论研究，厘清其理论内涵与源流演变；凝练科学问题，指导现代中医药学术研究；强化《黄帝内经》在中医临床的应用研究，促

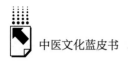

进中医临床发展；加强《黄帝内经》知识的普及工作，促进中医药知识的传播。

总之，目前内经学科发展状况之严峻不可忽视，全行业乃至所有主管部门、学科内部研究人员，皆应唤起足够重视，否则，数年之后，这部为中华医脉发展做出巨大贡献的经典著作，将会面临无人传承的局面。

专 题 篇

Special Topics

B . 15

中医药进入世界主流医学
体系的发展战略

毛嘉陵　毛莎莎*

摘　要：　2019 年世界卫生大会正式将传统医学纳入《国际疾病分类》
　　　　　第 11 次修订本，此举有助于包括中医在内的传统医学融入主
　　　　　流医学。中医药要进入世界主流医学体系，就必须集中优势
　　　　　的观点，重点研讨如何集中优势促进中医药的全球化，提出
　　　　　中医药优势全球推广的战略思路。

关键词：　中医药国际化　世界主流医学体系　中医药发展战略

---

* 毛嘉陵，北京中医药大学中医药文化研究与传播中心主任、北京中医药文化传播重点研究室
主任、北京金匮中医药文化发展基金会理事长，研究方向：中医药文化传播、中医药智库建
设、中医药发展战略；毛莎莎，成都中医药大学中医药智库研究中心，研究方向：中医药文
化、儿童中医药教育。

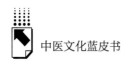

到目前为止，虽然中医药文化已传播到世界上近两百个国家，但由于中西方文化的差异和冲突，中医药至今尚未正式进入国际主流医疗体系中，也就是说在很多国家还没有被合法化。2019 年 5 月 25 日第 72 届世界卫生大会正式审议通过了《国际疾病分类第 11 次修订本》，首次将以中医药为代表的传统医学纳入其中，此举被称为是中医走向世界具有里程碑意义的事件。世界卫生组织发言人塔里克·亚沙雷维奇在接受新华社记者采访时说："此举有助于包括中医在内的传统医学融入主流医学。"融入主流医学体系并非仅仅获得医学研究领域的一个学术地位和进入世界医疗服务市场的一个资格，而是具有一个合法的身份，这标志着中医药正式从法理上开始全球化。

传统医学首次进入《国际疾病分类》，为以中医药为代表的传统医学带来了全球化发展的新机遇，让中医药人看到了实现"21 世纪中医梦"的新希望。中医药要借此东风，积极融入世界主流医学体系。为此，中医药必须整合自身的优势资源，提供优质的医疗服务，才可能在世界医疗服务市场的竞争中获得生存和发展的机会。

对此，国家中医药管理局局长于文明在 2019 年博鳌亚洲论坛全球健康论坛上指出："中医药是中国特色卫生健康发展道路的重要组成部分，在健康中国建设中发挥着独特优势和价值作用。中国政府建立了覆盖城乡的中医药服务体系，中医药以较低的投入，提供了与资源份额相比较高的服务份额，特别是近十年来，中医类医疗机构诊疗服务量占医疗服务总量的比例由 2009 年的 14.3% 上升到 2018 年的 16.1%，公立中医医院比公立医院门诊次均费用低 10.8%，住院人均费用低 24.7%，创造了发展中大国维护人民健康、防病治病的独特模式和发展道路。中医药既是中国的，也是世界的。中医药也为服务世界民众健康福祉发挥了积极作用。中医药正日益得到国际医学同仁的认同和认可，为维护人类健康做出重要贡献。"

一　中医药具有的医学资源优势

中医药发展中曾经特别注重强调特色，其实特色仅能说明与别人做的不一样，但有特色并不能就有更好的效益、更高的性价比。因此，仅有特色是不够的，必须在特色的基础上展示出优势。

优势指具有明显优先的形势和强大的能力。拥有对方没有的技术或能力，或即使对方有但比对方更好更强。中医主要具有以下五大优势。

1. 理论优势——以简驭繁

如果用现代处于主流的还原论认知思维方式来认知世界和处理问题，采取的方法是无穷尽地去剖析物质空间，不断深入物质的微观世界，寻找构成世界的最基本元素，即探索所谓的本质。也就是首先必须尽量搞清楚物质实体的构成、结构和变化，才能提出有效的解决方案。在这种思路影响下的研究方式，在最近几百年中虽然取得了很大的成功，但科学家现在也发现了这种方式的很多局限性，因为整体并不等同于微观的简单相加，找到微小的物质元素后，并不能据此来解释宏观整体现象，而且在很多情况下，越到微观，信息量越少，甚至得到的是几乎不能说明任何问题的信息。因此，要更客观全面地认识问题，仍然需要宏观整体上的认知。

中医药文化博大精深，中医药以中国古代的宇宙观、整体观和生命观为核心价值观，以象思维模式对大自然和人进行整体的动态的认知，并以此解释人的生命与疾病现象，从而形成了整体观、辨证论治、阴阳学说、五行学说、藏象学说、经络学说、五运六气等一套系统的中医药学术理论体系。

中医认识人体和疾病时，主要通过人体所表现出来的象信息，从宏观层面的属性和关系上去认识复杂多变的人体生理和病理情况，把握人体的本质和规律。这种方式放弃了从解剖角度入手，并不拘泥于微观的物质实体的变化，也不被微观局部所左右。例如，中医对癌症患者的治疗，即使不依据CT、活检等检查来看清楚微观局部的病变情况，也可以通过症状去认识病性和辨证施治，将复杂的病情按中医的多种辨证方式分为寒热虚实表里阴阳等证型，然后进行治疗，同样也可收到不同程度的疗效。这种认知思维方式的优势就在于能够将复杂的问题简略化，不必看清楚病变部位图像和实体的病理变化即可进行诊治。

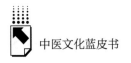

2. 思维优势——以不变应万变

西医治病首先从物质实体的角度去寻找病因，是什么致病源引发的疾病，病变部位发生了怎样的理化改变。只有将这一切弄清楚了，才能对症下药。例如，2003年非典型肺炎流行时，首先去查清楚是什么细菌、病毒引发的疾病，只有找出致病的冠状病毒后，才能研制针对该病毒的疫苗。在疫苗研制成功之前，只能采取非针对性的激素等治疗。等到疫苗研制成功之后，也许致病的病毒早已变形，从而可导致治疗方式无效。这也说明人类的行为永远赶不上自然界的变化。

而中医则不同，即使搞不清楚致病源是什么细菌或病毒，仍然可以通过辨证施治并遣方用药，对患者进行有效的治疗。也可以说，无论什么致病因素，只要有症状或不适的临床表现，中医就可以对其辨证，然后进行治疗。这是因为无论多么复杂的病变，中医总能分辨出患者所具有的或寒或热或虚或实等不同属性，并以此作为中医辨证施治的依据。

3. 治疗优势——以人为中心

西药使用的不少化学药品，都有较多的不良反应和较强的毒副作用，常常在治疗某一疾病的同时，又导致或诱发另一疾病的产生，从而导致不少医源性和药源性疾病。此外，西医对现代多病因所致疾病、病毒性疾病以及身心疾病都缺乏有效的治疗方法。

中医在治疗上以"人"为中心，而不以"病"为中心，主要针对每一患者的年龄、性别、临床表现、病程等情况，采取的针对性强的个性化治疗，而不像西医那样千人一法。在具体的临床优势病种上，中医治疗功能失调性病变、病毒感染性病变、身心疾病以及原因不明或病因病理复杂的病变等常见病和疑难疾病，都有较为明显的临床优势。此外，中医对亚健康、慢性疲劳综合征等一些经现代医疗设备检查不出病理异常却有诸多不适者，如果采取中医治疗或调理，可望收到极好的效果。而且中药的不良反应比化学药品小而轻，药效也更持久。

4. 养生优势——防患于未然

"上医治未病，中医治已病，下医治大病。"中医养生不仅是中医药学中很重要的特色，也是中医药在维护人类健康上的一个优势资源。中医主张"治未病"养生以防患于未然，不仅能够避免发生病变和减少疾病带来的痛苦，而且还可以节约一大笔医疗开支。例如，现代社会竞争激烈，很多人都处于亚健康状态，也极易发生不同程度的疲劳，疲劳日久就会逐渐转变为慢性疲劳综合征，再进一步累积就会引发心血管疾病、呼吸疾病、精神疾病、肌肉骨关节疾病、生殖疾病、癌症等多种现代疑难病，甚至出现过劳死。可见，慢性病、疑难病很多时候都是由不适当的生活方式累积而引发的，如果我们能将有促进人们身心健康作用的静养、茶道、药膳、经络按摩、太极拳、养生书法、养生音乐等系列中国传统的养生活动推广开来，就能很大程度上减少因不良生活方式导致的多种疾病的发生。

5. 医疗经济优势——减少医疗支出

在 20 世纪 60~70 年代的"文化大革命"期间的赤脚医生，曾经在农村医疗保健服务中发挥过重要作用，曾经得到过大力宣扬，手持"一根银针、一把草药"的赤脚医生成为中医药的化身。由此总结出来的"简、便、效、廉"特点，成为中医的特色和优势。如果从减少医疗消费开支的角度来讲，无论对国家还是对广大患者来说都是一大好事。然而，在现代商品经济社会中，如果太廉价了，必然赢利少，自身发展就不好，因此总是请求政府扶持，也很难得到资本的关注。如此不断进行着非良性的循环。

我国这些年来虽然经济腾飞，但人均收入还不高，还不可能采取西方国家那种医疗高消费，即使将我国每年 GDP 的 1/3 用于医疗开支仍然不够，而且也是不可能的。所以，大力发展中医事业，让中医药在具有中国社会主义特色的医疗卫生事业中发挥不可替代的作用，具有重要的文化价值和现实意义。从医疗经济的角度来看，中医所具备的优势不仅为国家经济发展做出贡献，而且还为社会节约大量的医疗支出。

二 中医药临床诊疗的优势病种

在人类已经进入现代科技文明高度发达的 21 世纪，西医在检查、诊断、

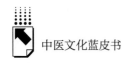

治疗和康复等方面都取得了空前的进步，早已不用开刀解剖就能查知人体内的器官状态，只需一滴血就可以破解人体生理病理的诸多"密码"，轻而易举地切除体内的肿瘤，像更换机器零件一样更换人体内发生病变的器官，将药物准确无误地送到病变之处进行治疗或修复受损的机体组织……不可否认的是，百年来西医在疾病的预防、诊断、治疗等方面取得了惊人的成就，明显地提高了人类的生存质量，挽救了无数人的生命，为人类健康事业的发展做出了巨大贡献。

在西方现代科学文化和市场经济的推动下，西医在 20 世纪取得了高速发展，全面实现了现代化、全球化，一跃而成为现代社会的主流医疗服务体系。面对如此发达的西医，我们为何还需要中医？中医已经显得太古老、太落后了，似乎已经到了走投无路的境地？中医还能生存吗？这几个问题实际上可以看作一个问题，即中医生存的理由在哪儿？其实，这个问题的答案也只有一个，即是否有疗效、有令人满意的疗效。

实践是检验真理的唯一标准，疗效虽然是评价中西医最核心的重要指标，但除了疗效以外还必须进行有无不良反应等方面的综合评价。广大患者选择中医和西医治病首先关注的是"有疗效"，如果没有疗效或疗效不理想，无论从学术方面将某种治疗方式表述得非常科学，还是介绍其有着几千年辉煌历史的秘方，或采用了最先进的科技成果都是无济于事的，患者也是不会"买账"的。虽然中医很古老，但对很多常见病、疑难病不仅有疗效，甚至还有神奇的疗效，至今仍然发挥着独特的医疗作用，成为我国医疗卫生事业的重要组成部分。因此，从最现实的角度出发，只要能有效地解除患者的病痛，即使现在还解释不清楚它的治疗机理，仍然会受到患者的欢迎。所以，我们说"有疗效就是硬道理"。在此，我们必须注意一个基本事实是，虽然现代科学已非常先进发达，但至少在目前还没有一种医学能够解决人类所有疾病诊疗问题和健康问题，甚至有的医学在治疗的同时还会给患者带来新的痛苦。

在此我们无意争论中西与西医谁优谁劣，而是希望给大家指出中医与西医都不可能包医百病，他们各有特色与优势，也各有局限和不足。中医与西医是两种不同的医药知识体系，它们在认识疾病和治疗疾病的问题上各有千秋，只有特色和优势之分，而没有高低对错之别。治疗某些疾病可能是西医的疗效好，而治疗另外一些疾病又可能是中医的疗效好。如果我们能够一切从患者的利益出发，那么，只要是正确的医学观念、行之有效的治疗方法，都可以互相学习和应用。只有充分发挥中西医各自的优势，不断提高临床疗效，才能更好地为患者服务。

常常有人会问："中医到底能治哪些病？"此所谓的"病"，其实指的是西医的"病"，即西医的疾病概念。中医自创立以来的上千年中，治疗的都是中医认知范畴的"病"和"证"，而非针对西医的疾病认知而创立。中医对疾病的认识和诊治程序是"辨证施治"，即在诊断上强调对"证"的辨析与判断，在治疗以"证"为依据确定治疗原则和临床解决方案。在西学东传之前的中医历史上，根本就没有专门针对西医所诊断出的"病"进行针对性治疗的学术理论和临床经验，事实上中医治疗西医诊断出来的"病"，仅有一百多年的短暂历史。

1. 中医诊治疾病从"证"入手

虽然疾病的主体只有一个，但中医与西医从不同的角度去认识同一个人体的疾病状态，也就完全可能得出对病变不同的认识。中医临床诊疗以"证"为核心，明显不同于西医的"病"。中医的某些"病"与西医的某些"病或症"在认知和术语表述上，有些可能具有相似性，而另外的一些则有一致性，还有不少根本就难以衔接。

中医的一种"证"可以存在于西医多种"病"之中，也就是说西医多种不同的"病"，可以出现中医相同的"证"；而西医的一种"病"在不同人的临床表现中，则可以分别表现出中医的多种"证"。不少人对中医与西医的这个特性并不了解，往往将中医的"证"与西医的"病"相混淆，仅仅从西医的"病"的角度来认识和评价问题，就会质疑中医怎么一种病会有这么多种"说法"和治疗方法？甚至还会指责中医治病怎么没个谱？并由此得出中医不科学的结论。西医的一种"病"可以表现出不同的中医证型，当然就要用不同的治法了，这是再简单不过的道理，而并非科不科学的问题。

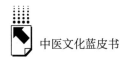

近几十年的中西医比较研究已经充分地说明，中医与西医各有所长，也各有优势。如对癌症的治疗，西医以缩小癌瘤、杀灭癌细胞为目的，而中医则通过整体的综合调节，重点在于提高患者的生存质量、改善患者对症状的不适感受、减少放化疗副作用对患者的影响、延长患者的生存期。再如西医口腔科的补牙，中医谈不上任何优势，完全就是空白，这是最极端的一个例子。但在治疗一些病毒性疾病方面，中医却独具特色。因此，我们在评价这两种医学时，切忌用一方之长去评另一方之短，更不能走偏激而简单随意地否定对方。只有充分发挥各自的优势，才能更好地为大众提供医疗保健服务。中医接触西医"病"的历史虽然很短，但并不是就不能治疗，只是切入点必须从辨证入手。而且，在近几十年的临床实践中，也已探索出一些针对西医"病"的有效解决方案。

2. 中医临床治疗的优势所在

2019年6月21日，《中国科学报》发表中国工程院院士樊代明对疾病谱改变后医疗现状的看法："以纯科学思维为基础发展起来的医学更适用于感染性疾病领域，即一个病因一个病，一个药品（疫苗）就搞定，对外来病原十分奏效。但现在我们遇到的是第二次卫生革命，疾病谱以慢性疾病、老年性疾病为主，占死亡人数的87%左右。而慢性病多数是由人体自身产生的，是多因素、多阶段的结果。用过去单一研究方法对慢性病已力不从心，得出的结论很多是片面的。"

西医在临床上的一些不足，正好就是中医的优势。有位著名老中医曾经分析道，西医治疗有些疾病必须做手术才行，但中医对这些疾病不用做手术就可以治好。西医对一些疾病是无药可治，或有药但效果不佳，而通过中医治疗能够收到一定的或较好的疗效，这说明中医在临床上具有自己的长处。因此，我们只要注意发挥中医的优势，就能最大限度地提高临床疗效，更好地为患者的健康服务。

近几十年来，中医师和中西医结合医师在对西医的"病"进行"辨证"方面做了很多探讨，也创造出一些临床科研成果。根据专家近年来的研究和比较，认为中医在病毒感染性病变、功能失调性病变、原因不明或病因病理复杂的病变以及心因性疾病等方面有较为明显的治疗优势。具体来说有以下12大类优势病种。

（1）病毒感染性疾病如流行性感冒、慢性病毒性肝炎等。

（2）功能性疾病如心脏神经官能症、胃神经官能症、肠道激惹综合征、习惯性便秘、慢性消化不良、头晕目眩、疲倦无力、心悸、失眠、健忘、无名发热等病症。

（3）慢性病和老年疾病如慢性呼吸道疾病、肺气肿、肺心病、慢性胃炎、慢性结肠炎、慢性肾炎、慢性泌尿系感染、中风后遗症、冠心病、高脂血症、糖尿病、贫血、耳目失聪等病症。

（4）原因不明或病因复杂的疾病如艾滋病、癌症、戒毒的防止复吸、更年期综合征、低血压等。

（5）神经精神科疾病如头晕、头痛、失眠健忘、狂躁、忧郁、神经官能症、面瘫等病症。

（6）结缔组织疾病如风湿与类风湿性关节炎、系统性红斑狼疮等。

（7）骨科疾病如骨折、骨病、骨肿瘤、骨关节畸形、股骨头坏死等。

（8）皮肤科疾病如湿疹、神经性皮炎、脱发、银屑病、白癜风等。

（9）妇科疾病如月经不调及经前期综合征、更年期综合征、痛经、月经失调、功能性子宫出血、女性不育、阴冷、妊娠及产后疾患（如严重的妊娠反应、产后无乳、回乳）、乳腺小叶增生等。

（10）男科疾病阳痿、遗精、少精、死精、前列腺炎、男性不育等。

（11）儿童疾患各种病毒感染性疾病（如上呼吸道感染、腮腺炎、病毒性肺炎等）、小儿反复发作的上呼吸道感染、婴幼儿腹泻、小儿厌食及营养不良等。

（12）大病初愈和亚健康对大病初愈后的康复期中出现全身疲乏、头晕、失眠、没有食欲、消化不良、盗汗、低热等不适以及亚健康状态的调理。

以上提出的中医优势病种是从近年来多位专家提出的中医临床治疗可取得较好疗效的病种概括出来的，由于不同的专家所站角度不同，或他们所处的医疗机构的专长有所不同，因此他们提出的以上优势病种，也不一定就十分全面和权威。不过，大致也能反映中医在临床治疗上主要的优势所在。

还需要说明的是，这里所说的优势是与其他非中医方式比较相对而言的。即使被认定为中医临床治疗优势的病种，也不可能都达到百分之百的治愈率（西医也是如此），有的治愈率高，能够收到令人满意的效果，而仍然有一部分难以获得较好的疗效，尤其是有些恶性肿瘤等疑难疾病，无论中医还是西医现在都不能完全治愈，如果能够在一定程度上延长存活期和改善临床症状就是目前的理想疗效了。有的中医优势病种，仅对其在疾病的某些治疗阶段或对疾病某些方面的治疗具有优势。如中医对糖尿病的治疗，其降糖作用并不占优势，但对并发症能很好地控制。中医对中风的治疗主要体现在对中风后遗症的治疗，能够收到较好的疗效，但在中风早期的降血压和快速清除出血等方面则是弱项。中医对肺结核、脑出血等疾病尚处于相对劣势。

为了更好地发挥中医的特色优势，2007年11月国家中医药管理局发文要求国家"'十一五'重点专科（专病）建设项目"对本项目重点病种进行临床诊疗方案的梳理和总结。近十来年，国家中医药管理局组织各专业协作组对中医优势病种又进行了整体梳理，先分四批公布了311个中医优势病种的中医临床路径和中医诊疗方案，后又于2018年分两批公布了95个中医优势病种的中医临床路径和中医诊疗方案，目前共公布了406个优势病种（见表1～表4）。

表1 第一至四批中医优势病种名单（311个）

科室	序号	病名	批次
脑病科	1	中风病(脑梗死)急性期	第一批
		中风病(脑梗死)恢复期	第一批
脑病科	2	头痛(偏头痛)	第一批
脑病科	3	肝豆状核变性	第一批
脑病科	4	眩晕	第一批
脑病科	5	痴呆(血管性痴呆)	第一批
脑病科	6	假性延髓性麻痹	第一批

科室	序号	病名	批次
心血管科	7	心悸（心律失常－室性早搏）	第一批
心血管科	8	病毒性心肌炎	第一批
急诊科	9	外感发热（上呼吸道感染）	第一批
神志病科	10	不寐（失眠）	第一批
神志病科	11	郁病（抑郁症）	第一批
肺病科	12	咳嗽（感冒后咳嗽或感染后咳嗽）	第一批
肺病科	13	风温肺热病（非重症社区获得性肺炎）	第一批
肺病科	14	哮病（支气管哮喘）	第一批
骨伤科	15	桡骨远端骨折	第一批
骨伤科	16	单纯性胸腰椎骨折	第一批
骨伤科	17	项痹病（神经根型颈椎病）	第一批
骨伤科	18	膝痹病（膝关节骨性关节炎）	第一批
骨伤科	19	踇外翻	第一批
骨伤科	20	骨蚀（股骨头坏死）、骨蚀（儿童股骨头坏死）	第一批
骨伤科	21	附骨疽（慢性骨髓炎）	第一批
骨伤科	22	锁骨骨折	第一批
针灸科	23	面瘫（面神经炎）	第一批
针灸科	24	肩凝症（肩关节周围炎）	第一批
内分泌科	25	消渴病（2 型糖尿病）	第一批
内分泌科	26	消渴病痹症（糖尿病周围神经病变）	第一批
内分泌科	27	瘿病眼病（甲状腺眼病、甲状腺相关性眼病）	第一批
肾病科	28	劳淋（再发性尿路感染）	第一批
肾病科	29	肾风（IgA 肾病）	第一批
肾病科	30	慢性肾衰（慢性肾功能衰竭）	第一批
肾病科	31	消渴病肾病（糖尿病肾病早中期）、消渴病肾病（糖尿病肾病晚期）	第一批
风湿病科	32	尪痹（类风湿性关节炎）	第一批
风湿病科	33	大偻（强直性脊柱炎）	第一批
风湿病科	34	骨痹（骨关节病）	第一批
风湿病科	35	痛风	第一批
风湿病科	36	燥痹（干燥综合征）	第一批
风湿病科	37	阴阳毒（系统性红斑狼疮）	第一批
外科	38	臁疮（下肢溃疡）	第一批
外科	39	乳痈（急性乳腺炎）	第一批
外科	40	脱疽病未溃期（肢体闭塞性动脉硬化）	第一批
外科	41	脱疽未溃期（糖尿病性足病－糖尿病肢体动脉闭塞症）	第一批
外科	42	股肿（下肢深静脉血栓形成）	第一批
外科	43	蝮蛇咬伤	第一批
外科	44	烧伤	第一批

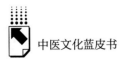

续表

科室	序号	病名	批次
皮肤科	45	湿疮(湿疹)	第一批
皮肤科	46	粉刺(寻常性痤疮)	第一批
皮肤科	47	蛇串疮(带状疱疹)	第一批
皮肤科	48	白疕(寻常型银屑病)	第一批
眼科	49	青盲(视神经萎缩)	第一批
眼科	50	视瞻昏渺(年龄相关性黄斑变性)	第一批
眼科	51	青风内障(原发性开角型青光眼)	第一批
眼科	52	消渴目病(糖尿病视网膜病变)	第一批
眼科	53	暴盲(视网膜静脉阻塞)	第一批
眼科	54	白涩症(干眼病)	第一批
眼科	55	瞳神紧小(虹膜睫状体炎)	第一批
耳鼻喉科	56	暴聋(突发性聋)	第一批
耳鼻喉科	57	鼻鼽(变态性鼻炎)	第一批
耳鼻喉科	58	慢喉喑(慢性喉炎)	第一批
耳鼻喉科	59	慢喉痹(慢性咽炎)	第一批
耳鼻喉科	60	耳鸣	第一批
脾胃科	61	胃痞病(功能性消化不良)	第一批
脾胃科	62	胃脘痛(慢性胃炎)	第一批
脾胃科	63	胃疡(消化性溃疡)	第一批
脾胃科	64	吐酸病(胃食管反流病)	第一批
脾胃科	65	泄泻病(腹泻型肠易激综合征)	第一批
脾胃科	66	久痢(溃疡性结肠炎)	第一批
脾胃科	67	鼓胀病(肝硬化腹水)	第一批
肛肠科	68	肛漏病(单纯性高位肛瘘)	第一批
肛肠科	69	痔(混合痔)	第一批
肛肠科	70	肛痈(肛管直肠周围脓肿)	第一批
肛肠科	71	脱肛病(直肠脱垂)	第一批
肛肠科	72	肛裂病(肛裂)	第一批
血液科	73	急性非淋巴(髓)细胞白血病	第一批
血液科	74	紫癜风(过敏性紫癜)	第一批
血液科	75	紫癜病(免疫性血小板减少性紫癜)	第一批
血液科	76	慢性髓劳(慢性再生障碍性贫血)	第一批
肝病科	77	非酒精性脂肪性肝炎	第一批
肝病科	78	慢性乙型肝炎	第一批
肝病科	79	积聚(肝硬化)	第一批

续表

科室	序号	病名	批次
传染病科	80	急性病毒性肝炎	第一批
传染病科	81	手足口病(普通型)	第一批
传染病科	82	时行感冒(甲型 H1N1 流感)	第一批
传染病科	83	流行性出血热(轻型)	第一批
儿科	84	小儿反复呼吸道感染	第一批
儿科	85	肺炎喘嗽(肺炎)	第一批
儿科	86	小儿泄泻(小儿腹泻病)	第一批
儿科	87	五迟、五软、五硬(脑性瘫痪)	第一批
儿科	88	小儿哮喘(支气管哮喘)急性 小儿哮喘(支气管哮喘)慢性	第一批
儿科	89	小儿紫癜(过敏性紫癜)	第一批
儿科	90	小儿肌性斜颈	第一批
妇科	91	盆腔炎	第一批
妇科	92	绝经前后诸证(更年期综合征)	第一批
妇科	93	痛经(子宫内膜异位症、子宫腺肌病)	第一批
妇科	94	胎动不安(早期先兆流产)	第一批
肿瘤科	95	肺癌	第一批
脑病科	96	目偏视(眼肌麻痹)	第二批
脑病科	97	痿病(多发性硬化)	第二批
脑病科	98	痿病(格林－巴利综合征)	第二批
脑病科	99	痫病(颞叶癫痫)	第二批
脑病科	100	脑积水(正常压力脑积水)	第二批
脑病科	101	颤病(帕金森病)	第二批
心血管科	102	卒心痛(冠心病血运重建后心绞痛)	第二批
心血管科	103	胸痹心痛病(慢性稳定性心绞痛)	第二批
心血管科	104	眩晕病(原发性高血压)	第二批
心血管科	105	血浊病(高脂血症)	第二批
心血管科	106	心衰病(慢性心力衰竭)	第二批
老年病科	107	尿频病(尿道综合征)	第二批
老年病科	108	老年汗病(自主神经功能紊乱)	第二批
急诊科	109	急性咳嗽病	第二批
急诊科	110	喘病(慢性阻塞性肺疾病急性发作)	第二批
神志病科	111	癫病(精神分裂症)	第二批
神志病科	112	郁病(强迫症)	第二批
肺病科	113	肺痿病(肺间质纤维化)	第二批
肺病科	114	自发性气胸	第二批
肺病科	115	鼾证(阻塞性睡眠呼吸暂停低通气综合征)	第二批

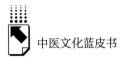

续表

科室	序号	病名	批次
肺病科	116	肺胀病(慢性阻塞性肺疾病稳定期)	第二批
肺病科	117	咳嗽(慢性咳嗽)	第二批
骨伤科	118	腰椎骨性关节炎	第二批
骨伤科	119	跟骨骨折	第二批
骨伤科	120	急性腰扭伤	第二批
骨伤科	121	孟氏骨折	第二批
骨伤科	122	肱骨外科颈骨折	第二批
骨伤科	123	胫腓骨骨折	第二批
骨伤科	124	第三腰椎横突综合征	第二批
骨伤科	125	踝关节扭伤	第二批
骨伤科	126	腰椎间盘突出症	第二批
骨伤科	127	退行性腰椎滑脱症	第二批
骨伤科	128	股骨颈骨折	第二批
骨伤科	129	髌骨软化症	第二批
骨伤科	130	股骨粗隆间骨折	第二批
针灸科	131	面痛病(三叉神经痛)	第二批
针灸科	132	中风后焦虑状态	第二批
针灸科	133	中风后痉挛性瘫痪	第二批
内分泌科	134	瘿痛(亚急性甲状腺炎)	第二批
内分泌科	135	脾瘅(糖尿病前期)	第二批
内分泌科	136	消渴肠病(糖尿病肠病)	第二批
内分泌科	137	消渴呆症(糖尿病认知功能障碍)	第二批
内分泌科	138	消渴淋症(糖尿病神经源性膀胱)	第二批
内分泌科	139	消渴汗症(糖尿病植物神经病变排汗异常)	第二批
肾病科	140	痛风肾病(尿酸性肾病)	第二批
肾病科	141	尿血病(隐匿型肾小球肾炎)	第二批
肾病科	142	肾风(局灶节段性肾小球硬化)	第二批
肾病科	143	肾劳(慢性间质性肾炎)	第二批
肾病科	144	紫癜肾(过敏性紫癜性肾炎)	第二批
风湿病科	145	热痹(成人 still 病)	第二批
风湿病科	146	周痹(复发性风湿症)	第二批
外科	147	脾心痛(急性胰腺炎重症Ⅰ型)	第二批
		脾心痛(急性胰腺炎轻型)	第二批
外科	148	蟹足肿病(增生性瘢痕或瘢痕疙瘩)	第二批
外科	149	肝胆管结石急性发作期	第二批
外科	150	精浊病(慢性前列腺炎)	第二批
皮肤科	151	顽湿聚结病(结节性痒疹)	第二批
皮肤科	152	日晒疮(多形性日光疹)	第二批

续表

科室	序号	病名	批次
皮肤科	153	四弯风病（特应性皮炎）	第二批
皮肤科	154	脚湿气病（足癣）	第二批
皮肤科	155	黧黑斑病（黄褐斑）	第二批
眼科	156	近视病（近视）	第二批
眼科	157	聚星障病（病毒性角膜炎）	第二批
眼科	158	高风雀目病（视网膜色素变性）	第二批
耳鼻喉科	159	慢乳蛾病（慢性扁桃体炎）	第二批
耳鼻喉科	160	梅核气病（咽异感症）	第二批
脾胃科	161	肠结病（不完全性肠梗阻）	第二批
脾胃科	162	胃脘痛（胃癌前病变）	第二批
脾胃科	163	便秘病（便秘型肠易激综合征）	第二批
脾胃科	164	大肠息肉（结肠息肉）	第二批
脾胃科	165	呕吐病（急性胃炎）	第二批
肛肠科	166	功能性肛门直肠痛	第二批
肛肠科	167	肛门湿疡病（肛门湿疹）	第二批
肛肠科	168	痔病（内痔）	第二批
肛肠科	169	便秘（便秘－结肠慢传输型）	第二批
血液科	170	髓毒劳（骨髓增生异常综合征）	第二批
肝病科	171	肝积病（慢性乙型肝炎肝纤维化）	第二批
肝病科	172	黄疸病（原发性胆汁性肝硬化）	第二批
肝病科	173	酒精性肝病	第二批
儿科	174	儿童抽动障碍	第二批
儿科	175	小儿便秘病（功能性便秘）	第二批
儿科	176	解颅病（小儿脑积水）	第二批
儿科	177	小儿急性咳嗽病（急性支气管炎）	第二批
儿科	178	儿童多动症（注意缺陷多动障碍）	第二批
儿科	179	小儿慢性咳嗽病	第二批
儿科	180	性早熟（中枢性性早熟）	第二批
儿科	181	胎黄病（黄疸）	第二批
儿科	182	小儿痫病（癫痫）	第二批
妇科	183	月经过少病	第二批
妇科	184	胎萎不长病（胎儿生长受限）	第二批
妇科	185	经期延长病（功能失调性子宫出血）	第二批
妇科	186	症瘕病（卵巢巧克力样囊肿）	第二批
妇科	187	滑胎病（习惯性流产）	第二批
妇科	188	不孕病（多囊卵巢综合征）	第二批
妇科	189	不孕病（输卵管炎性不孕）	第二批
妇科	190	异位妊娠病（输卵管妊娠）未破损期	第二批

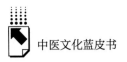

续表

科室	序号	病名	批次
肿瘤科	191	胃癌	第二批
肿瘤科	192	结直肠癌	第二批
肿瘤科	193	肝癌	第二批
肿瘤科	194	乳腺癌	第二批
肿瘤科	195	胰腺癌	第二批
肿瘤科	196	食管癌	第二批
康复科	197	中风后认知功能障碍	第二批
康复科	198	头部内伤病（颅脑损伤）	第二批
康复科	199	脊髓损伤（不完全性）	第二批
推拿科	200	胯骨错缝（骶髂关节综合征）	第二批
脑病科	201	出血性中风（脑出血）	第三批
脑病科	202	郁病（广泛性焦虑障碍）	第三批
脑病科	203	麻木（多发性神经炎）	第三批
脑病科	204	脑髓震荡（脑震荡）	第三批
心血管科	205	怔忡（心脏神经官能症）	第三批
心血管科	206	迟脉证（病态窦房结综合征）	第三批
心血管科	207	心痹（风湿性心脏病）	第三批
心血管科	208	心脏病（扩张型心肌病）	第三批
心血管科	209	促脉证（阵发性心房颤动）	第三批
心血管科	210	结脉证（房室传导阻滞）	第三批
心血管科	211	肺心病（慢性肺源性心脏病）	第三批
心血管科	212	动脉粥样硬化	第三批
老年病科	213	健忘（轻度认知损害）	第三批
老年病科	214	老年便秘（老年功能性便秘）	第三批
老年病科	215	老年颤证（老年特发性震颤）	第三批
老年病科	216	呆病（阿尔茨海默病）	第三批
老年病科	217	老年郁证（老年期抑郁）	第三批
急诊科	218	泄泻（急性肠炎）	第三批
急诊科	219	高热（脓毒症高热）	第三批
急诊科	220	血脱（上消化道出血）	第三批
急诊科	221	急乳蛾（急性扁桃体炎）	第三批
神志病科	222	狂病（轻躁狂）	第三批
神志病科	223	多寐病（发作性睡眠病）	第三批
神志病科	224	惊悸（惊恐障碍）	第三批
骨伤科	225	肱骨髁上骨折	第三批
骨伤科	226	网球肘（肱骨外上髁炎）	第三批

续表

科室	序号	病名	批次
骨伤科	227	肩锁关节脱位	第三批
骨伤科	228	筋结(屈指肌腱腱鞘炎)	第三批
骨伤科	229	膝关节内侧副韧带损伤	第三批
骨伤科	230	跟痛症(足跟痛)	第三批
骨伤科	231	颞下颌骨关节病	第三批
骨伤科	232	外伤性髋关节后脱位	第三批
骨伤科	233	腰背肌筋膜炎	第三批
骨伤科	234	梨状肌综合征	第三批
骨伤科	235	肋骨骨折	第三批
骨伤科	236	膝关节创伤性滑膜炎	第三批
针灸科	237	肘劳(肱骨外上髁炎)	第三批
内分泌科	238	消渴胃痞(糖尿病性胃轻瘫)	第三批
肾病科	239	慢肾风(慢性肾小球肾炎)	第三批
风湿病科	240	肌痹(多发性肌炎/皮肌炎)	第三批
风湿病科	241	狐惑病(白塞病)	第三批
风湿病科	242	皮痹(系统性硬化症)	第三批
风湿病科	243	产后痹	第三批
外科	244	乳癖(乳腺增生病)	第三批
外科	245	疖病(多发性疖肿)	第三批
外科	246	丹毒	第三批
外科	247	阳痿(勃起功能障碍)	第三批
外科	248	男性不育症(少、弱精症)	第三批
皮肤科	249	瘾疹(慢性荨麻疹)	第三批
皮肤科	250	风热疮(玫瑰糠疹)	第三批
皮肤科	251	扁瘊(扁平疣)	第三批
皮肤科	252	油风(斑秃)	第三批
皮肤科	253	面游风(脂溢性皮炎)	第三批
皮肤科	254	跖疣	第三批
眼科	255	视瞻昏渺(高度近视单纯型黄斑出血)	第三批
眼科	256	目痒病(变应性结膜炎)	第三批
眼科	257	肝劳(视疲劳)	第三批
眼科	258	睑弦赤烂(睑缘炎)	第三批
眼科	259	弱视病	第三批
眼科	260	视直如曲(中心性渗出性脉络膜视网膜病变)	第三批
眼科	261	火疳(浅层巩膜炎)	第三批
眼科	262	风赤疮痍(眼睑湿疹)	第三批
眼科	263	视瞻昏渺(中心性浆液性脉络膜视网膜病变)	第三批
眼科	264	目系暴盲(非动脉炎性前部缺血性视神经病变)	第三批

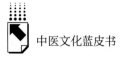

续表

科室	序号	病名	批次
耳鼻喉科	265	鼻窒(慢性鼻炎)	第三批
耳鼻喉科	266	急喉痹(急性咽炎)	第三批
耳鼻喉科	267	耳胀(分泌性中耳炎)	第三批
耳鼻喉科	268	鼻渊(慢性鼻-鼻窦炎)	第三批
脾胃科	269	胆胀(慢性胆囊炎)	第三批
脾胃科	270	胃缓(胃下垂)	第三批
脾胃科	271	口疮(复发性口腔溃疡)	第三批
脾胃科	272	食管裂孔疝	第三批
脾胃科	273	呃逆病(呃逆)	第三批
脾胃科	274	腹痛病(功能性腹痛)	第三批
脾胃科	275	嗳气病(吞气症、非特异性过度嗳气)	第三批
脾胃科	276	厌食(神经性厌食症)	第三批
脾胃科	277	梅核气(癔球症)	第三批
肛肠科	278	肠澼(放射性直肠炎)	第三批
肛肠科	279	外痔	第三批
血液科	280	萎黄(缺铁性贫血)	第三批
血液科	281	白细胞减少症	第三批
肝病科	282	自身免疫性肝炎	第三批
肝病科	283	药物性肝损害	第三批
传染病科	284	麻疹(典型)	第三批
传染病科	285	肺痨病(耐多药肺结核)	第三批
儿科	286	小儿厌食病(厌食症)	第三批
儿科	287	小儿汗病	第三批
儿科	288	痄腮(流行性腮腺炎)	第三批
妇科	289	月经过多病(无排卵性功能失调性子宫出血)	第三批
妇科	290	卵巢早衰	第三批
妇科	291	月经后期(卵巢储备功能下降)	第三批
肿瘤科	292	前列腺癌	第三批
康复科	293	中风后言语功能障碍	第三批
康复科	294	中风后手功能障碍	第三批
康复科	295	手损伤(手外伤)后功能障碍	第三批
康复科	296	膝关节半月板损伤	第三批
康复科	297	中风后肩痛(肩手综合征)	第三批
康复科	298	膝关节僵硬	第三批
康复科	299	中风后吞咽功能障碍	第三批
康复科	300	孤独症	第三批
康复科	301	腰肌劳损	第三批
推拿科	302	胸椎错缝(胸椎后关节紊乱)	第三批
推拿科	303	落枕病(颈部肌肉扭伤)	第三批
推拿科	304	慢性疲劳综合征	第三批

续表

科室	序号	病名	批次
肝病科	305	瘟黄（慢加亚急性肝衰竭）	第四批
肝病科	306	肝厥（肝性脑病）	第四批
肝病科	307	肝胆管结石（静止期）	第四批
脾胃科	308	腹胀病（功能性腹胀）	第四批
传染病科	309	水痘	第四批
传染病科	310	风温肺热病［病毒性肺炎（轻症）］	第四批
传染病科	311	布鲁氏菌病（慢性期）	第四批

表2　2018年11月30日发布了第一批56个疾病

1. 风温肺热病（重症肺炎）
2. 登革热
3. 颤病（帕金森叠加综合征）
4. 亨特综合征
5. 咳嗽病（急性气管一支气管炎）
6. 痿病（视神经脊髓炎）
7. 支气管扩张症
8. 风温肺热病（医院获得性肺炎）
9. 儿童病毒性心肌炎
10. 儿童紫癜性肾炎
11. 肺炎喘嗽（毛细支气管炎）
12. 小儿腹痛（小儿肠系膜淋巴结炎）
13. 小儿急乳蛾（小儿急性扁桃体炎）
14. 传染性单核细胞增多症——无严重并发症
15. 肺炎喘嗽（支原体肺炎）
16. 急性肾小球肾炎
17. 尿频（神经性尿频）
18. 水肿病（小儿原发性肾病综合征）
19. 恶阻病（妊娠剧吐）
20. 盆腔淤血综合征
21. 狼疮性肾炎
22. 纤维肌痛症
23. 病毒性脑炎急性期中医临床路径
24. 呆病（典型阿尔茨海默病）
25. 痿病（慢性炎症性脱髓鞘性多发神经根神经病）
26. 痿病（进行性肌营养不良）
27. 痿病（运动神经元病）
28. 痿病（重症肌无力）
29. 喉痈（咽喉部脓肿）
30. 不育症（精索静脉曲张）
31. 血精（精囊炎）
32. 子痈（急慢性睾丸附睾炎）
33. 精癃（良性前列腺增生症）
34. 石淋（尿石症）
35. 黄水疮（脓疱疮）
36. 慢性光化性皮炎
37. 葡萄疫（变应性皮肤血管炎）
38. 红皮病型银屑病
39. 脓疱型银屑病
40. 前列腺癌（前列腺恶性肿瘤）围手术期
41. 胁痛（胆囊结石）
42. 乳岩（乳腺癌巩固期）
43. 粉刺性乳痈（浆细胞性乳炎）
44. 难治性幽门螺杆菌相关性胃病
45. 风牵偏视（眼外肌麻痹）
46. 视网膜分支动脉阻塞
47. 视瞻昏渺病（年龄相关性黄斑变性——浆液性PED期）
48. 血灌瞳神（玻璃体积血）
49. 脏躁（解题转换障碍）
50. 惊病（急性应激反应）
51. 酒厥（酒精中毒所致精神障碍和行为障碍）
52. 糖尿病脂代谢异常
53. 消渴病脉痹（糖尿病周围血管病）
54. 脱疽（糖尿病足破溃期）
55. 血栓性静脉炎
56. 热淋病（急性肾盂肾炎）

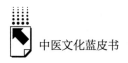

表3 2018 年 12 月 26 日发布了第二批 39 个疾病

1. 耳眩晕(梅尼埃病)	21. 鼓胀(酒精性肝硬化腹水)
2. 卵巢癌	22. 鼓胀(乙肝肝硬化腹水)
3. 乳岩(乳腺癌)围手术期	23. 黄疸(戊型病毒性肝炎,重度)
4. 肉芽肿性乳痈(肉芽肿性小叶性乳腺炎)	24. 黄疸(淤胆型肝炎)
5. 天疱疮(天疱疮)	25. 黄疸(原发性硬化性胆管炎)
6. 手足口病(重型)	26. 乙型肝炎病毒相关性肾炎
7. 颤病小便失调(帕金森病膀胱功能障碍)	27. 水肿病(成人微小病变肾病)
8. 眩晕(后循环缺血)	28. 水肿病(特发性膜性肾病)
9. 恶性淋巴瘤	29. 米痛(颈源性头痛)
10. 化疗后白细胞减少症	30. 伤筋病(腕管综合征)
11. 化疗后血小板减少症	31. 伤筋病(踝管综合征)
12. 急性淋巴细胞白血病	32. 臀肌挛缩症
13. 急性早幼粒细胞白血病(低中危组)	33. 青少年特发性脊柱侧症
14. 巨幼细胞贫血	34. 腰痹病(退变性腰椎管狭窄症)
15. 老年急性髓系白血病(非 APL)	35. 腰痛(腰椎滑脱症)
16. 原发性血小板增多症	36. 鹳口疽(骶尾部藏毛窦)
17. 真性红细胞增多症	37. 悬珠痔(肛乳头肥大)
18. 肿瘤相关性贫血	38. 脏毒(肛隐窝炎)
19. 肝瘟(慢性肝衰竭)	39. 足底病(跖骨痛)
20. 肝瘟(乙肝相关肝衰竭前期)	

表4 406 个优势病种分科统计（部分）

分科	数量	分科	数量
骨伤科	33	肛肠科	11
脾胃科	22	肾病科	10
儿科	20	内分泌科	10
眼科	20	传染病科	9
脑病科	17	肿瘤科	8
外科	17	肺病科	8
妇科	15	血液科	7
心血管科	15	神志病科	7
皮肤科	15	急诊科	7
风湿病科	12	老年病科	7
康复科	12	针灸科	6
肝病科	11	推拿科	4
耳鼻喉科	11		

2018 年 3 月国家中医药管理局联合国家卫生计生委、中央军委后勤保障部卫生局，确定了以下 58 个项目为重大疑难疾病中西医临床协作试点项目（见表 5）。这些病种也可视为中医具有诊疗优势的病种，或具有极大研究价值和极有可能发展成为优势范围的病种。以下共涉及 30 个病种。

1. 脑梗死
2. 小儿脑瘫
3. 急性心肌梗死
4. 冠脉血运重建后心绞痛
5. 慢性心力衰竭
6. 难治性高血压
7. 糖尿病及并发症
8. 慢性阻塞性肺疾病
9. 肺纤维化
10. 肺癌
11. 难治性感染（肺痿）
12. 肝纤维化
13. 肝癌
14. 慢性（慢加急性）肝衰竭
15. 溃疡性结肠炎（久痢）
16. 胃癌
17. 慢性肾功能衰竭
18. 不孕不育与辅助生殖技术
19. 帕金森病
20. 再生障碍性贫血
21. 系统性红斑狼疮
22. 儿童急性白血病
23. 瘿气（Graves 病，甲状腺功能亢进症）
24. 重度抑郁症

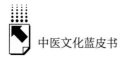

25. 视神经萎缩

26. 重症急性胰腺炎

27. 骨关节退行性病变

28. 肘关节退变性/骨关节炎伴尺神经卡压综合征

29. 脊髓型颈椎病

30. 类风湿关节炎

表5　58个重大疑难疾病中西医临床协作试点项目及其承担单位

省份	病名	牵头单位	协作单位
北京	糖尿病及并发症	首都医科大学 附属北京世纪坛医院	北京大学人民医院
	肝癌	首都医科大学 附属北京佑安医院	首都医科大学 附属北京中医医院
	肺纤维化 （肺痿）	首都医科大学附属朝阳医院	北京中医药大学东方医院
	难治性感染	首都医科大学 附属北京中医医院	首都医科大学 附属北京友谊医院
	慢性（慢加急性） 肝衰竭	首都医科大学 附属北京地坛医院	首都医科大学 附属北京中医医院
	骨关节退行性 病变	北京中医药大学第三附属医院	北京大学人民医院
	冠脉血运重建后 心绞痛	中国中医科学院西苑医院	中国医学科学院阜外医院
	溃疡性结肠炎（久痢）	中国中医科学院望京医院	北京大学第一医院 北京中医药大学东直门医院
	胃癌前病变	中国中医科学院西苑医院	首都医科大学 附属北京友谊医院
	脑梗死	北京中医药大学东直门医院 首都医科大学附属北京天坛医院	北京中医药大学东方医院 陕西中医药大学附属医院
天津	慢性阻塞性 肺疾病	天津中医药大学第二附属医院	天津医科大学总医院
	慢性心力衰竭	天津中医药大学第一附属医院	中国医学科学院阜外医院
河北	肘关节退变性 骨关节炎伴尺神经卡 压综合征	河北省沧州中西医结合医院	河北医科大学第三医院

续表

省份	病名	牵头单位	协作单位
河北	急性心肌梗死	河北以岭医院	中国医学科学院阜外医院
	溃疡性结肠炎	河北省中医院	河北医科大学第二医院
内蒙古	脑梗死	内蒙古自治区国际蒙医医院	内蒙古自治区人民医院
辽宁	胃癌	中国医科大学附属第一医院	辽宁中医药大学附属医院
	冠脉血运重建后心绞痛	辽宁中医药大学附属医院	辽宁省人民医院
吉林	脑梗死	长春中医药大学附属医院	吉林大学中日联谊医院
黑龙江	中西医结合不孕不育与辅助生殖技术	黑龙江中医药大学附属第一医院	哈尔滨医科大学附属第一医院
	帕金森病	黑龙江省中医医院	哈尔滨医科大学附属第二医院
上海	再生障碍性贫血	上海交通大学医学院附属瑞金医院	上海中医药大学附属岳阳中西医结合医院 上海中医药大学附属市中医医院 上海交通大学医学院附属瑞金医院北院
	儿童急性白血病	上海交通大学医学院附属上海儿童医学中心	上海中医药大学附属龙华医院
	糖尿病肾脏疾病	上海市第六人民医院	上海中医药大学附属龙华医院
	肝纤维化	上海中医药大学附属曙光医院	上海交通大学医学院附属瑞金医院
	骨关节退行性病变	上海中医药大学附属岳阳中西医结合医院	上海长海医院
	脊髓型颈椎病	上海中医药大学附属龙华医院	上海长征医院
上海	慢性充血性心力衰竭	同济大学附属东方医院	上海中医药大学附属曙光医院 上海市中医医院
江苏	胃癌	江苏省中医院	南京大学医学院附属鼓楼医院
	瘿气（Graves 病，甲状腺机能亢进症）	江苏省中医药研究院	中国医科大学附属第一医院
	慢性肾功能衰竭	江苏省中医院	东南大学附属中大医院
浙江	胃癌	浙江中医药大学附属第一医院	浙江大学医学院附属第二医院
	重度抑郁症	浙江省立同德医院	浙江大学医学院附属邵逸夫医院
	系统性红斑狼疮	浙江中医药大学附属第二医院	中国医学科学院北京协和医院

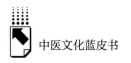

续表

省份	病名	牵头单位	协作单位
江西	冠脉血运重建后心绞痛	江西中医药大学附属医院	江西省人民医院
山东	难治性高血压	山东中医药大学附属医院	上海交通大学医学院附属瑞金医院
	视神经萎缩	山东中医药大学第二附属医院	山东省立医院
河南	慢性阻塞性肺疾病	河南中医学院第一附属医院	河南省人民医院
湖北	脑梗死	湖北省中西医结合医院	华中科技大学同济医学院附属协和医院
湖南	原发性肝癌	湖南省中医药研究院附属医院	湖南省肿瘤医院
	慢性充血性心力衰竭	湖南中医药大学第一附属医院	中南大学湘雅医院
	小儿脑瘫	湖南中医药大学第一附属医院	湖南省儿童医院
广东	肺癌	广州中医药大学第一附属医院	中山大学附属肿瘤医院
	退行性骨关节病	暨南大学附属第一医院	广州中医药大学附属骨伤科医院
	冠脉血运重建后心绞痛	广东省中医院	中国医学科学院阜外医院
	慢性肾衰病	广东省中医院	中国人民解放军总医院南方医科大学珠江医院
广西	原发性肝癌	广西中医药大学附属瑞康医院	广西医科大学附属肿瘤医院广西医科大学第一附属医院广西壮族自治区人民医院
	脑梗死	广西中医药大学第一附属医院	广西医科大学第一附属医院
四川	糖尿病及并发症	成都中医药大学附属医院	四川大学华西医院
	重症急性胰腺炎	四川大学华西医院	绵阳市中医医院乐山市中医医院攀枝花市中西医结合医院
重庆	肝纤维化	重庆市中医院	重庆医科大学附属第二医院
贵州	脑梗死	贵阳中医学院第一附属医院	贵州医科大学附属医院
云南	类风湿关节炎	云南省中医医院	中国医学科学院北京协和医院

省份	病名	牵头单位	协作单位
陕西	不孕不育	陕西中医药大学附属医院	西北妇女儿童医院
	慢性肾功能衰竭	陕西省中医医院	西安交通大学第一附属医院 西安交通大学第二附属医院
	脑梗死	陕西省中医医院	中国人民解放军第四军医大学第一附属医院 陕西中医药大学附属西安脑病医院
甘肃	难治性高血压	甘肃中医药大学附属医院	兰州大学第一医院
新疆	慢性阻塞性肺疾病	新疆维吾尔自治区中医医院	首都医科大学附属北京朝阳医院 新疆维吾尔自治区维吾尔医院 新疆维吾尔自治区胸科医院

以上有关专家提出的优势病种和国家中医药管理局公布的重点病种，在一定程度上回答了"中医到底能治哪些病"这个问题。这不仅有助于中医摸清家底，集中优势资源，重点突破临床诊疗难点，不断提高临床疗效，逐渐扩大临床优势的范围，不断增强在医疗市场上的竞争力，同时也有助于广大患者在就医选择时做出正确的决策。

以下是世界卫生组织推荐的针灸适应病症。1979年6月，联合国世界卫生组织（WHO）提出了43种推荐针灸治疗的适应病症，并在其主办的《世界卫生》杂志上向全世界推广。具体如下。

1. 急性鼻窦炎（Acute sinusitis）

2. 急性鼻炎（Acute rhinitis）

3. 感冒（Common cold）

4. 急性扁桃体炎（Acute tonsillitis）

5. 急性气管炎（Acute bronchitis）

6. 支气管气喘（Bronchial asthma）

7. 急性结膜炎（Acute conjunctivitis）

8. 中心性视网膜炎（Central retinitis）

9. 近视（儿童）［Myopia（in children）］

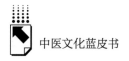

10. 单纯性白内障［Cataract（without complications）］

11. 牙痛（Toothache）

12. 拔牙后疼痛（Post extraction pain）

13. 牙龈炎（Gingivitis）

14. 急慢性咽炎（Acute and chronic laryngitis）

15. 食道、贲门痉挛（Spasms of esophagus and cardia）

16. 呃逆（Hiccough）

17. 胃下垂（Gastroptosis）

18. 急、慢性胃炎（Acute and chronic gastritis）

19. 胃酸增多症（Gastric hyperacidity）

20. 急慢性十二指肠溃疡（疼缓解）（Acute and chronic duodenal ulcer）

21. 单纯性急性十二指肠溃疡（Acute and chronic duodenal ulcer）

22. 急慢性结肠炎（Acute and chronic colitis）

23. 急性菌痢（Acute bacillary dysentery）

24. 便秘（Constipation）

25. 腹泻（Diarrhea）

26. 肠麻痹（Paralytic ileus）

27. 头痛（Headache）

28. 偏头痛（Migraine）

29. 三叉神经痛（Trigeminal neuralgia）

30. 面神经麻痹（早期如 3～6 个月内）［Facial palsy（within 3 to 6 months）］

31. 中风后的轻度瘫痪（Paresis following a stroke）

32. 周围性神经疾患（Peripheral neuropathy）

33. 小儿脊髓灰质炎后遗症（早期如在 6 个月内）［Sequelae of poliomyelitis（within 6 months）］

34. 美尼尔综合征（Meniere's disease）

35. 神经性膀胱功能失调（Neurogenic bladder dyslocation）

36. 遗尿（Nocturnal enuresis）

37. 肋间神经痛（Intercostal neuralgia）

38. 颈臂综合征（Cervicobrachial syndrome）

39. 肩凝症（Frozen shoulder）

40. 网球肘（Tennis elbow）

41. 坐骨神经痛（Sciatica）

42. 腰痛（Low back pain）

43. 关节炎（Osteoarthritis）

对此，也有专家反对根据西医病种提出中医治疗的所谓优势病种，而强调应当以中医的"证"为核心来讨论临床应用和疗效，否则就会被西医牵着鼻子走，将自己置于被动地位。

三 中医药优势全球推广的战略思路

2019 年世界卫生组织开始全力推介中医药进入世界主流医学体系。在此新形势下，我们还必须清楚地认识到，未来中医能否真正成为世界主流医学体系的重要一员，还必须看多数国家在认识上能否正确认识和评价西医的局限，同时能否正确认识和评价中医的医疗价值，这是一个非常重要的前提。各个国家能否按世界卫生组织的要求，将中医药纳入本国医疗卫生管理、服务和保险体系之中，以及是否能建立健全有关中医行使医疗服务的法律法规和管理制度。目前中医已在 183 个国家中应用，除少数国家真正从官方认可中医以外，多数国家和地区只是同意或默认中医诊所的存在而已，尚未将中医纳入整个社会的医疗保障体系之中。由此看来，中医药要实现进入世界主流医学体系的过程必定还是十分漫长的。即使如此，我们不能因为中医药已被纳入《国际疾病分类第11 次修订本》而有所松懈，更不能因为这个过程可能还很漫长就没有紧迫感，摆在中医药面前的紧要任务是必须尽快制定中医药全球化的发展战略，集中中医药优势资源，主动积极地推动中医药科学文化的全球传

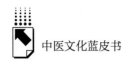

播和中医药医疗服务在全球的应用。为此提出以下促进中医药优势资源全球化发展的战略思路。

（一）推动中医药文化价值观的国际认同

进入 21 世纪以后，随着我国国力的日益增强，中国文化在世界上的影响越来越大。中国文化所主张的以人为本、敬畏自然、平衡和谐等理念，具有普世价值，必将逐渐为世界所普遍认同，成为促进世界可持续发展的重要思想基础。中国文化的这些理念和主张，深刻地影响了中医药科学文化的形成和发展。在国家大力增强话语体系建设和推动"一带一路"的新形势下，中医药应借此东风，让世界上更多人能够认同和理解中医药文化。

1. 中医药的核心价值观

中医药文化所遵从的核心价值观是"天人合一"整体观，这也是中国传统文化中最核心的世界观和价值观。这一观念认为，人在大自然中是非常渺小的生物个体，人生存在大自然中，就必然会受到大自然的影响。因此，只有适应大自然的变化，与大自然融为一体，和谐相处，才能保持健康。人与大自然的关系不是对立的主客体关系，而是相互联系、相互协调和相互包容的一体化关系，人在大自然之中生存，因此人必须努力适应大自然和敬畏大自然，才能在大自然中拥有更舒适的生存环境。个体是整体世界的有机组成部分，然而整体并非是个体的简单叠加或拼装。对整体的认知不能靠割裂个体来实现，而对任何个体的认知都必须将其放在整体中去认识，特别要注意个体与其存在的外环境和关系。在"天人合一"观念的影响下还形成了"物我一体"的认知，这导致以自我反思、自我体悟为中心的思维方式，因而并不在意从物质角度去认识和把握客体。英国《自然》杂志主编坎贝尔对中国古代科学从宏观、整体、系统角度认知世界的方式，值得进一步研究和学习，并认为其代表是中医研究方法。

在"天人合一"观念影响下，中医学认为人的生命活动与天地自然宇宙之间有着非常密切而不可分割的关系，也具有共同的构成基础，即都是由气所组成。人与天在本质上都是气，大自然中充满了气，人的生命活动是由气的运动所表现出来的，所以，天与人可以在气的层面上相通和相融，一切人事均可效法大自然，即老子所说："人法地，地法天，天法道，道法自然"。而且也都是按照阴阳消长、五行生克的关系运行。《黄帝内经·素问》特别强调："人与天地相参。"也就是说人与自然相通相应，无论春夏秋冬、昼夜、不同的地域环境变化，都会对人体的健康和疾病产生不同程度的影响。《黄帝内经·灵枢》认为："智者之养生也，必顺四时而适寒暑，和喜怒而安居处，节阴阳调刚柔，如是僻邪不至，长生久视。"《黄帝内经·素问》也说："圣人之治病也，必知天地阴阳，四时经纪。"就是说，无论养生还是治病，只要能够顺应四季气候等自然环境的变化，人体生理功能就能正常协调地运行，治疗也能取得更好的疗效。

2. 中医药全球化的人文与政策环境

目前学术界一般认同文化的多元化，却认为科学只能一元化，也就是说科学多元化尚未被学术界广泛接受。科学一元化是以物质为认知和评价中心的西式科学为标准，这也是中医药难以被现代人和西方接受的文化背景因素。中医药文化价值被全球认同的前提是世界上必须具有更加灵活和包容的人文环境，也就是说必须更新对科学本身的认识的观念，也就是如何定义科学、如何区分科学与非科学、科学到底能否多元化。

事实上，不同的国家和地域存在着不同的文化传统，不同文化传统影响下形成的认知方式也是多种多样的。东西方不同文化背景下对世界有着不同的认知，所获得的经验和常识，在上升成为知识、学说和理论之后，其表达形式、术语和构成都不可能一样，这就决定了东西方知识体系或东西方科学文化知识体系不可能一样，也不可能用统一的标准予以评价。目前已有越来越多的人认识到，科学的认知形式、知识形态、评价标准和学术模式具有多种形式，一元化的科学认知和科技管理模式已不适用于丰富的科学实践活动。即使在西方现代科技体系中也难以用一种方式解决所有问题，英国已故著名科学家霍金承认："不太可能建立一个单一的能协调和完善的描述宇宙的理论。"因此，在世界多极点、文化多元化发展的今天，应当充分认识到科学也有多元性，并非只有西方现代自然科学的一种认识方法、表述形式和

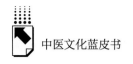

评价标准。

世界上除了最具影响力的西方科学文化体系以外，还有一个独具影响力的东方科学文化体系，它们有着不同的表述形式、认知思维模式、评价方法和学术标准，因此必然形成两大科学文化知识体系。中医学是一门不同于西方现代科学的知识体系，它是东方科学文化知识体系的代表。对此，中国科学院院士、中国科学技术大学原校长朱清时曾明确指出："人类自古以来就有还原论和整体观这两类认识方法。这两类方法既使用推理，又使用归纳，只是前者较多使用推理，后者更多使用归纳。它们都以实践为检验理论的标准，它们的理论都经过了大量实践的检验，因此它们都是科学……毛嘉陵认为中医是科学，虽然当前流行的狭义的'科学'还不接受它。中医揭示了人体和疾病一些整体层次的规律，虽然理论还停留在古朴的状态，但是这些经验是人类几千年文明反复实践证明了的，是真理、是科学。"中国社会科学院刘长林研究员认为："现在国内外一些学者也已在打破'科学一元论'的束缚，而转向'科学多元论'。但是迄今，许多人的头脑仍然被科学一元论捆绑得死死的，认为科学只能有一种模式，只能沿着一条认识路线进行。这种狭隘的观念，使他们中的一些人面对东方传统科学所揭示的大量他们不能理解的事实，感到莫名其妙，于是采取硬不承认的态度，甚至抡起'伪科学'、'赝科学'的大棒乱打一通。"

瑞士分析心理学家荣格在《金华养生密旨与分析心理学》中说："几年以前，当时的不列颠人类学会的会长问我，为什么像中国这样一个如此聪慧的民族却没有能发展出科学。我说，这肯定是一个错觉。因为中国的确有一种'科学'……只不过这种科学的原理就如许许多多的中国其他东西一样，与我们的科学原理完全不同。"这种看法有以下两层意思：（1）认可了科学有多种形态，而并非只有西方科学一种；（2）他所说的"与我们的科学原理完全不同"，实际上是承认了中国的科学在认知方式和知识形态方面与西方科学的差异性。

现代科技领域以还原论、微观认知为主流，现代医学即是受此影响形成的，中医药则是宏观整体认知方式，中医和西医分别代表着人类两大认知路径之一。中医药在最近一百多年来受到多种因素的影响而发展缓慢，但却仍然是认知人体健康和疾病的重要的、有价值的认知方式。因此，不能轻率地抛弃和否定。只有在广泛认同东西方文化差异而致科学多元化的现实情况下，具备了更加开放、更加包容和更加理性的人文环境下，才可能有利于中医药核心价值观在西方和全球的传播。

我国作为中医药的发源地，必须要为发展中医提供务实的符合中医发展规律的政策和法律法规，制定出一套行之有效的甚至可以被其他国家"复制"的管理办法。否则，在当今法制社会中，我们拿什么去让别的国家"依法"推广中医。

（二）促进各国建立健全传统医药政策法规管理制度

长期以来党和政府高度重视和大力支持中医药的发展，相继颁布和实施了《关于扶持和促进中医药事业发展的若干意见》、《中华人民共和国中医药条例》、《中华人民共和国中医药法》等一系列政策法规，"发展传统医药"正式列入《中华人民共和国宪法》。在我国《"健康中国2030"规划纲要》中还提出了一系列振兴中医药事业、充分发挥中医药独特优势、不断提高中医药服务能力的任务和举措，要实施中医临床优势培育工程，不断提高诊治重大疑难病、危急重症的临床疗效。特别是在《中医药发展战略规划纲要（2016～2030年)》中已将发展中医药事业提升为国家战略。

即使如此，我国的中医药法规仍然还有很多方面有待完善。例如，在相关法规中对中医药的定义、科学性、学科地位的认识以及纯中医诊疗所致医疗纠纷与医疗事故的处理办法等问题，并未清晰阐述或明确界定，有的甚至尚未提及。特别是中医医疗纠纷与医疗事故处理办法，亟待制定专门的法规，否则采用纯中医诊疗一旦发生医疗纠纷和医疗事故，中医的法律辩护依据必然缺失。

我国中医药法规制度的建立健全，不仅有利于尚未建立传统医药相关法规的国家参考借鉴，而且也有利于各国对世界卫生组织《国际疾病分类》相关规定的落实和执行，从而促进传统医药在各国的发展。

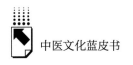

（三）创新中医药学术知识体系

中医的认知方式决定了中医的学科性质和发展状态。中医药以中华传统文化"天人合一"整体观为医学思想基础，以"象思维"为最主要的认知思维方式，以"辨证论治"为临床操作流程，以"自然和谐，以平为期"为治疗目的，以"以人为本、大医精诚"为核心价值，具有普适性价值。然而，由于中医采取的是从整体认知世界，这既是中医药的特色和优势，也有其局限和不足。

1. 中医学术研究需要变革"科研方法"

中医药虽然拥有一套由精气学说、阴阳学说、五行学说、藏象学说、经络学说以及气血津液、病因病机、治则、方药等组成的学术体系，而且历代都有不同程度的学术发展，也有不少临床经验的总结，却难以进行创新性突破，加之古今语言环境和用语表达习惯的改变，因此，长期以来中医学术发展的主线是围绕着中医经典进行校订、注释、疏证、分类、重编、发挥等文献整理。这种方式至多就是帮助后来者，回到古代的特定语境中理解原文的意思和所谓深邃的含义。令人失望的是，中医学术研究虽然以考究文字为主要的研究方式，但却并未关注学术术语的一致性表达和进行必要的概念优化，更多地采取思辨性的推理，而缺乏清晰且精确的思维过程，这必然使自身长期处于模糊混沌之中而难以自拔。

2. 中医药必须讲"现代话"

在漫长的上千年发展历史中，中医药文化主要靠人际传播，以口碑方式相互告之。当人类进入 21 世纪信息时代后，中医药文化传播必须与时俱进。

为了促进中医药的全球化发展，中医药学术的表达不仅必须建立具有共识性的认识和准确的概念，而且必须讲"现代话"，这已成为不可回避的必须面对的现实。此所谓的"现代话"就是要促使中医的术语概念规范化、阐释说理清晰化、观点结论数据化。也就是说，未来的中医术语必须进行整理归纳为一词单义、一词准义、一词实义；要将中医整体认知的属性、位置、关系的表达进行一定程度的数据化和量化，使中医的说理形式从揣测推论变为以数据为中心的客观分析，这样才能更加便于交流、表达和理解。因此，应当大胆探索利用大数据、复杂性科学、量子物理学、基因学、互联网等现代科技手段，从象信息角度进行研究，更精确地发现象信息与微观实体变化的对应关系，深入地阐释这种对应关系的变化机理。并以此进一步突出中医科学知识体系的科学特征，从而避免将中医误解为是一种文化、一种古代哲学，影响和干扰中医药的科学属性与知识体系的价值。

3. 中医药必须建立客观的"临床评价标准"

前些年，中医药界曾经主张"有疗效就是硬道理"，这是中医药存在的基本理由和价值所在，中医药在现代社会中的诉求主要来自口碑。然而，在现代大数据信息时代要在学术领域赢得认同和获得学术地位，就不能仅仅满足于患者的口碑，还必须有充分的、真实的数据来证明其疗效所具有的有效性。

中医治病可以不管其原理是什么，但如果是按西医病名诊断进行治疗的，其疗效则免不了要接受学术界公认的西医临床诊断治愈标准的评价。即使按中医的证进行辨证施治，仍然避免不了量化、数据和标准等要素的评判，而这恰恰又是中医的短板。很多时候中医甚至还特意解释中医的很多认识是不能量化的，或是没必要进行量化的，这些正是中医不应继续固守的。美国管理学家哈伯德在《数据化决策》书中指出："任何事物都可量化……不仅每一个被认为不可量化的事物都有量化手段，而且最难量化的无形之物也往往可以用令人吃惊的简单方法量化。"① 这对中医学术研究无疑是一个很大的启示，激励着中医学术勇于进行量化和数据化的探索。在历代中医学家的研究中并没有明确拒绝或反对量化，在《黄帝内经》中对人体生理病理的表述就有不少是量化的，只是历史的局限使得这些量化很粗略。此外，中医在处方用药上还十分重视计量的准确掌握。

针对西医病名诊断的中医治疗和中医证型的辨证施治，建立一套具有量化性的、数据化的、定性与定量相结合的权威评价标准，这是中医医疗服务进入世界主流医学体系必不可少的学术基础。

---

① 哈伯德著《数据化决策》，中国出版集团，2013。

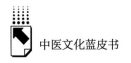
中医文化蓝皮书

（四）消除各国民众刚接触中医医疗时的疑问

首先要让世界上更多的民众知道世界上并非只有一种医疗方式，除了西医这种医疗方式以外，还有中医可以为他们提供健康服务。要从知晓中医到认可中医，再到自愿接受中医治疗。特别是患病后能够首先想到寻求中医治疗。当然，这是一个漫长的过程。即使是在当下的中国，不少人患病后也未能首先想到找中医诊疗。据2015年"中医文化蓝皮书"对北京市民养生保健与选择中医就诊的调查显示，仅有29%的人经常选择中医就诊，67.8%的人偶尔选择中医就诊，3.2%的人从不看中医。

如何才能让对中医药不熟悉的民众能够逐渐选择中医医疗？首先要做好科普工作，必须利用真实的数据和事实，对中医药治病的安全性、有效性和方便性进行清晰的阐释。

1. 安全性

中医治病的最大特色就是利用和调动大自然及人体内存在的抗病资源，采取自然和谐的施治方式来振奋机体正气，消灭病邪，祛除病理性产物，修复器质性损伤，调整脏腑组织机能，消除精神心理障碍，最终达到调控病理状态、恢复健康的目的。在抗病资源中包括天然药物资源和非药物资源。大自然的药物资源包括植物、动物和矿物等天然药物和天然药食资源，主要有口服和外用等形式；非药物资源主要包括在人体外施加的非对抗性、物理性、运动性的自然力量，如针灸、推拿、运动等，人体内在的心理、艺术等精神力量。

中医所用的中药都是自然界里的植物、动物、矿物等天然物质，其中有相当一部分是食物，大多数是安全无毒的，具有毒性的常用中药仅占5%左右。我国人民经过上千年使用，积累了丰富的临床使用经验，对其毒性及其大小多数从定性上了解得非常清楚，部分从定量上有所了解，并通过复方的应用，以增强其疗效和降低或消除其毒性，总结出了君臣佐使、配伍禁忌、妊娠禁忌、十八反十九畏的组方用药规则，基本上能管控用药风险，只要能够准确的辨证，按照规定的用法、用量和时间去应用，即使有些具有毒性的

330

中药仍然可以在可控的情况下安全地使用，从而保证中医药治疗能够达到安全、有效和无毒的要求。

2. 有效性

中国人接受中医药治病至少已有几千年的历史，诊疗人次肯定是一个海量数据，如果疗效不高或没有疗效，就不可能延续几千年，更不会有口碑相传。毫无疑问，中医药的疗效得到了大多数中国人的认可。然而，几千年的医疗实践，无数的诊疗大数据，相传神奇的疗效，却由于历史的局限性，没有数据或没有准确的数据留下来。也就是说，既没有数据来证明其有效性，也没有数据来帮助研究失败的案例。

中医药在治疗和预防病毒性疾病、功能性疾病、心身疾病等疑难疾病方面有着独特的作用，但却因缺乏科学有力的临床证据来证明其疗效，因而很难得到国际学术界的认可。对此，中国科协主席韩启德院士认为："在古代，中药的临床疗效都是通过单个独立的病人治疗资料的累积得出的，这些病人在不同时间进行治疗，没有入选标准，没有对照组，也没有随机抽样，所以你问郎中中药的有效率，他们回答不出来。你如果进一步问他，说我给病人服安慰剂也可能有一定疗效，跟你用中药差不多，他同样无言以对，因为他没有做过安慰剂对照研究。所以在我看来，中药或中医治疗方法是否有效，2000 多年的实践还说明不了问题，尚需重新论证。现代中医已经开始运用西医循证医学的方法来检验中药的疗效和安全性了，这是一个很大的进步，但问题是目前临床上对于证型的判断尚缺乏客观的、可量化的标准。我愿意相信甚至我急于相信中医药有效，我们期待中医界拿出可信的数据，来说服国人和世界。传统中医学毫无疑问是一种运行体系，但是现存的证据远远少于我们所希望得到的，这是因为它的有效性没有被很好地确立。因而通过临床实验来评价中医药的有效性是首要的。"

3. 方便性

现在不少人认为中医是慢郎中，服用不方便、不安全。在此仅举一例，说明中医药既安全又方便：成都中医药大学与太极集团合作研发的藿香正气口服液完全改变了人们对中药的一般印象。藿香正气口服液是中医药传承创

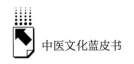

新的典范，它的组方源自世界上第一部由官方主持编撰的、宋代的《太平惠民和剂局方》，载于各版《中华人民共和国药典》。太极集团在传承中尊古不泥古，对它的处方及临床应用进行二次挖掘，已进行人类历史上第一次大规模的百万例真实世界研究，用真实数据验证中药的安全性、有效性、稳定性。这不仅是迄今为止全球最大规模的大数据医药学真实世界研究，更是中国人在全球首次用大数据证明中医药的确切疗效。藿香正气口服液具有解表化湿、理气和中的作用。主要用于内外湿证、胃肠疾病、夏季中暑、感冒等多个病证导致的头痛昏重、腹胀腹泻、胸膈痞闷等症状，疗效已通过循证医学及药效学途径多重验证：真实可靠！千百年来，藿香正气散因其配伍精妙，功效卓越，一直是医家圣方、病家圣药，被誉为"千古第一方"。然而，很多人对藿香正气口服液和藿香正气水分不清楚。藿香正气水是含有40%～50%酒精的药物，易出现不良反应，与头孢类药物等西药合用可能引起双硫仑样反应。而藿香正气口服液不含酒精，具备速效、安全、方便的特点，不需要崩解，胃肠道可直接吸收，起效很快。不会导致双硫仑样反应等严重不良反应，服用后也不会被判酒驾。因此，深受患者和民众的喜爱，很多人将其作为家庭药箱的常备药来储备。因其既安全方便，又异病同治，效果很好，很多老百姓都有"不舒服就喝藿香正气口服液"的习惯。

（五）设计具有市场竞争力的中医药运行模式

中医药进入现代市场经济社会以后，已不可能关起门来做学问，也不能再以酒好不怕巷子深的心态，被动地为民众服务，而是必须以保障民众健康的一个行业，积极地参加医疗市场的竞争。

1. 中医药产业结构的调整

从 19 世纪中期开始，西医迅速崛起而成为世界的主流医学，这不仅在于它成功地利用了一切能够为其所用的现代科技成果，更在于它成功地与现代资本进行了对接，充分利用了现代市场营销的手段，也就是在保证提供高水平医疗技术的同时，借助了市场手段来推销这些成果和服务。

中医药学术核心初创于农业社会，在其上千年的发展历史中主要存在于小农经济社会中，一直属于个体小规模经营，未能形成一个有组织的行业。中国传统文化认为"医乃仁术"，中医历来不以赢利为目的，视诊疗服务为济世救人的仁爱善举，反对将行医作为赚钱和谋取暴利的手段。新中国成立以后，党和国家高度重视中医药的发展，这本是一件大好事，但却长期将其当成一个事业来发展。在 20 世纪中期，中医曾被概况为具有"简、便、廉、验"的特点，其中的"廉价"就充分体现了中医对患者的仁爱之心。中医不赚钱或赢利不多，要靠自身的运行来创收到像西医那样的高利润是不可能的，所以就很难得到真正有力的市场支持和资本的青睐。这些本来是一件大好事，却在一切强调经济效益的现代商品经济社会中，成为不利于自身发展的一大障碍。

在进入社会主义市场经济发展时期，仍然未能从产业和市场的角度进行调整，而已习惯于寻求政府的资金和政策方面的扶持，却很少从自身寻找生存和运行的突破口。中医要在现代商品经济社会中寻找到合法的出路和发展模式，进而取得规模化的发展，就必须在坚持自己的"医乃仁术"核心价值观的前提下，充分地认识和适当地借鉴西医的经营模式，进行彻底的产业结构调整，探索一条适合中医药在现代生存发展的运行模式。否则，只能不断地向政府请求扶持，以小诊所、小本经营的模式艰难地爬行，以西化的中医院模式继续"挂羊头卖狗肉"，随时存在着可能被市场淘汰的危险。

也许有人会说，中医院如果不开展西医项目就挣不到大钱，很难生存下去。我们认为，如果真要解决挣钱的问题，首先必须要有过硬的中医药诊疗"功夫"。其次要有合理的收费标准，如果收费标准不合理，将会直接影响整个产业链的生存发展。这两个问题解决好了，中医院就不会再为挣不到钱而忧愁。国家有关部门在制定中医药政策时应当充分考虑这些因素，如果不从收费标准的根本上解决问题，而听任中医院因为挣不到钱而发展西医项目，必然会到处都是中医院不姓"中"的难堪局面。

因此，中医药发展的当务之急就是国家要制定适合中医药在市场上生存和发展的产业政策，对中医药进行产业结构调整，使其适当合理地体现中医医疗服务应有的价值，以保证中医药能够继续生存和可持续性地发展。

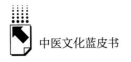

2. 商业模式

多年来，中医医疗服务由于缺乏作为经济组织所必需的管理和经营能力，受到了极大的挑战，只能借鉴西医医院的运行管理模式。因此，一直陷于中医院到底该不该姓"中"的争论之中，不少中医院大量发展西医治疗项目，大量开西药处方，实际上也是主动放弃了使用中医药为患者防治疾病的权利。在全国数千家不同规模的中医院中，几乎所有的中医院从化验、透视、B超、CT、磁共振等现代医学检测手段，到诊断所用病名、处方用药到疗效考评，都是一整套西医的服务项目，没有一家能够百分之百地提供中医诊疗服务。这不仅不利于中医师提高中医临床诊疗水平，而且还不利于形成或尚未真正形成符合中医医疗特色和运行规律的中医医疗商业模式。

商业模式是有利于和促进企业赢利的一种运行模式。中医医疗商业模式是中医院医馆通过内部的合理组织、中医院医馆与相关机构、中医院医馆与患者等相关方面之间，存在着通过提供服务和交易而获利的运行形式。多年来我们缺乏对中医院办院方向的约束机制，到底中医院在社会医疗市场中应扮演一个什么样的角色？应该是办成以突出中医药诊疗特色的医疗体系，还是应该办成按西医院大而全的综合医疗体系？如果中医院首先要姓"医"，其次才姓"中"，可直接办成西医院，仅在其中设立几个中医科室，也能开展中医医疗服务。不同的办院要求，所收到的医疗效果也肯定不同。既然办了中医院，就应毫不犹豫地突出中医药特色，理直气壮地承认应当姓"中"，认真探索中医院和医馆的商业模式。

中医医疗商业模式的技术核心是中医师、中医诊疗技术、中药供应链的配套集成。在面向全球推广中医药时，针对不同国家常见病、疑难病的发病情况，选择一些西医没有的、具有较高性价比的、见效快的、独特的中医药治疗方法。这些方法可更容易让刚接触中医药的新患者通过体验中医药的效果，特别是一些立竿见影的效果，可望更快地认识中医药，并建立对中医药的信任。

以上谈到的要注重推广一些具有较高性价比的中医药治疗方法，似乎有些不好理解，在此举一个具体的事例来说明。2009 年 6 月，世界卫生组织宣布甲型 H1N1 流感进入全球大流行阶段，然而，西医并未有特别好且实用的解决方案，当时认为奥司他韦（达菲）是治疗甲型 H1N1 流感的有效药物，但是其价格昂贵、储备量不足。对此，我国充分发挥中医药的优势，紧急组织大批专家科研立项攻关，一方面从实验室的角度进行有效方药筛选与评价，另一方面采用严格的现代循证医学方法，评价中药方剂对于甲流的治疗价值。国内 11 家医院参加课题组共同研发，由著名呼吸科专家王辰院士领衔的临床验证，对奥司他韦（达菲）和金花清感颗粒方（即传统中药汤剂麻杏石甘汤和银翘散的加减方）治疗新型甲型 H1N1 流感的临床效果进行研究。该研究采用严格规范的现代循证医学方法，将 410 例确诊为轻症甲流的成年患者随机分为 4 组：对照组、达菲组、金花清感颗粒方组、达菲加金花清感颗粒方组。结果发现，金花清感颗粒方组的效果与达菲相仿或有更加优效趋势，可以显著降低甲流发热持续时间。经过 7 年的研发，由金花清感方研发的金花清感颗粒于 2016 年获得新药证书与药品注册批件从而正式上市。这个事例说明，中医和西医都有治疗同样一个病的药，但如果中药具有同样或相似的疗效，价格又更低廉，这就突显性价比了。如果疗效更好，见效更快，性价比就更高了。

3. 中医药品牌

2014 年 5 月，习近平总书记强调要"推动中国产品向中国品牌转变"。品牌是质量、是效益、是竞争力、是生命力，拥有品牌的多少是一个国家软实力的象征。中医药品牌是人们对一个中医药行业、中医医疗机构、中药企业、中医药产品所具有的文化价值、科技水平、服务质量的一种综合性评价和市场价值的认可，也是实现中医药发展战略目标的一项重要考评要素和评价标准。因此，必须不断强化中医药文化品牌意识，努力做好中医药文化品牌的推广工作，在有利于增强中医药文化的影响力和话语权，而且还有利于推动中医药健康产业不断从低附加值转向高附加值升级方面，以实现向产品研发优势、产品质量优势、产品评价优势、市场竞争力优势、文化传播优势的高层次转变。

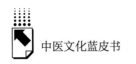

可见，塑造中医药文化的整体品牌形象和培育出一大批中医药品牌，是实现面向全球的中医药发展战略目标必不可少的重要组成部分。

以上分析说明，我国应当有一个促进中医医疗服务全球化发展的长期战略规划，有步骤、有组织地扩大中医在世界上的应用范围，不断增加各国愿意接受中医治疗的患者人数，不断扩大中医在世界医疗市场上的占有率。

（六）创建面向全球的中医药话语平台

中医药文化不仅是中医药的灵魂和核心，而且也是中医药发展的先锋和向导。无论中医药的现代化发展，还是国际化发展，中医药文化必须先行，而中医药文化的先行则必须依托中医药文化传播。

中医药话语体系建设是中医药在信息时代生存和发展所面临的和必须解决的新问题。没有话语权的事业，是很难正常生存和健康发展的。在现代竞争激烈的医疗服务市场中，中医药必须重视和有意识地加强话语体系建设，只有不断增强中医药的话语权，才能不断增强中医药在医疗卫生事业与市场中的影响力。中医药只有自身发展好了，并逐渐形成完善的传播体系和拥有强势的话语权，才可能让民众更加信任中医药，在有健康需求时也才能主动地选择中医药，从而从中医药中获得更多更好的健康实惠。这就是我们必须建设好中医药话语体系及其传播平台的重要意义和主要目的。因此，当务之急就是要利用传统媒体、现代数字网络媒体、自媒体等多形式传播手段，创办面向国际的中医药传播平台，努力实现中医药文化的跨文化传播和国际传播。

建设一个有影响的传播平台是中医药话语体系建设的重要基础，也是一个重要的发展目标。根据中医药发展的传播需要，利用互联网思维和最新信息技术，创造一个面向世界的"全球中医药多语种多媒体传播平台"。因此，不仅需要建设网站等具有硬件性质的基础设施，而且还将组织一个具有软件性质的大型的内容创作专家群，只有这两大传播要素的形成，才可能具备实现中医药话语信息更好地向各国热爱中医药、接受中医药、应用中医药的话语接受者进行有效传播的基本条件。

　　"全球中医药多语种多媒体传播平台"将以"中医文化蓝皮书"系列出版物以及智库为学术资源核心，以多语种网站、App、系列论坛讲坛为发布媒介，以金匮基金会提供公益慈善支撑，努力成为中医药文化传播的"数据中心、思想中心、智库中心"，创造一个集"学术研发平台、文化公益平台和话语传播平台"的中医药传播生态圈。

B.16
中医药《生僻字》视频成为
爆款的原因分析

赵惠峰*

摘　要： 中医药版《生僻字》MV发布之后，迅速在微信朋友圈刷屏，
　　　　　医药类媒体也纷纷转载，在行业内外引起热议。这从一个侧
　　　　　面反映了社会上对中医药文化的关注。

关键词： 生僻字　中医文化　中医传播

2019年1月16日，山西省中医院微信公众号发布中医药版《生僻字》MV，迅速在朋友圈刷屏。医药类媒体纷纷转载，在行业内引起热议。1月19日，人民日报、新华社和共青团中央等微信公众号转发此MV，阅读量均超10万，一周之内，全网播放量超2000万，网友们纷纷用"膜拜"等词语表达看到歌词的感受。

截至2019年7月10日，该视频被健康中国、中国中医、澎湃新闻、梨视频、新华社、《人民日报》、《中国日报》、人民网、中国青年网、共青团中央、新华网、《新华日报》、央视网、《中国中医药报》、网络新闻联播等多家媒体转发。

微博网络视频（澎湃秒拍、梨视频）点击量累计360余万次。微信公众号平台，多家转载大部分阅读量均在3万以上，更有几篇突破10万+。

---

* 赵惠峰，山西省中医院宣传部长，山西省医院协会医院宣传委员会副会长，研究方向：中
医药文化、医院品牌建设、医学视频制作。

腾讯视频点击量累计达 405 万，另外健康中国 Bilibili 官方账号，点击量突破 205 万，前来应援用户多为中医药高校在校学生，为国家卫健委在该平台播放之最，还有多家省外电视媒体进行报道，全网播放量突破 2000 万。

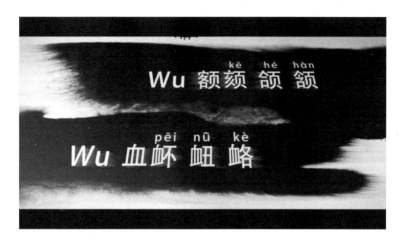

图 1　MV 视频截图

"瘰疬瘿瘙癥瘕痏疡……莨茗荠苊菝蒉葶苈，萝芳芜菁茳芏茯苓，日晡燠暍肉瞤齟齜，椴梓砳砂赤飑靰鞁，菁葵蒟蒻躃躃竹箨，没药不瘳郄腧濡芄……"歌词里涉及中药、病名、病症、脉象、穴位、针灸、诊断等中医药名词，如用于化痰的"葶苈"、活血化瘀的"没药"、治疗胸痹症的"霜薤"（又叫薤白）、可祛风湿痹痛的"秦艽"。此外，"瘰疬瘿瘙癥瘕痏疡"皆为中医病症名，"锋镵鍉铍"是针灸中"九针"的四种针具名，"肩髃"则是这首歌中唯一的人体穴位名；"芄"属于脉象，中医大家归纳的脉象总共有 20 多种，它是其中之一。大家纷纷表示原版《生僻字》还能认识一些，中医药版《生僻字》几乎没认识几个字，简直令人怀疑自己没读过书。

该 MV 由山西省中医院出品，党委书记谭利国亲自监制，主创包括作词、演唱等均为"80 后"，填词者是山西省中医院宣传部部长赵惠峰、制剂室医师张轶欧，演唱者张凌云则是脑病科的临床主治医师。

词作者赵惠峰曾在媒体工作多年，对于热点事物有一定的敏感性，当他在抖音平台刷到《生僻字》大热的时候，他就决定重新创作一版关于中

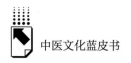
过一些有趣的方式进行传播，让人们更喜闻乐见，深入人心。"他说。

"就像歌词中写到'沉疴力拔纵危澜也不惧，勤求古训博采众方故成医'，我们不是为了'蹭热点'，而是希望让更多的人走近中医药，了解中医药，热爱中医药。"赵惠峰说。

来源：新华社

记者：王皓

监制：于卫亚

编辑：李昂、周喆

权威 |

长按二维码关注 新华社微信

▼

不说了，翻字典去！

图 2 新华社等大 V 转发

医药的《生僻字》。为此，他翻阅了大量中医药文献，准备了一周，光摘录出的资料就有 1 厘米厚。"这些字不仅得是生僻字，还得了解其意义，符合中医药学。"最后，他从中选出 118 个字，并依据歌词的合辙押韵创作了歌词，并请张轶欧等院内有关专家加以审核、润色，才形成最终版的歌词。

有了词，还得有人能唱，赵惠峰想到了脑病科的张凌云医生，张凌云毕业于天津中医药大学，自幼喜欢文艺，当他拿到歌词后，他也有些头大，"我大概认识其中 70% 到 80% 的字"。张凌云说，中医药学院有一门课是"医古文"，上学时，他就学习了大量生僻的中医药学的字，其中很多还是繁体字。那些不认识的字，张凌云都在《康熙字典》上查了读音、释义，"歌词中的很多字，手机的输入法打不出来，有的在普通字典中也不好查"。张凌云自己在家反复练了三天，每天都练到嘴皮发麻，先是唱给家人听，爱人建议他再有点儿"范儿"即嘻哈味道就更好了，他就来回地听和琢磨，紧接着就去录制了MV。

其实，这并非张凌云与赵惠峰的首度合作，2017年的时候，赵惠峰还改编过《成都》《人民的名义》两首歌词，通过蹭热点，改编MV这种大众喜闻乐见、生动有趣的形式，尤其是深受年轻人、青少年喜爱的一些传播手段，来传播医卫工作者的正能量、中医药文化的精华，让更多人走近中医药，热爱中医药，推动中医药振兴发展。

通常，大家学唱歌，都是先学旋律再去学词儿，可这首歌却要先认字再学歌。而且，它写出了中医代代传承的责任和悬壶济世的情怀。众多网友听罢这首曲子，不禁感叹中医药文化的博大精深，还有不少学生表示将来也要学中医。但中医药版《生僻字》走红的背后，也反映了中医药文化传播过程中存在的障碍和瓶颈。

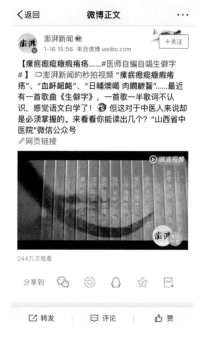

图3 播放量244万截图

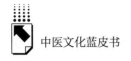

中医药文化是中国优秀传统文化的最重要的内容，是中医药事业持续发展的内在动力，当前在传播中医药文化时，一些临床中医药领域的专家没有很好思考如何把中医药文化知识深入浅出地表达出来，如何更好地让普通老百姓知道，社会对于中医药文化的科普宣传也非常欠缺，因此，关于中医药保健的错误观念和谣言也层出不穷，导致社会对中医药存在很多的误解和偏见，尤其在青年一代，大多对中医药不了解、不认可、不支持。这就要求中医药文化传播者应该把晦涩难懂的中医药文化通过创新的形式表达出来，尤其是年轻人喜欢的形式，培养青少年一代对于中医药的兴趣爱好，因为优秀的文化也需要好的作品赋予其生命力，才会更有传播力。

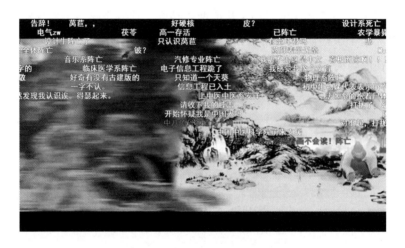

图 4　满屏弹幕的神曲

中医药文化作为中国传统文化的重要组成部分，有着厚重的中华文化基因，所以中医药版《生僻字》"惊艳"网络的背后，是因为它在用生动形象的方式展现中医药文化的魅力，推动其创造性转化和创新性发展。不仅让人感受到了中医之美，还增强了中医人的文化自信。

中医药版《生僻字》的走红也让山西省中医院广受关注，媒体报道让大家深入了解了他们的创作过程。通过 MV 的广泛传播和媒体的后续助力，山西省中医院的知名度和美誉度得到了一定程度的提升，医院品牌也为更多人所熟知。在国家卫生计生委（现国家卫生健康委）印发的《关于开展特色医院文化医院建设工作的通知》中指出，鼓励医院员工开展文学、摄影、微电影、歌曲等文艺创作。所以，从医院的角度来说，此类创作在凝聚人心、提升中医院形象、拉近医患关系上也大有裨益。

山西省中医院党委书记谭利国表示，就像歌词中写到"沉疴力拔纵危澜也不惧，勤求古训博采众方故成医"，在宣传医院品牌的同时，还要通过中医药文化的文艺创作，探索创新表达手段，用受众爱看的、熟悉的、易于理解的方式，更要以深刻理解其精髓和内涵为前提，从专业的角度加以继承、开拓。同时，以文化自信为基石，怀着深厚的感情去创作、去表达，作品才更有感染力，才能掀起中医药文化传播热潮，让更多人走近中医药，了解中医药，热爱中医药。

Abstract

The Blue Book of TCM Culture is the first annual collection of think-tank reports on the development strategy and policy consultation of TCM in China. From the perspective of modern think-tank, by adopting field investigation, questionnaire investigation and statistical analysis, data comparison, literature and other social science research methods, this volume releases the latest data of TCM culture communication in the development of Chinese medicine management related to the culture of TCM industry, health care, education, research, TCM enterprises, culture and mass media resources such as system of research and analysis the situation of the year. The purpose is to grasp the basic situation of TCM culture communication. In particular, it emphasizes the use of facts and data to deeply analyze the existing problems in the development of TCM culture and their causes, put forward authoritative industry comments and solutions, and explore development strategies, so as to provide a strong academic basis for the government, enterprises and public institutions to make decisions. Focus on reflecting the forefront of the new trend of thought of TCM culture, predicts the new trend of TCM culture development.

The Blue Book of TCM Culture (2019) offers a general report entitled "Chinese medicine must concentrate on its advantages when it enters the mainstream medical system in the world". On May 25, 2019, the 72nd World Health Assembly formally reviewed and adopted the 11th revision of international classification of diseases, including traditional medicine represented by TCM for the first time, which is considered a landmark event for TCM to enter the world. "This will help integrating traditional medicine, including TCM, into mainstream medicine," Tariq Yasarevic, the spokesman, told Xinhua. Integration into the mainstream medical system is not only an academic status in the field of medical research and a qualification to enter the world medical service market, but also a legal status. This marks the official globalization of TCM from the legal point of view, and enables TCM practitioners to see the new hope of realizing the "dream of TCM in the 21st century". At the same time, discussion and data released also cover topics such as the national TCM masters and other authoritative expert network academic influence, the trend of TCM medical and health tourism development, TCM health care services actively embrace new technology, the use of emerging media, TCM culture, TCM health service in China.

The publication of this report will effectively promote the healthy development of TCM cultural communication and TCM cultural creative industry, offering a guide to the public to choose medical treatment and health and wellness consumption, and contribute to the development of human health cause.

Contents

I　General Report

Abstract: Although the largest service market of traditional Chinese medicine is in China, it has provided health services to the people in most countries of the world. With the World Health Organization formally incorporating traditional Chinese medicine into the International Catalogue of Diseases for statistical management in 2019, traditional Chinese medicine ushered in a rare opportunity to enter the world mainstream medical system. In the future, TCM will play a more important role in the global medical service system, and will promote revolutionary changes in the service concept, mode and system of TCM hospitals. At the same time, more modern high-tech achievements will be applied in the field of traditional Chinese medicine to improve the level of clinical diagnosis and treatment of traditional Chinese medicine, and it is very likely to achieve academic innovation and breakthroughs.

Keywords: Chinese Medicine Culture; Globalization of Traditional Chinese Medicine; Future of Traditional Chinese Medicine

Ⅱ Sub‑Reports

Abstract: this report collects and shows the changes and trends of various data of TCM in the five years since 2014. It is expected that it can help the managers and decision-makers in the TCM industry to better understand the data changes in the development of TCM, and put forward solutions based on their own practical work to better promote the development of TCM.

Keywords: TCM Development; Industry Data; Data Analysis

Abstract: This report takes the lead in the development of TCM medical data as the first "Chinese TCM Medical Environment Index", which has important significance and academic value. The report comprehensively displays the status quo of TCM medical services in various cities from the basic conditions of TCM medical treatment in various cities, practitioners of TCM, superior resources of clinical diagnosis and treatment, government supporting resources and people's cognition attitude towards TCM, and also develops TCM for each city. The basis for new medical service projects can be called the weather vane for the development of TCM.

Keywords: TCM Development; TCM Index; Seek TCM Medical Advice; Big Data

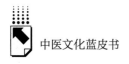

Ⅲ Market Development

B. 4 TCM Health Tourism Destination Development
Evaluation Report

Hou Shengtian, Liu Nana, Yang Siqiu and Zhang Ruonan / 057

Abstract: as a new form of integrated development of traditional Chinese medicine and tourism and leisure industry, TCM health tourism has been developing well in recent years. The establishment of TCM health tourism destination is an important way to promote industrial development. This report aims to evaluate the development of destinations of TCM health tourism from the perspective of consumers, through literature research, in-depth interviews and questionnaire survey, a survey of consumer on the current status of the TCM health tourism destination evaluation. It presents a systematic analysis of the 15 TCM health tourism destinations in terms of resources, products, services, natural environment, social environment, cultural environment and the management of six dimensions. It also analyzes the main problems of the destinations at the same time, and offers the corresponding countermeasures and suggestions for the subsequent development of TCM health tourism destinations, and provides reference for the construction and development of other destinations.

Keywords: TCM Health Tourism; TCM Health Tourism Destination; Development Assessment; Questionnaire Survey

B. 5 Development Index Analysis of TCM Health Tourism
Destinations from Different Dimensions

Liu Nana, Zhang Ruonan, Yang Siqiu and Hou Shengtian / 072

Abstract: objective: to analyze the development index of TCM health tourism destinations from different dimensions, so as to put forward opinions and suggestions of destination construction. Methods: based on the scores of 15 Chinese TCM health tourism destinations, SPSS 20.0 was used to analyze the development index of each destination in different dimensions. Results: the 15 Chinese TCM health tourism destinations surveyed generally had higher development index in terms of resources, but lower development index in terms of management, natural environment and social environment. Conclusion: TCM health tourism destinations should utilize resource advantages, fully explore cultural connotation, innovate product development, and build strong brand; To improve the system and mechanism, comprehensively and to improve the management; To accelerate personnel training to guarantee better service.

Keywords: TCM Health Tourism; Destination Evaluation; Development Index

B. 6   The Current Situation and Policy Suggestions of Private
        Traditional Chinese Medical care in China
        Chen Luojia, Zheng Gelin, Yang Yongsheng and Xiao Mengxiong / 084

Abstract: This report mainly analyzes the current situation of the private-owned traditional Chinese medical care in China, and sorts out problems that hinder its development. Then put forward a set of suggestions to resolve it and promote the development of private traditional Chinese medical care which has certain reference value for policy making on private medical care management.

Keywords: Private Medical Care; Traditional Chinese Medical Care; Hospital Management

349

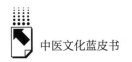
中医文化蓝皮书

B. 7 Performance and Competitiveness Evaluation of Listed Traditional Chinese Medicine Companies

Zhu Wentao, Zhang Mengpei, Zhang Haoxiang and Duan Lizhong / 097

Abstract: Objective: Systematic performance evaluation forms the basis for the development of modern companies . This paper aims to analyze and evaluate the performance and competitiveness of the Chinese pharmaceutical industry with a focus on traditional Chinese medicine companies. . This will serve to promote understanding in the current situation and development China's pharmaceutical industry and traditional Chinese medicine.

Methods: literature research, Delphi expert consultation, analytic hierarchy process and the entropy weight method were used to construct the evaluation index system of listed TCM companies. Data envelopment analysis (DEA) and TOPSIS are used to comprehensively evaluate the performance and competitiveness of the whole pharmaceutical industry and listed traditional Chinese medicine enterprises. Using grey prediction technology-grey correlation prediction $-GM$ (1, 1) model to predict the operating performance of the whole pharmaceutical industry and the development of a single index of listed pharmaceutical enterprises.

Results: the profitability, asset quality and leverage risk capacity of manufacturers of traditional Chinese medicine and patented drugs were better than that of the whole pharmaceutical industry and generic manufacturers. The results of a comprehensive performance evaluation demonstrated that the manufacturing of traditional Chinese medicinal materials and proprietary Chinese medicines was the best, followed by the whole pharmaceutical industry, and the chemical pharmaceutical industry was the lowest. Traditional Chinese medicine enterprises and chemical pharmaceutical enterprises are different in enterprise scale, profitability, operation and management ability, sustainable development ability and innovation ability. Overall pharmaceutical manufacturing enterprises are greatly affected by "medical reform" .

Keywords: Performance; Competitiveness; Pharmaceutical Industry; Listed Traditional Chinese Medicine Enterprises; Evaluation; To Predict

Ⅳ Cultural Communication

B. 8 2019 Research Report on the New Media Development

of TCM Industry   *Gao Xinjun , Liu Xiaoxin* / 141

Abstract: As media forms continue to emerge and change, information dissemination is no longer limited to traditional media, new media are playing an increasingly important role in information communication. To present the current operation of new media accounts in the Chinese medicine industry, this article uses statistical analysis method to study the WeChat, Weibo, TouTiao, Short-time video and so on of the Chinese medicine administration, Chinese medicine hospital (including ethnic hospitals, integrated Chinese and Western medicine hospitals, traditional Chinese medicine hospitals, the same below), Chinese medicine colleges and Chinese medicine enterprises. Meanwhile, based on the theory of use and satisfaction, this article analyzes the advantages and disadvantages of the current Chinese medicine industry in the promotion of new media, and gives suggestions.

Keywords: TCM Industry; Mew Media; Operation

B. 9 2019 Analysis Report of WeChat Service Number of

National Hospital of TCM   *Gao Xinjun , Cui Wengeng* / 166

Abstract: In the context of omnimedia, the traditional publishing mode is broken. WeChat public platform has become an important medium of communication, and the audience is getting used to getting information through this new method. The majority of traditional Chinese medicine hospitals are no exception. More and more attention has been paid to WeChat public platform, which has brought great value to the Dcommunication. This paper applies statistical analysis method to make statistics on the opening of WeChat Service account of

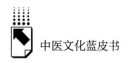
Chinese traditional medicine hospitals nationwide, and studies its influence, reading volume, content type, service function and other aspects, presenting the current state of WeChat Service number of Chinese traditional medicine hospitals nationwide as well asanalyzing the main problems existing in it.

Keywords: National Traditional Chinese Medicine Hospitals; WeChat Service Number; Ranking of Traditional Chinese Medicine Hospitals

V Survey

B. 10 Research Report on the Online Academic Influence of TCM Leading Figures

Li Jingyi, Yang Ming and Liu Qingqing / 180

Abstract: this paper ranks the academic influence of 90 Chinese medicine masters, 100 Chinese medicine masters, 99 qigang scholars and other leading figures, and finds that there is a big difference in the academic influence among the three, and analyzes the reasons for this difference.

Keywords: TCM Master; Nationally Famous TCM Qi-huang Scholar; Academic Influence

B. 11 Nationally Famous Chinese Medicine Academic Influence Research Report

Kang Saisai, Li Jingyi and Zhu Wenjing / 197

Abstract: In order to the first selected 100 national Chinese medicine has a more intuitive, understanding, this paper collected a large number of relevant data and carries on the analysis, compared the national famous TCM's age, gender, work, subject distribution, clinical scientific research, academic works, in the national Chinese medicine published a paper in the h index, the index of g and the quantity of cited the rankings, although you can see the name of traditional

Chinese medicine in TCM clinical career have higher authority but academic influence on the whole is not high, and the gap is huge.

Keywords: National Famous TCM Culture Academic Influence

B. 12   Research Report on the Academic Influence of
　　　　B9 qi-huang Scholars

Li Jingyi, Chen Yuanhong and Song Panpan / 230

Abstract: This article collects and analyses the 99 QiHuang scholars relevant data and carries on the analysis, contrast to QiHuang scholar's age, gender, work, subject distribution, scientific research, academic works, , , , and h index, the index of g of their papers and cited volume ranked can QiHuang the scholars academic influence overall level is very high, but still obvious gap between individuals.

Keywords: Qi - Huang Scholar; Academic Influence; G Index; H Index; Number of Papers Quoted

B. 13   Investigation on the Current Situation of "Internet +"
　　　　Service in Beijing Third-level TCM Hospitals

Zheng Qiuying, Wu Xin and Li Ruifeng / 269

Abstract: from the perspective of "Internet +" construction of medical institutions and patients of "Internet +" service awareness respectively, this study investigates "Internet +" service situation of Beijing tertiary hospitals of traditional Chinese medicine (including traditional Chinese medicine hospitals, hospitals which combines traditional Chinese medicine with western medicine, hospitals of traditional Chinese medicine & Acupuncture, a total of 24). Different TCM hospitals have significant differences in "Internet +" service situation. The main

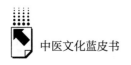
platform of "Internet +" service of TCM hospitals is developing from weibo terminal to WeChat terminal, and there is room for the improvement of "Internet +" patient experience of TCM hospitals.

Keywords: Beijing Tertiary Hospitals of Traditional Chinese Medicine; Internet +Medical Service; Patient Experience

B. 14   Investigation Report on Subject Status of Huangdi Neijing

He Juan, Lu Ying / 286

Abstract: As the first classic of traditional Chinese medicine, Huangdi Neijing (Yellow Emperor's Internal Classic) not only makes great contributions to the development of traditional Chinese medicine, but also plays an important role in the new medical health system. However, the current development of the Huangdi Neijing subject is not optimistic, which is reflected in the shrinking of the talent team, the slow development of the subject, and the compression of education and teaching. To have a more objective and comprehensive understanding of the problems that the Huangdi Neijing subject is facing, a survey was conducted on the status of Neijing subject in 24 universities of traditional Chinese medicine by the Neijing branch of China Association of Chinese Medicine. The survey pointed out the reasons for difficulties in Neijing development from five aspects, and put forward six suggestions for development, including attaching great importance to the cultural value, subject development, team construction, education and teaching, scientific research, institution setting, etc.

Keywords: the Internal Canon of Medicine; Teaching Staff; Training of High-level Talents; Status of Scientific Research

Ⅵ Special Topics

Abstract: In 2019, the World Health Assembly formally incorporated traditional medicine into the 11th Revision of the International Classification of Diseases, which helped to integrate traditional medicine, including traditional Chinese medicine, into mainstream medicine. To enter the world mainstream medical system, traditional Chinese medicine must concentrate its advantages. This paper focuses on how to concentrate its advantages to promote the globalization of traditional Chinese medicine, and puts forward a strategic idea for the global promotion of traditional Chinese medicine advantages.

Keywords: Internationalization of Chinese Medicine; World Mainstream Medical System; Strategies for the Development of Traditional Chinese Medicine

Abstract: Rare words MV about chinese medicine has been widely disseminated in the society . It not only helps to refresh people's awareness of TCM, but also arouses a great attention in medical media. This artical aims to reveal reasons why such MV get tremendous success by describing the whole procedures of producing and publish MV.

Keywords: Rare Words; TCM Culture; TCM Communication

❖ 皮书起源 ❖

"皮书"起源于十七、十八世纪的英国,主要指官方或社会组织正式发表的重要文件或报告,多以"白皮书"命名。在中国,"皮书"这一概念被社会广泛接受,并被成功运作、发展成为一种全新的出版形态,则源于中国社会科学院社会科学文献出版社。

❖ 皮书定义 ❖

皮书是对中国与世界发展状况和热点问题进行年度监测,以专业的角度、专家的视野和实证研究方法,针对某一领域或区域现状与发展态势展开分析和预测,具备原创性、实证性、专业性、连续性、前沿性、时效性等特点的公开出版物,由一系列权威研究报告组成。

❖ 皮书作者 ❖

皮书系列的作者以中国社会科学院、著名高校、地方社会科学院的研究人员为主,多为国内一流研究机构的权威专家学者,他们的看法和观点代表了学界对中国与世界的现实和未来最高水平的解读与分析。

❖ 皮书荣誉 ❖

皮书系列已成为社会科学文献出版社的著名图书品牌和中国社会科学院的知名学术品牌。2016年,皮书系列正式列入"十三五"国家重点出版规划项目;2013~2019年,重点皮书列入中国社会科学院承担的国家哲学社会科学创新工程项目;2019年,64种院外皮书使用"中国社会科学院创新工程学术出版项目"标识。

权威报告·一手数据·特色资源

皮书数据库
ANNUAL REPORT(YEARBOOK)
DATABASE

当代中国经济与社会发展高端智库平台

所获荣誉

- 2016年，入选"'十三五'国家重点电子出版物出版规划骨干工程"
- 2015年，荣获"搜索中国正能量 点赞2015""创新中国科技创新奖"
- 2013年，荣获"中国出版政府奖·网络出版物奖"提名奖
- 连续多年荣获中国数字出版博览会"数字出版·优秀品牌"奖

成为会员

通过网址www.pishu.com.cn访问皮书数据库网站或下载皮书数据库APP，进行手机号码验证或邮箱验证即可成为皮书数据库会员。

会员福利

- 已注册用户购书后可免费获赠100元皮书数据库充值卡。刮开充值卡涂层获取充值密码，登录并进入"会员中心"—"在线充值"—"充值卡充值"，充值成功即可购买和查看数据库内容。
- 会员福利最终解释权归社会科学文献出版社所有。

数据库服务热线：400-008-6695
数据库服务QQ：2475522410
数据库服务邮箱：database@ssap.cn
图书销售热线：010-59367070/7028
图书服务QQ：1265056568
图书服务邮箱：duzhe@ssap.cn

社会科学文献出版社 皮书系列
SOCIAL SCIENCES ACADEMIC PRESS (CHINA)

卡号：514872657895
密码：

基本子库
SUB DATABASE

中国社会发展数据库（下设 12 个子库）

全面整合国内外中国社会发展研究成果，汇聚独家统计数据、深度分析报告，涉及社会、人口、政治、教育、法律等 12 个领域，为了解中国社会发展动态、跟踪社会核心热点、分析社会发展趋势提供一站式资源搜索和数据分析与挖掘服务。

中国经济发展数据库（下设 12 个子库）

基于"皮书系列"中涉及中国经济发展的研究资料构建，内容涵盖宏观经济、农业经济、工业经济、产业经济等 12 个重点经济领域，为实时掌控经济运行态势、把握经济发展规律、洞察经济形势、进行经济决策提供参考和依据。

中国行业发展数据库（下设 17 个子库）

以中国国民经济行业分类为依据，覆盖金融业、旅游、医疗卫生、交通运输、能源矿产等 100 多个行业，跟踪分析国民经济相关行业市场运行状况和政策导向，汇集行业发展前沿资讯，为投资、从业及各种经济决策提供理论基础和实践指导。

中国区域发展数据库（下设 6 个子库）

对中国特定区域内的经济、社会、文化等领域现状与发展情况进行深度分析和预测，研究层级至县及县以下行政区，涉及地区、区域经济体、城市、农村等不同维度。为地方经济社会宏观态势研究、发展经验研究、案例分析提供数据服务。

中国文化传媒数据库（下设 18 个子库）

汇聚文化传媒领域专家观点、热点资讯，梳理国内外中国文化发展相关学术研究成果、一手统计数据，涵盖文化产业、新闻传播、电影娱乐、文学艺术、群众文化等 18 个重点研究领域。为文化传媒研究提供相关数据、研究报告和综合分析服务。

世界经济与国际关系数据库（下设 6 个子库）

立足"皮书系列"世界经济、国际关系相关学术资源，整合世界经济、国际政治、世界文化与科技、全球性问题、国际组织与国际法、区域研究 6 大领域研究成果，为世界经济与国际关系研究提供全方位数据分析，为决策和形势研判提供参考。

法律声明

"皮书系列"（含蓝皮书、绿皮书、黄皮书）之品牌由社会科学文献出版社最早使用并持续至今，现已被中国图书市场所熟知。"皮书系列"的相关商标已在中华人民共和国国家工商行政管理总局商标局注册，如LOGO（▧）、皮书、Pishu、经济蓝皮书、社会蓝皮书等。"皮书系列"图书的注册商标专用权及封面设计、版式设计的著作权均为社会科学文献出版社所有。未经社会科学文献出版社书面授权许可，任何使用与"皮书系列"图书注册商标、封面设计、版式设计相同或者近似的文字、图形或其组合的行为均系侵权行为。

经作者授权，本书的专有出版权及信息网络传播权等为社会科学文献出版社享有。未经社会科学文献出版社书面授权许可，任何就本书内容的复制、发行或以数字形式进行网络传播的行为均系侵权行为。

社会科学文献出版社将通过法律途径追究上述侵权行为的法律责任，维护自身合法权益。

欢迎社会各界人士对侵犯社会科学文献出版社上述权利的侵权行为进行举报。电话：010-59367121，电子邮箱：fawubu@ssap.cn。

社会科学文献出版社